Kenneth R. Pelletier

Unser Wissen vom Bewußtsein

Von Psyche und Soma

rororo
Rowohlt

Gesundheit steht bei den meisten Menschen an erster Stelle ihrer Wünsche an die persönliche Zukunft. Gesund sein, das bedeutet nicht nur nicht krank sein. Gesundheit manifestiert sich in körperlich-seelischer Harmonie, im entspannten Umgang mit der eigenen Körperenergie. Denn viele organische Leiden haben ihre Ursache in seelischen Verspannungen, bei denen die herkömmliche Pharma- und Apparate-Medizin meist versagt.

Medizin und Gesundheit faßt deshalb das Themenspektrum weit. Unter dieser Klammer erscheinen Titel zu neuen Entwicklungen der naturwissenschaftlichen und psychosomatischen Medizin und zur Medizingeschichte, aber auch praktische Ratgeber zum Umgang mit spezifischen Krankheiten und ihrer Heilung. Ernährungsratgeber sind hier ebenso zu finden wie Bücher zum Stressabbau, zu Körpertherapien und Entspannungsprogrammen.

Umschlaggestaltung Manfred Manke
Titel der Originalausgabe: »Toward a science of consciousness«
Veröffentlicht im Rowohlt Taschenbuch Verlag GmbH,
Reinbek bei Hamburg, Juni 1988

Gesamtherstellung Clausen & Bosse, Leck
Printed in Germany
1280-ISBN 3 499 18354 4

Für Arthur M. Young,
den Lehrer,
Wegbegleiter und Freund

Inhalt

1 Auf der Schwelle zu einem neuen Zeitalter

Die zunehmende Zerstückelung des Wissens, die Entmenschlichung des Individuums und der für die ganze Welt charakteristisch gewordene Zustand der Zerrissenheit haben in den letzten zehn Jahren zahlreiche apokalyptische Zukunftsvisionen heraufbeschworen. Trotz dieses offensichtlichen Chaos von rapiden sozialen, ökologischen und individuellen Veränderungen gibt es aber auch die feste Überzeugung, daß der Umwälzungsprozeß symptomatisch ist für eine tiefgehende evolutionäre Umwandlung des menschlichen Bewußtseins. Die düsteren Prophezeiungen, wonach unsere zukünftige Gesellschaft vollkommen von Gruppeninteressen beherrscht wird und individuellen Ausdrucksmöglichkeiten wenig oder gar keinen Spielraum läßt, beruhen auf der Annahme, daß die gegenseitige Abhängigkeit individuelle Initiative und Kreativität in geringerem und nicht in stärkerem Maße notwendig macht. Bevölkerungsanalytiker sagen voraus, daß durch eine Überbevölkerung der Lebens- und Arbeitsraum möglicherweise noch weiter eingeschränkt werden müßte. Diese Vorstellung von der Zukunft geht ganz von den äußeren geographischen Bedingungen aus und läßt außer Betracht, daß solche äußeren Einschränkungen der Expansion sehr wohl den Anstoß geben könnten für eine noch nie dagewesene geistige Neuorientierung, der keine geographischen Grenzen gesetzt sind. Statt im gegenwärtigen Zustand der Zerrissenheit ein gleichmäßiges Fortschreiten in Richtung auf eine Selbstzerstörung zu sehen, lassen sich die Ereignisse auch als Anzeichen für einen unvermeidbaren Prozeß deuten, der das Ende einer überkommenen Konzeption vom Individuum und seiner grundlegendsten Überzeugungen anzeigt.

Für die gegenwärtigen westlichen Gesellschaften ist typisch, daß sie materielle Güter im Übermaß produzieren, die Umwelt ausbeuten und das Wissen hochgradig spezialisiert haben. Der einzelne wird jeden Tag mit zahllosen Dichotomien konfrontiert: mit innerer und äußerer Realität, Wissenschaft und Religion, östlichen Meditationstechniken und westlicher Technologie bzw. Medizin, Ordnung und Chaos, sowie Leben und Tod. Obwohl viele Menschen sich der Welt um sie herum stärker bewußt geworden sind, haben sie ein Gefühl starker Verwirrung und Desorientierung, weil sie alle Informationen, die auf sie eindringen, nicht in einen übergeordneten theoretischen Rahmen einfügen können. Es besteht ein drängendes Bedürfnis, all die komplexen Phänomene zu integrieren und zu verstehen. Aber trotz der offensichtlichen Zerstückelung des Wissens, der Auflösung der Kernfamilie und der Zerrissenheit unserer heutigen Gesellschaft gibt es auch eine Bewegung, die sich um eine verstärkte Integration und eine Aufklärung umfassenderer Zusammenhänge bemüht. Die ökologischen Krisen der letzten Jahre machen beispielsweise unmittelbar einsichtig, daß Mensch und Umwelt gegenseitig voneinander abhängig sind. Die Luftverschmutzung macht nicht vor geographischen Grenzen Halt und eine Entleerung von Erdölbeständen auf abgelegenen Orten der Erde hat für jeden Bewohner der kleinsten Stadt dieses Landes tiefgehende Folgen. Es ist äußerst schwierig, wenn nicht sogar unmöglich, solche Schwierigkeiten zu lösen, indem man sich auf einen isolierten Faktor des Problems konzentriert. Das Problem der Luftverschmutzung wird nicht aus der Welt geschafft, indem man einfach einigen wenigen Fabriken gesetzliche Emissionsnormen aufzwingt. Wir müssen uns diesem Problem von vielen Seiten nähern und Autoabgase, die Beseitigung von Müll, verschiedene chemische Umsetzungsprozesse, die Auswirkungen von Massentransportmitteln und zahlreiche andere Faktoren in Betracht ziehen. Schließlich wirft das Problem der Luftverschmutzung die Frage auf, ob nicht eine Neuorientierung des Lebensstils von Industrienationen erforderlich ist, die sich an

die Vorstellung gewöhnt haben, daß materielle Güter in unendlichem Maße vorrätig und verfügbar seien.
Die Umweltverschmutzung gibt den Menschen in den Industrienationen auf anschauliche Weise zu verstehen, daß die Annahme, ein uneingeschränkter Verbrauch von Rohstoffen, Land, Energie und Umwelt würde keine schwerwiegende Folgen haben, auf grundlegende Mängel in der Voraussicht beruht. Die Verknappungen und Krisen der letzten Zeit sind Beweise für die Tatsache, daß eine unmäßige Ausbeutung jeder Art von Umweltreserven unvorhergesehene, oft dramatische Konsequenzen hat. Daraus läßt sich u. a. lernen, daß jeder Teil ein wesentlicher Aspekt des Ganzen ist. Außerdem kann man die Funktion eines Teils nur dann vollständig verstehen, wenn man einen Überblick über Zweck und Funktion des Ganzen hat. Das gilt für Umweltgegebenheiten, Gesellschaften und einzelne Menschen. Die chaotischen Lebensbedingungen des modernen Menschen haben bewirkt, daß ein drängendes Bedürfnis und eine ernsthafte Suche nach Sinn und Lebenszielen jenseits der materiellen Sättigung entstanden sind. Vielleicht muß erst ein bestimmter Grad an materiellem Überfluß erreicht werden, ehe das Pendel in die andere Richtung hin zu höheren Werten und Bestrebungen schwingt.
In den neu gebildeten Wissenschaftszweigen spielen das Konzept der gegenseitigen Abhängigkeit von Systemen und die ganzheitliche Orientierung eine führende Rolle. Man versucht, die Beziehungen eines Teils zum Ganzen und des Ganzen zu seinen Teilen zu verstehen. Dieses trügerisch einfache Prinzip bildet die Grundlage für eine umfassende, integrative, ganzheitliche und akausale Sicht der Phänomene. Dieser Standpunkt steht in scharfem Gegensatz zu einem hochgradig spezialisierten, linearen, am kausalen Modell orientierten Ansatz zur Erforschung der gleichen Phänomene. Man muß aber darauf hinweisen, daß – wie bei allen offensichtlich gegensätzlichen Sichtweisen – kein Standpunkt zu einer vollkommen angemessenen Sicht der Dinge führt. In den folgenden Kapiteln versuche ich anhand eines Überblicks die

oberflächlichen Gegensätze beider Erklärungsansätze zu vereinigen. Dabei geht es um eine grundlegende Neuorientierung der Weltanschauung des modernen Menschen, wonach er sich selber und seinen Planeten als einen zusammenhängenden Organismus und nicht als Bruchstücke einer kosmischen Maschine sieht. Diese Sichtweise macht sich jetzt in der modernen Medizin, der Psychologie und der Physik breit. Der Physiker Werner Heisenberg faßte sie in die folgenden prägnanten Worte:

> Zum Beispiel wird allmählich ein Gefühl dafür erwachen, daß das Leben auf dieser Erde eine Einheit darstellt, daß ein Schaden an einer Stelle sich an allen anderen Stellen auswirken kann und daß wir für die Ordnung des Lebens auf dieser unserer Erde mitverantwortlich sind. Aus der Ferne des Weltraums, in die der Mensch mit den Mitteln moderner Technik vordringen kann, erkennt man vielleicht noch deutlicher als von der Erde selbst die einheitlichen Gesetze, nach denen alles Leben auf unserem Planeten geordnet ist (*Schritte über Grenzen,* S. 185–186).

Wenn Feststellungen wie diese in den Werken von Physikern, die den Nobelpreis erhalten haben, auftauchen, und wenn gleichzeitig Geheimlehren wie das *Tibetanische Totenbuch* und das *Abidharma* in Paperbackform in vielen Buchhandlungen erhältlich sind, so kann man darin Anzeichen sehen, daß ein neues Zeitalter heraufdämmert, ein Zeitalter, in dem Wissenschaft und Technologie humanisiert sind, philosophische und geistige Werte größere Bedeutung erhalten und die Sicht des Menschen seiner selbst und seines Universums eine tiefgehende Wandlung erfährt.
In letzter Zeit haben sich Wissenschaftler und Laien diesen Fragen gewidmet, indem sie sich dem Studium des Bewußtseins zuwandten, d. h. indem sie das Wesen dessen erforschten, das die Ereignisse in der Umwelt wahrnimmt, interpretiert und versteht bzw. Wahrnehmungen selber produziert. Dabei kann man unmittelbar die Beobachtung machen, daß es keine Dichotomie wie etwa innen-außen, materiell-psychisch, Geist-Körper gibt, die den gegenwärtigen Wissensstand auf diesem

Gebiet angemessen beschreiben hilft. Jede umfassende Definition des menschlichen Bewußtseins kann nur eine Vereinigung und Integration aller dieser und anderer Gegensätze beinhalten. Es gab zu allen Zeiten, an allen Orten dieser Erde und in allen Kulturen Menschen, die das hochkomplexe Wesen des Bewußtseins erkannten, ihr Wissen aber in verschiedenen Metaphern ausdrückten. Wenn man alle die voneinander abweichenden Ergebnisse der Bemühungen, sowohl die innere als auch die äußere Realität zu erforschen, zusammen betrachtet, kann man das Gemeinsame an ihnen spüren und auch näher bestimmen. Heutzutage aber verwerfen viele Anhänger humanistischer und religiöser Disziplinen die Wissenschaft, weil sie ihnen für die Beantwortung ihrer Fragen nicht geeignet erscheint, und die Naturwissenschaftler neigen dazu, mit der gleichen Geringschätzung auf die orthodoxen Religionen und die Dichtungen der Antike herabzublicken. Auf diese Polarität weist auch Heisenberg hin. Durch sein ganzes Buch *Schritte über Grenzen* zieht sich das Thema, daß die wichtigsten Ergebnisse der Physik – der am höchsten entwickelten Wissenschaft des modernen Menschen – ihre philosophischen Implikationen sind. Auf das Thema Wissenschaft und Mystik eingehend sagt er:

> Das eine Extrem ist die Vorstellung einer objektiven Welt, die unabhängig von irgendwelchen beobachtenden Subjekten in Raum und Zeit gesetzmäßig abläuft; sie war das Leitbild der neuzeitlichen Naturwissenschaft. Das andere Extrem ist die Vorstellung eines Subjekts, das mystisch die Einheit der Welt erlebt und dem kein Objekt, keine objektive Welt mehr gegenübersteht; sie war das Leitbild der asiatischen Mystik. Irgendwo in der Mitte zwischen diesen beiden Grenzvorstellungen bewegt sich unser Denken; wir müssen die Spannung, die aus den Gegensätzen resultiert, aushalten (S. 349).

Nur allzu häufig sind die Vorstellungen des Menschen von sich selber und seinem Universum entweder durch einen schroffen Materialismus oder durch einen wild wuchernden Okkultismus gekennzeichnet. Dieses Hin und Her zwischen den Gegensätzen hat auch Martin Luther beobachtet, der die Überzeugungen der Gesellschaft mit einem betrunkenen Bauer vergleicht, der sich bemüht, auf seinen Esel zu klettern und dabei auf die andere Seite fällt; von dort aus versucht er es wieder, und das gleiche Geschehen wiederholt sich ad infinitum. Sowohl die rein wissenschaftlich-materialistische als auch die rein mystisch-geistige Betrachtungsweise lassen sich im unterschiedlichen Maße theoretisch und experimentell rechtfertigen, doch keine von ihnen kann den Anspruch erheben, auf die letzten Fragen des Menschen nach seinem Wesen und seinem Universum eine vollständige Antwort geben zu können. Es ist weitaus produktiver, sowohl die humanistische als auch die wissenschaftliche Perspektive zu berücksichtigen statt auf eine von ihnen zu verzichten, denn die Einsicht entspringt unerwarteten Quellen – und Synthesen.

Veränderungen und Wandlungen sind grundlegende Prozesse eines jeden lebendigen Systems, und Veränderungen scheinen untrennbar verbunden zu sein mit der teilweisen oder vollständigen Zerstörung dessen, was vorher war. Im Jahre 1950 stellte der Anthropologe Anthony F. C. Wallace eine Theorie über individuelle und kulturelle Veränderungen auf, die für die gegenwärtig aufkommende Erforschung des Bewußtseins von besonderer Relevanz ist. Jeder einzelne Mensch hat ein explizites oder implizites Weltbild, d.h. eine Reihe von Überzeugungen und Meinungen über die Umwelt, die Kultur, die Regierung und die anderen Menschen. Wallace verwendet für dieses Weltbild den Begriff »Weg durch das Labyrinth«:

> Jeder Mensch in einer Gesellschaft braucht für sein Überleben ... ein geistiges Bild von der Gesellschaft und ihrer Kultur wie auch von seinem eigenen Körper und seinen Regelmäßigkeiten, um durch sein Handeln Streß in verschiedenster Hinsicht verringern zu können. Über ein solches Bild verfügt auch der einzelne Mensch. Diese Art geistige Vorstellung habe ich den »Weg durch das Labyrinth« genannt... Der »Weg durch das Labyrinth« ist die Natur, die Gesellschaft, die Kultur, die Persönlichkeit und das Körperschema, gesehen aus dem Blickwinkel einer Person (S. 264).

Aufgrund von Veränderungen im sozialen Gefüge und in der Umwelt kann der einzelne mit seinem »Weg durch das

Labyrinth« nie alle auf ihn einstürzenden Informationen interpretieren. Bei einer Überlast von Informationen muß die Weltsicht der betreffenden Person eine merkliche Wandlung durchmachen, die Wallace »Neubelebung« nennt. Obwohl die Zerstörung des alten Weltbildes sich über längere Zeit hinziehen kann, hat der Prozeß der Neubelebung gewöhnlich den Charakter »eines Augenblicks der Einsicht, einer kurzen Phase der Erkenntnis von Beziehungen und Gelegenheiten. Die Neuformulierung des Weltbildes scheint auch normalerweise zu Anfang im Bewußtsein einer einzelnen Person zu erfolgen und nicht das direkte Ergebnis von Überlegungen einer Gruppe zu sein« (S. 270). Sobald die Bruchstücke individueller Einsicht sich zusammenzufügen beginnen, wird die alte Ordnung durch eine neue ersetzt. Sehr häufig vollzieht sich dieser Prozeß der »Neubelebung« bei einer Person, die die höchsten Bestrebungen der neuen Kultur vereinigt und die die neue Ordnung in Form visionärer Bilder verkündet. Ein höchst eindrucksvolles Beispiel für eine solche Person war Black Elk (Schwarzer Hirsch), dessen Visionen – wie John G. Neihardt in seinem Buch *Black Elk Speaks* erzählt – ein ganzes Indianervolk inspirierten. Doch wie im Falle von Black Elk ist der Prophet unter Umständen nicht willkommen und seine Bemühungen können mit einem Fehlschlag enden. Trotz seiner persönlichen Niederlage aber bleibt das Entscheidende die Neubelebung einer kulturellen Ordnung. Mit dieser neuen Ordnung geht immer ein Sortieren, Integrieren und Umstrukturieren von Elementen aus den alten Anschauungen einher. In unserer Zeit sind es Erkenntnisse und Einsichten aus der Psychologie, der Physik und der Mystik, die begonnen haben, sich zusammenzufügen, und die die Grundlage für eine integrative Theorie des Bewußtseins bilden.

Das Interesse für veränderte Bewußtseinszustände rührte im ganzen 20. Jahrhundert daher, daß einflußreiche Denker – in den Sechzigerjahren auch eine Vielzahl von nicht weiter berühmten Einzelpersonen – geistige Zustände erlebten, die sich von ihrem normalen Bewußtseinszustand unterschieden.

Durch psychedelische Drogen, Fasten, Singen, sensorische Deprivation oder verschiedene Arten der Meditation, ja sogar schon beim Lesen der Bücher von Carlos Castaneda, erlebten die Menschen andere Formen der Realität. Wenn sie zu ihrem normalen Bewußtseinszustand zurückkehrten, erkannten sie, daß ihre Erlebnisse genau denen entsprachen, die man gewöhnlich für pathologisch, realitätsflüchtig, regressiv oder abweichend hielt bzw. für die man noch eine Unzahl anderer abwertender Bezeichnungen bereit hatte. Als Folge davon fanden sich in der Literatur – schon in den Schriften von William James und Aldous Huxley – zahlreiche Versuche, diese andersartigen Bewußtseinszustände neu zu definieren und ihnen positiven Wert für den einzelnen und für die Gesellschaft als Ganzes zuzuschreiben (Tart, 1969; Pelletier und Garfield, 1976). Obwohl die Streitfrage bei weitem noch nicht entschieden ist, scheint festzustehen, daß verschiedene veränderte Bewußtseinszustände einzigartige kreative Einsichten in das Wesen der eigenen Person, der Kultur und jener gemeinsamen Konstruktion mit der Bezeichnung Realität ermöglichen. Man kann sie als Wege betrachten, die zu einer »Neubelebung« (im Sinne von Wallace) führen.

Gegenwärtig gewinnt noch ein zweiter Aspekt der Erforschung und des Erlebens veränderter Bewußtseinszustände an Bedeutung. Viele, die aus ihren normalen gesellschaftlichen Rollen ausstiegen, um ihr Inneres zu erforschen, kehrten mit gewandelten Perspektiven in bezug auf die Fragen, um deren Lösung sie sich bemüht hatten, in ihr Alltagsleben zurück. Mit einem auffallend andersartigen Bewußtsein von sich selber und ihrer Umwelt erkannten sie, daß die aus solchen veränderten Bewußtseinslagen hervorgegangenen Einsichten pragmatische Anwendungsmöglichkeiten hatten und Richtlinien für grundlegende Neuerungen sein konnten. Die Tatsache, daß sie die Welt anders sahen, ermöglichte ihnen, alte Streitfragen wie das Leib-Seele-Problem oder das Wesen von Krankheit und Heilung im neuen Licht zu betrachten. In späteren Kapiteln dieses Buchs werden die Einzelheiten und Implikationen dieser

Neuerungen eingehender beschrieben. Es hat den Anschein, als ob das Wissen, das man gewinnt, wenn man alte Probleme unter neuen Blickwinkeln sieht, tiefgehende Auswirkungen auf die Formulierungen neuer Lösungen haben kann. Vorstellungen, die aus mystischen Erlebnissen, Träumen oder anderen veränderten Bewußtseinslagen entsprungen sind, können sehr pragmatische Anwendungsmöglichkeiten besitzen. Es gibt vielleicht manche, die das verstärkte Interesse an veränderten Bewußtseinszuständen als eine vorübergehende Erscheinung abtun werden. Andere werden sich vielleicht dafür entscheiden, dem Westen mit all seinen Verlockungen und Errungenschaften den Rücken zuzukehren und sich einer der zahlreichen asiatischen Traditionen zuzuwenden. Auf der einen Seite haben wir eine Leugnung, auf der anderen Seite eine Art Glaubenswechsel, und beides dürfte wohl geeignet sein, die Konflikte im Zusammenhang mit der Umstrukturierung der Weltanschauung eines einzelnen Menschen zu lindern. Am wichtigsten ist aber, daß die Notwendigkeit besteht, die westliche Technologie mit den östlichen mystischen und meditativen Traditionen zu vereinigen, um eine gegenseitige Bereicherung statt einen dauernden Widerstreit herbeizuführen.

Im Westen wurden die materielle Wissenschaft und die Technologie am höchsten entwickelt, wohingegen die Erforschung veränderter Bewußtseinszustände die Domäne des Ostens war. Die Wissenschaft wird definiert als logisch, rational, induktiv und sich nur beobachtbaren Phänomenen widmend. Auf der anderen Seite gilt der Mystizismus als intuitiv, ganzheitlich, deduktiv und ganz auf die nicht beobachtbaren Phänomene subjektiven Erlebens bezogen. Diese absolute Trennung von Wissenschaft und Mystik wird auch weiterhin hartnäckig beibehalten, obwohl es aus neuerer Zeit Beispiele für eine Synthese gibt, nämlich (1) die Theorie, wonach den beiden Großhirnhälften zwei unterschiedliche Bewußtseinsformen zuzuordnen sind, wobei die eine durch logisches und rationales, die andere durch intuitives und ganzheitliches Denken gekennzeichnet ist; (2) die Nachweise einer willentlichen Kontrolle des autonomen Nervensystems mit Hilfe von Biofeedbacktechniken; (3) die Entdeckung begrifflicher Ähnlichkeiten zwischen der Quantenphysik und dem Buddhismus; (4) die Anwendung meditativer Techniken im Rahmen der Behandlung körperlicher Krankheiten einschließlich Krebs; (5) das Phänomen, daß Astronauten des 20. Jahrhunderts transzendentale Zustände erlebten, die in alten religiösen Texten beschrieben sind; (6) die Untersuchungen humanistischer indianischer Traditionen von Carlos Castaneda und Doug Boyd; (7) die Darstellungen der Grenzen wissenschaftlichen Forschens von Arthur M. Young in seinem Buch *The Reflexive Universe* und von Thomas Kuhn in seinem Buch *Die Struktur wissenschaftlicher Revolutionen,* sowie andere eindrucksvolle Beispiele für die Integration wissenschaftlicher und mystischer Erkenntnis. Im Grunde haben Wissenschaft und Mystik ein gemeinsames Ziel, nämlich das Wesen der Realität zu erkennen, und es ist sogar so weit gekommen, daß sie sich ein gemeinsames Vokabular teilen. Beide versuchen, ein Paradigma oder ein Modell des Universums zu formulieren, das die Zustimmung all derjenigen finden würde, die mit der entsprechenden Methode genügend vertraut sind. Obwohl beide Wege, oberflächlich gesehen, als nicht miteinander vereinbar oder sogar im Widerstreit stehend erscheinen, machen zahlreiche Untersuchungen aus neuerer Zeit deutlich, daß sie eine gemeinsame Grundlage besitzen. Dieses Buch beschäftigt sich eingehend mit der Frage, welche Merkmale diese gemeinsame Grundlage besitzt.

Eine kurze Anekdote hilft vielleicht, den Sinn einer Konvergenz zwischen diesen beiden Wegen der Erkenntnis begreiflich zu machen. Während der langen Raumflüge zum Mond unter der Leitung der NASA hatten die Astronauten unter einer Reihe unerfreulicher Nebenwirkungen zu leiden wie unter Vergrößerung des Herzens, vermindertem peripheren Blutkreislauf, Unregelmäßigkeiten des Herzschlags und des Blutdrucks sowie anderen physiologischen und psychischen Veränderungen. Es wäre schwierig gewesen, diese Störungen auf pharmakologischem Wege zu beseitigen, da man die Medikamente auf ihre Wirkung unter den Bedingungen der Schwerelosigkeit hätte testen müssen. Solche Tests waren nicht möglich, und man suchte deshalb nach anderen Wegen, um diese physiologischen Veränderungen zu regulieren. Eine Gruppe von Forschern unterbreitete einen Vorschlag, der von der Beobachtung ausging, daß viele dieser physiologischen Störungen in Körpersystemen auftraten, die man mit Hilfe von Meditation oder durch die Anwendung von Biofeedbacktechniken kontrollieren könnte. Nach der Theorie wären die Astronauten in der Lage, mit Meditation ihren peripheren Blutkreislauf, die Herzschlagrate und den Blutdruck selber zu regulieren, womit das Problem der Nebenwirkungen von Medikamenten umgangen wäre. Dieser Vorschlag trug den Titel: »Neurophysiologische Selbstregulierung bei länger anhaltender Schwerelosigkeit«, doch der Untertitel war vielsagender; er lautete nämlich: »Elektrisches Zen im äußeren Raum«. So sehr dieser Untertitel wie ein Gag klingen mag, er trifft den Kern der sich jetzt entwickelnden ganzheitlichen Wissenschaften. In diesen wenigen Worten sind die neueren Konvergenzen zwischen Meditation und Technologie, den alten buddhistischen Praktiken und der modernen Raumfahrt sowie dem inneren und dem äußeren Raum angedeutet. Sie sind ein poetischer Ausdruck für die Beobachtung, daß kreative Einsichten und Anwendungsmöglichkeiten sich aus der Synthese solcher scheinbar unversöhnlicher Gegensätze ergeben.

So überraschend diese Synthese auch wirken mag, sie hat offenbar spätere Ereignisse richtig vorweggenommen. Im Dezember 1972 berichtete das *Time*-Magazin unter dem Titel »The Greening of the Astronauts«, daß viele Astronauten während längerer Raumflüge Veränderungen ihres Bewußtseins erlebten. Entweder während des Fluges selbst oder nach der Rückkehr auf die Erde machten sich tiefgehende persönliche Veränderungen in ihren Einstellungen und in ihrem

Lebensstil bemerkbar. Unter den Bedingungen der Schwerelosigkeit hatten viele Erlebnisse, die sie mit Worten beschrieben, die genausogut den mystischen Äußerungen der ältesten Lehrer des Ostens hätten entnommen sein können. Während seines Flugs zum Mond mit Apollo XII empfand der Astronaut Edgar Mitchell ein Gefühl der Einheit mit allen Bewohnern der Erde und spürte die Zerbrechlichkeit eines kleinen blauen Planeten, der von unendlicher Schwärze umgeben ist. Nun waren diese Astronauten darauf trainiert, das Kommando über einige der höchsten technologischen Errungenschaften des 20. Jahrhunderts zu führen, und ließen sich sicherlich nicht leicht von Höhenflügen ihrer Phantasie mitreißen. Ihr Überleben hing von der Fähigkeit ab, sofort auf komplexe Befehle zu reagieren und die rein pragmatische Aufgabe zu bewältigen, ein Raumfahrzeug zu steuern. Trotz dieser Anforderungen an ihre Zeit und Aufmerksamkeit empfanden sie Gefühle der Demut, Ehrfurcht und Eingebung, wie man sie gewöhnlich in den esoterischen Büchern des östlichen Mystizismus findet. Captain Mitchell gab seinen Erlebnissen am treffendsten mit den Worten Ausdruck: »Man entwickelt ein unmittelbares globales Bewußtsein, eine Verbundenheit mit den Menschen, eine starke Unzufriedenheit mit dem Zustand der Welt und das drängende Bedürfnis, etwas dagegen zu tun« (*Time,* 1972). Wieder zurück auf der Erde ließen sich viele Astronauten den weiteren Lebensweg durch ihre einzigartigen Erlebnisse bestimmen. Jim Irwin wurde Laienprediger in der Baptistenkirche des Südens, Rusty Schweikert entwickelte Interesse für die Transzendentale Meditation, und Edgar Mitchell gründete das Institute for Noetic Sciences, das der Erforschung der Natur des Bewußtseins dient.
In seiner Autobiographie *Carrying the Fire* beschreibt der Astronaut Michael Collins seine Bewußtseinsänderung, die sich als Folge seiner zwei Raumflüge einstellte. Was er dem Menschen von heute als Geschenk anbietet, ist in seiner Bedeutung vergleichbar mit dem Geschenk des Prometheus, der es wagte, den Göttern das Feuer zu stehlen und es den Menschen zu geben. Collins schreibt:

Ich kann jetzt mein Bewußtsein hinaus in das Weltall heben und auf eine winzige Erde zurückblicken, wie sie dort umgeben von Finsternis schwebt und sich langsam im unbarmherzigen Sonnenlicht dreht. Wenn hier auf der Erde nicht alles nach Wunsch läuft... kann ich mir ein wenig Trost und Überblick verschaffen, indem ich mich auf diese geistige Reise begebe.

Das ganze Buch von Collins strahlt Abgeklärtheit aus, die zurückgeht auf seine Vision von der Zerbrechlichkeit dieses Planeten, wenn man ihn von der toten Oberfläche des Mondes sieht. Hier haben wir ein deutliches Beispiel für die Integration der Innenwelt des Geistes mit den äußeren Umweltbedingungen während eines Fluges zum Mond. Eine solche Sichtweise ist das Geschenk des Prometheus an den Menschen des 20. Jahrhunderts. Natürlich gingen nicht alle Astronauten den gleichen Weg. Manche nahmen Stellungen in Universitäten und im Geschäftsleben an, doch scheinen sie alle eine Wandlung in ihrem Bewußtsein durchgemacht zu haben, die sich auf ihren weiteren Lebensstil auswirkte. Die Astronauten sind nicht die einzigen, die die Erde als ein Ganzes erlebten, als einen endlichen Planeten, zwischen dem und seinen Bewohnern es eine gegenseitige Abhängigkeit gibt. Es sei betont, daß sich auch bei anderen Menschen ähnliche Einsichten einstellten, und zwar inmitten weitaus irdischerer Tätigkeiten oder aber aufgrund besonderer Umstände, etwa durch Meditation, ein intensives Biofeedbacktraining oder ein Sterbeerlebnis. Dennoch war es die Technologie, hier die technologische Entwicklung des Raumfahrtprogramms, die die Wissenschaft zwang, das Wesen des Bewußtseins unter einem neuen Blickwinkel zu betrachten.

Noch vor zwanzig Jahren war die Wissenschaft die Grundlage für die Ansichten über die Natur des Menschen und des Universums. Mit der Annahme der Entdeckungen von Kopernikus, Kepler und Galilei war die bis dahin herrschende Religion mit Erfolg in Frage gestellt worden. Die greifbaren Erkenntnisse dieser Wissenschaftler über unser Sonnensystem brachen den repressiven Dogmatismus der jüdisch-christlichen

Religionen (Koestler 1968, 1972). Statt Glaube, Dogma und eine repressive liturgische Hierarchie bot die Wissenschaft dem Menschen sichtbare, überprüfbare und beobachtbare Beweise. Im Laufe der Jahrhunderte verdrängte die Wissenschaft das religiöse Dogma und wurde selbst zur Grundlage eines umfassenden und zwingenden Überzeugungssystems. Sie war eine »Religion«, die die Lehre verkündete, das Universum sei ein rationales System mit logischen Gesetzen, die erkennbar seien und die – wenn man sie entdeckt hatte – zum Wohl der menschlichen Rasse verwendet werden könnten.

In den frühen Fünfzigerjahren stieß diese Vorstellung vom Universum deutlich an ihre Grenzen. Angesichts der Ergebnisse von Experimenten, die man in bis dahin nicht untersuchten Forschungsbereichen durchgeführt hatte und bei denen man sich neuer technologischer Hilfsmittel wie etwa der Radioastronomie bedient hatte, begannen die Wissenschaftler daran zu zweifeln, daß das Universum durchweg »logisch« sei. Die Auseinandersetzung mit den Anomalien ihrer Forschungen ließ sie die Existenz solcher Phänomene postulieren wie der »schwarzen Löcher« im Weltraum und einer Aktivität auf subatomarer Ebene mit nicht beobachtbaren Teilchen, denen sie die Bezeichnung »Quarks« verliehen. In neuen physikalischen Theorien wurde als ein Kernsatz der Quantenmechanik die »Unschärferelation« (Heisenberg 1958, 1971) postuliert und gerade damit die traditionelle wissenschaftliche Methode in Frage gestellt. Damit waren es allen voran die Physiker, die eingestanden, daß das aus Materie und Energie zusammengesetzte Universum unendlich komplexer war als eine Anhäufung von »Billardkugeln« vergleichbaren Atomen, die miteinander in logischer und rationaler Weise kollidierten. Die Wissenschaft hatte den Glauben, der früher einem Gott im Himmel galt, an sich gerissen, doch war sie nicht in der Lage gewesen, auf die letzten Fragen des Menschen über das Leben, die Beziehung mit anderen und schließlich das eigene Bewußtsein alternative Antworten zu geben. Zwar waren die meisten mit dem technologischen Luxus, den die wissenschaftlichen

Entdeckungen mit sich gebracht hatten, einigermaßen zufrieden, doch in bezug auf grundlegende philosophische Fragen herrschte weiterhin Unzufriedenheit.
Dieses Unbehagen ist durch die wachsende Erkenntnis bedingt, daß Wissenschaft und technologische Anwendung der Wissenschaft nicht das gleiche sind. Die technologischen Neuerungen hängen mit der Weiterentwicklung von Maschinen zusammen, die wissenschaftliche Forschung hingegen ist mehr eine Frage der von bestimmten Überzeugungen und Philosophien hergeleiteten Paradigmata. Die Bequemlichkeit, der Luxus und der materielle Wohlstand sind das Ergebnis der Technologie; wir verdanken sie einem bestimmten philosophischen Standpunkt, den man als die wissenschaftliche Methode bezeichnet. Von äußerster Wichtigkeit ist, daß die wissenschaftliche Methode nur bis zu dem Punkt Wert hat, an dem sie sowohl ihre Grenzen als auch ihre Anwendungsmöglichkeiten erkennt. Leider wurde das wissenschaftliche Vorgehen zunehmend dogmatisiert. Der Forschung wurden solche Grenzen gesetzt, daß sie im Endeffekt mehr ausschließt als einbezieht. Jeden Tag machen Forscher neue Entdeckungen, aber so manche von ihnen werden verworfen, weil sie auf Wechselwirkungen hinweisen, die unter den gegenwärtig herrschenden wissenschaftlichen Paradigmata als unakzeptabel betrachtet werden. Beispiele für solche Anomalien wären die Rolle psychischer Faktoren bei körperlichen Erkrankungen, die Wechselwirkung zwischen den Physikern und Grundteilchen ihrer Experimente, und Beweise für echte parapsychologische Phänomene. Je mehr solcher »unakzeptablen« Daten in gewissenhaft arbeitenden Forschungslaboratorien gefunden werden, um so deutlicher wird, daß es eine erhebliche Menge an Daten gibt, die von der modernen Wissenschaft unberücksichtigt bleiben, weil sie sich nicht der systematischen Überprüfung mit den herkömmlichen Methoden unterziehen lassen. Ab einem gewissen Punkt – und der scheint nahe bevorzustehen – stellt sich die Entscheidungsfrage, ob man sich weiterhin an ein bestimmtes wissenschaftliches Modell halten und solche

Phänomene ausschließen soll oder ob man die wissenschaftliche Methode verbessern soll, um sie zu berücksichtigen.
Viele Laien und auch Fachleute hielten die sichtbaren Erfolge der Technologie fälschlicherweise für den absoluten Beweis der Richtigkeit der Philosophie hinter der wissenschaftlichen Forschung, die diese Erfolge möglich machte. Dieses große Mißverständnis der naturwissenschaftlichen Forschung hatte erhebliche Auswirkungen auf die Sozialwissenschaften – von der Psychologie bis zur Medizin –, die sich am Gipfel der wissenschaftlichen Neuerungen rapide bis zu ihrer gegenwärtigen Form entwickelten (Coulter, 1975; DeRopp, 1972). Man erwartete von den Humanwissenschaften, daß sie sich mit solchen subjektiven Faktoren wie Wertvorstellungen, Zielvorstellungen, Gefühlen und dem Sinn der Dinge beschäftigten. Doch diese Art von Daten ließ sich nicht mit objektiven wissenschaftlichen Methoden untersuchen. Seitdem man in der Psychologie die Theorien von James, Freud und Jung als unwissenschaftlich abgetan und statt dessen einfachere behavioristische Modellvorstellungen vom Menschen aufgestellt hatte, erfüllten die Sozialwissenschaften die in sie gesetzten Erwartungen nicht. Die Revision und Änderung des Bestehenden zieht Widerstand und Aufruhr nach sich, sei es nun in der Politik oder in der Wissenschaft, und deshalb läßt man sich nicht so schnell darauf ein.
Gegenüber den Naturwissenschaften wurde der Psychologie schon immer lediglich der Status einer Pseudowissenschaft zugesprochen. Ihre Vertreter kompensierten diese Tatsache, indem sie versuchten, die experimentellen Methoden der materiellen Wissenschaften nachzuahmen. Worte wie »bewußte Wahrnehmung« oder »Bewußtsein« wurden durch Begriffe wie »Reiz« oder »Reaktion« ersetzt, das Bewußtsein wurde auf eine »black box« reduziert, die vermittelnde Funktion zwischen Reizinput und Reaktionsoutput besaß. Das von der klassischen Physik hergeleitete Modell des »homo sapiens« war der biologische Computer oder das biologische kybernetische System. Unter diesem Paradigma wurde der Mensch zu

einer komplizierten Maschine, deren Verhalten mit Hilfe einer Überprüfung und Manipulation einzelner Bestandteile vorhergesagt, geändert und kontrolliert werden konnte. Man nahm an, daß sich ein Teil des Verhaltens vom Ganzen des Individuums trennen ließe – eine Überzeugung, die vollkommen im Einklang stand mit der vorherrschenden wissenschaftlichen Ansicht, ein winziges Teil eines physikalischen Systems könne ohne Bezug zum größeren System bzw. ohne Störung dieses Systems beobachtet werden. Diese Ansicht traf in den Naturwissenschaften tatsächlich zu und erwies sich auch als extrem produktiv. Entsprechend war auch der Behaviorismus als objektive wissenschaftliche Methode ein unschätzbares und kreatives System für das Verständnis beobachtbaren Verhaltens. Sowohl die klassische Physik als auch der moderne Behaviorismus scheiterten aber, wenn sie vor der Aufgabe standen, dem Wesen des Bewußtseins bis auf den Grund zu gehen.

Heutzutage wird von allen möglichen Richtungen her der Gedanke und die Notwendigkeit einer neuen Wissenschaft, einer Wissenschaft vom Bewußtsein, nahegelegt: von den neuesten Theorien der Quantenphysik, dem weit verbreiteten Gebrauch psychedelischer Drogen, dem Zustrom östlicher Meditationsformen und Religionen, der zunehmenden Popularität von Selbsterfahrungsgruppen und des Strebens nach Selbstverwirklichung sowie einem erneuten Interesse an den Funktionen des Geistes. Diese Wissenschaft vom Bewußtsein muß divergierende Disziplinen einbeziehen, gleichzeitig aber auf den Grundprozessen der menschlichen Wahrnehmung basieren, denn die Frage, mit der die gegenwärtige Wissenschaft wohl am meisten konfrontiert wird, betrifft die Natur der Beobachtung selber. Eugene P. Wigner weist in seinem Buch *Symmetries and Reflections* auf die Rolle hin, die die Psychologie im Rahmen einer solchen Wissenschaft spielen könnte:

Daß eine höhere Integration der Wissenschaften notwendig ist, wird vielleicht am deutlichsten anhand der Beobachtung, daß die Grundeinheiten der aus der Intuition geborenen Mathematik die physikalischen Gegenstände sind und daß das Grundkonzept in der erkenntnistheoretischen Struktur der Physik das Konzept der Beobachtung ist, daß aber die Psychologie noch nicht in der Lage ist, Konzepte und Idealisierungen von solcher Präzision zu stellen, wie sie in der Mathematik oder gar in der Physik erwartet wird. Auf diese Weise endet das Übertragen der Verantwortung von der Mathematik an die Physik und von der Physik an die Wissenschaft von der Wahrnehmung im Nichts. Dieser beklagenswerte Zustand sollte durch eine engere Integration der jetzt getrennten Disziplinen behoben werden.

In diese aufkommende integrative Wissenschaft geht auch die Beobachtung ein, daß an *jeder Art* wissenschaftlicher Forschung Intuition, Vermutungen und Gefühle beteiligt sind, auch wenn diese hochgradig subjektiven Prozesse bei der endgültigen Beschreibung einer wissenschaftlichen Untersuchung systematisch ausgeschlossen wurden. Diese – zumindest oberflächlich betrachtet so wirkende – unbestechliche Objektivität hat zu einer Wissenschaft geführt, die kalt, entmenschlicht, wirklichkeitsfern, wertlos und eine potentielle Gefahr für den westlichen Menschen ist, insofern als die wissenschaftliche Sicht der Realität alle anderen Realitätssichten verdrängt hat. Nach Auffassung eines Wissenschaftskritikers, Theodore Roszak, liefern die modernen Wissenschaften Informationen über die Welt, geben ihr aber keinerlei Sinn. Der Gegensatz zu dieser Perspektive ist die »gnostische« Weltschau, die nach der »Sinnhaftigkeit von Dingen sucht, die die Wissenschaft nicht als ein objektives Merkmal der Natur finden konnte« (Wade, 1974). Die Gnosis ist eine intuitive Betrachtungsweise, die in faktischen Daten einen Sinn erkennt. Sie war ein wesentlicher Teil der Wissenschaften des 16. und 17. Jahrhunderts, die von den Wissenschaftlern und zugleich Mystikern Kopernikus, Kepler und Newton geschaffen wurde. Diese Suche nach der Sinnhaftigkeit steht nicht im Gegensatz zur wissenschaftlichen Forschung, doch die Wissenschaften weigerten sich gewöhnlich im Namen der Objektivität, diese zusätzliche Last zu tragen. Roszak setzt die Stellung des modernen Wissenschaftlers mit dem Priesteramt in früheren Kulturen gleich:

Genau an dem Punkt, an dem wir uns an die Wissenschaftler wenden, um Aufschluß über unser Schicksal zu erhalten, haben jene in der Tat – wie jeder Künstler, Weise und Prophet – eine prometheische Rolle zu erfüllen. Wenn die Menschen das uneingeschränkte Streben des Wissenschaftlers nach Wissen als etwas in sich Gutes und Berechtigtes sehen, dann deswegen, weil sie hoffen, daß der Wissenschaftler diese Rolle auch erfüllt; sie hoffen, im Wissen des Wissenschaftlers die Gnosis oder Erkenntnis zu finden. In dem Maße, wie Wissenschaftler diese Rolle verweigern, und in dem Maße, wie ihre Konzeption dessen, was Wissenschaft ist, sie am Bemühen hindert, Wissen mit Weisheit zu verbinden, gestehen sie ein, daß die Wissenschaft nicht Gnosis, sondern etwas weitaus Geringeres ist. Und in diesem Maße verwirken sie auch – mit Recht – das Vertrauen und die Treue der Gesellschaft (*Daedalus*, Sommer 1974).

Die zunehmende Enttäuschung mit den Produkten der gegenwärtigen ausschließlich technologisch orientierten wissenschaftlichen Forschung hat die Schwächen einer Forschung, die nicht von humanistischen Philosophien geleitet wird, besonders deutlich hervorgehoben. In seinem Buch *Die Welt wird jung* setzt sich Charles Reich eloquent dafür ein, daß in der wissenschaftlichen Forschung die psychologischen Faktoren ebensoviel Berücksichtigung finden sollten wie der Untersuchungsprozeß selber. Edward Shils, ein Soziologe an der Universität von Chicago, stellt sich gegen diesen Standpunkt und behauptet, die heutige Gesellschaft habe ein tiefes, ihr innewohnendes Vertrauen in die Errungenschaften der Wissenschaft und dieses Vertrauen »dürfte wohl nicht durch ein Jahrzehnt beißender Kritik von akademischen Humanisten und Journalisten erschüttert werden«. Diese Beobachtung würde zutreffen, wenn da nicht die offenkundige Enttäuschung über die rein materialistischen Paradigmata wäre, die nun auch in den Auseinandersetzungen zwischen den Wissenschaftlern selber ein Hauptthema ist.

Das Wichtigste ist aber, daß man mit einem strikten Festhalten an der klassischen Wissenschaft vollkommen übersieht, welcher Reichtum an Informationen sich mit den pragmatischen Implikationen und Anwendungsmöglichkeiten einer mehr humanistisch orientierten Wissenschaft ergeben würde. Während die meisten mit ihrem Komfort und Wohlergehen bewußt oder unbewußt von den Früchten der wissenschaftlichen Forschung abhängig sind, weist der Bankrott der materiellen Zufriedenheit in der modernen Gesellschaft auf andere Bedürfnisse hin, deren Befriedigung wissenschaftliche Entdekkungen leisten könnten. Dieses letztere Ziel, das gerade in der klassischen Wissenschaft ausgeschlossen wurde, ist das Hauptanliegen einer Wissenschaft vom Bewußtsein. Auf der Grundlage der Erforschung und klinischen Anwendung von Biofeedback und Meditation werden schon heute pragmatische Lösungen für so reale Probleme gefunden wie für das Wesen der körperlichen und psychischen Gesundheit, die Psychogenese von körperlichen Erkrankungen und ihre Prävention, das Selbst-Verständnis und ein klareres Verständnis nicht nur des Lebens, sondern auch des Todes. Genau mit diesen Fragen beschäftigt sich die aufkommende Wissenschaft vom Bewußtsein. Zwar wird die klassische Wissenschaft wohl nicht vollständig über Bord geworfen werden, doch wird vermutlich in bedeutendem Umfang eine Revidierung ihrer Paradigmata erfolgen, sobald Forscher die Wechselwirkungen zwischen Geist und Materie, zwischen dem Beobachter und dem Beobachtetem, miteinbeziehen.

Als Reaktion auf die Sterilität der materiellen Objektivität haben sich viele Menschen in westlichen Kulturen den Meditationsformen und den geistigen Disziplinen des Ostens zugewandt, in denen sie eine persönliche Philosophie suchten, die der Wissenschaft und auch den traditionellen westlichen Religionen in ihrer jetzigen Form fehlt. Diese Wendung nach Osten ist voll gerechtfertigt, aber nicht in dem extremen Maße, daß dabei das westliche Erbe zugunsten einer oberflächlichen Nachahmung östlichen Lebensstils aufgegeben oder, genauer, der Versuch dazu gemacht wird. Die Ablehnung der westlichen Gesellschaft in Bausch und Bogen und eine unkritische Übernahme der östlichen Lehren lösen überhaupt keine Probleme. Die Integration dieser beiden Lebensauffassungen ist sicherlich eine weitaus aufwendigere und mühseligere

Aufgabe, doch ihr Lohn ist die Mühe wert. Eine Verbindung der Einsichten der östlichen Meditationsformen mit der westlichen Technologie führt zu wertvollen Synthesen (Bateson, 1981; Capra, 1977; Goleman, 1975).

Man braucht kein Prophet zu sein, um vorherzusagen, daß es viel mehr östliche Lehrer und Gurus geben wird, die aus Asien nach dem Westen kommen. Zweifellos werden ihre Lehren von sehr viel Weisheit und Mitgefühl geprägt sein, doch von noch größerer Wichtigkeit ist eine Metabotschaft, die die westlichen Menschen vielleicht nicht erkennen, nämlich daß es unzählige Wege gibt, um innere Erkenntnis, Abgeklärtheit und den Zugang zu höheren Bewußtseinsformen zu erlangen. Allein innerhalb des Buddhismus gibt es mehr als 624 Sekten, und jede von ihnen schreibt eine ganz bestimmte Form der Meditation vor, die Klarheit des Geistes bringen soll. Die Ausgangspunkte sind verschieden: das Gehen und das Spüren des Kontakts zwischen dem Erdboden und den Füßen; die Konzentration auf ein sichtbares Bild oder Mandala; das laute Aufsagen von Gebeten oder das lautlose Wiederholen eines Mantras; die zeitliche Ausdehnung des Geschlechtsverkehrs oder die strikte Einhaltung sexueller Enthaltsamkeit, sowie viele andere Dinge. Jeder, der meint, es gäbe für ihn einen ganz bestimmten Weg zur höheren Erkenntnis, zu dem er von vornherein neigt, wird auch einen Lehrer finden, der ihn in dieser Neigung bestärkt und sie erweitert.

Seit jeher tendieren Menschen mit den gleichen Idealen und Wertvorstellungen dazu, sich zusammenzuschließen und ihre gemeinsamen Neigungen zu verstärken. Dabei verlieren sie nur allzu oft die Tatsache aus den Augen, daß ihre Sichtweise nur eine von vielen ist, und teilen unter Umständen die Menschen ein in die Gläubigen und die Ungläubigen, die Erlösten und die Verdammten, und was es nicht sonst noch an trennenden Grenzen zwischen »uns« und »den anderen« gibt. Dies kann unabhängig davon so sein, wie idealistisch die Zielsetzungen und Absichten sind, die sich eine Vereinigung von Menschen gesetzt hat. Es ist bedauerlich, wenn Menschen die Tatsache vergessen, daß sie in ihren eigenen bereits vorhandenen Neigungen durch die Lehren eines Meisters oder die Grundsätze einer Gruppe bestätigt werden und das äußere Dogma irrtümlich für absolute Wahrheit nehmen. Eine solche Situation führt zu nichts; sie schafft lediglich Prophezeiungen, die sich selber erfüllen. Lehren wollen kritisch überprüft, nicht blindlings befolgt werden. Der einzelne Mensch wird immer mit der Frage konfrontiert, ob er den Lehren eines Meisters folgen und sie nachahmen soll oder ob er seinen eigenen Weg gehen und sich selber in dem Grade verwirklichen soll, wie es der Meister getan hat. In der Kirche des Mittelalters bestand die Streitfrage, ob man Christus nachahmen sollte (die *imitatio Christi*), oder ob jeder Christ seinen eigenen Weg gehen sollte. Diese wesentliche Frage ist bis heute ohne jede endgültige Antwort geblieben, weil es ganz am einzelnen liegt, ob er trotz sozialen Drucks oder Drucks durch die Gruppe seiner Altersgenossen inneren Werten nachgehen will oder nicht. Letztlich steht jeder Mensch vor der Aufgabe, seine Erfahrung zu erweitern und sich dem zu öffnen, was ihm an Möglichkeiten geboten wird, gleichzeitig aber auch seinen eigenen Weg zu finden und zu definieren.

Als einer der produktivsten Ansätze zur Erforschung des Bewußtseins hat sich der Versuch erwiesen, mit Hilfe neurophysiologischer Methoden wie etwa der Ableitung eines Elektroenzephalogramms beobachtbare Korrelate zu unbeobachtbaren geistigen Zuständen festzustellen. Wenn man mit solchen Methoden arbeiten will, muß man sich eine Vorsichtsmaßregel klar vor Augen halten: nämlich daß man der Versuchung widerstehen muß, alle Phänomene des menschlichen Bewußtseins auf die elektrische Aktivität im Gehirn zu reduzieren, auch wenn man die rein physischen Begleiterscheinungen des menschlichen Bewußtseins erforschen will. Es gibt zunehmend Beweise dafür, daß das Gehirn zwar ein Bewußtseinszentrum ist, daß aber das gesamte Nervensystem des Körpers für verschiedene Aspekte der bewußten Wahrnehmung verantwortlich ist. Ein Beispiel für den Reduktionismus, vor dem oben gewarnt wurde, findet sich in Frank Waters' *Book of the Hopi.* Gemäß ihrer Tradition »wußten« die Hopis, daß das Herz der Ort ist, an dem das Bewußtsein sitzt, und sie hielten die weißen Männer für verrückt, weil diese dachten, sie würden mit dem Kopf denken. Würde sich ein Hopiforscher an das Problem der neurophysiologischen Grundlage des Bewußtseins heranwagen, so würde er sich dafür entscheiden, eine detaillierte Analyse der elektrischen Aktivität des Herzens statt des Gehirns vorzunehmen. Seine Bemühungen würden hauptsächlich darin bestehen, verschiedene Schwankungen in der elektrischen Aktivität des Herzens mit verschiedenen Bewußtseinszuständen zu korrelieren. Da er weiß, daß das Bewußtsein im Herzen sitzt, würde er entweder gar nicht erst versuchen, eine entsprechende Aktivität im Gehirn zu entdekken, oder er würde solche Aktivitätsmuster als irrelevante Störfaktoren betrachten, statt sich mit ihnen ernsthaft auseinanderzusetzen. Die westlichen Forscher laufen heutzutage Gefahr, einem ähnlichen Provinzialismus zu erliegen.

Unsere gegenwärtige Wissenschaft und unser »gesunder Menschenverstand« stützen die Vorstellung, daß das Bewußtsein hauptsächlich in einem Punkt hinter den Augen, zwischen den Ohren und über dem Nacken lokalisiert ist. Demgegenüber gibt es eine Unmenge Informationen – angefangen von vedantischen Texten bis hin zu Ergebnissen von Laboruntersuchungen –, die die Vorstellung nahelegen, daß der ganze Körper ein Instrument des Bewußtseins ist. Eine ganz bestimmte Komponente dieses Bewußtseins hat ihren Sitz im Gehirn, wohingegen andere physiologische Systeme des Körpers auf andere Aspekte des Bewußtseins spezialisiert zu sein scheinen. So ist unsere Sprache voll von Ausdrücken, aus denen hervorgeht, daß das Zentrum der Gefühle im Herzen und im kardiovaskulären System zu suchen ist. Gängige Redewendungen wie »Sie hat ihr Herz an dich verloren«, »Sie ist nicht mit ihrem Herzen dabei«, »Sein Herz ist gebrochen« oder »Das Blut gefror ihr in den Adern« scheinen mehr als nur aphoristische Vergleiche zu sein. Mit Hilfe elektronischer

Vorrichtungen ist der Nachweis möglich geworden, daß in verschiedenen Bewußtseinszuständen verschiedene Körpersysteme in unterschiedlicher Weise betroffen sind. Die Tatsache, daß Aspekte des Bewußtseins auf die Körpermuskulatur, das kardiovaskuläre System, die inneren Organe und das Gehirn verteilt sind, ist auch in allen Meditationslehren erkannt worden und ist ein zentraler Ausgangspunkt für körperbezogene Therapien wie die Reichsche Analyse oder die Rolfsche Technik. Die Erkenntnis der Querverbindungen zwischen Bewußtseinszuständen und Unterschieden in der neurophysiologischen Aktivität legt ein erweitertes Konzept des Bewußtseins nahe, wonach der ganze Organismus Ausdruck des Bewußtseins ist und verschiedene Komponenten dieses Bewußtseins in allen Teilen des Körpers lokalisiert sind.
Zunehmend an Bedeutung gewinnt auch der Bereich der gegenwärtigen psychologischen und physischen Therapiemethoden. Den Heilberufen verdanken wir einige der neuartigsten Ansätze zur Integration von Wissenschaft und Humanismus. Aufgrund ihrer Tätigkeit müssen Therapeuten pragmatische Anwendungsmöglichkeiten von abstraktem theoretischem Wissen über die Wechselwirkung zwischen Geist und Körper schaffen. Dieses Zusammenspiel von Theorie und Praxis hat eine Reihe kreativer Systeme für die Übertragung von Einsichten auf die Behandlung von Störungen bzw. Krankheiten verschiedenster Art – angefangen von Migränekopfschmerzen bis hin zu Krebs – ins Leben gerufen (Benson, Beary und Carol, 1974; Simonton und Simonton, 1975).
In westlichen Kulturen herrscht die Vorstellung, daß der Mensch einen Körper, einen Geist und eine Seele hat. Diese Dreiteilung wird deutlich in der Art, wie die Heilberufe aufgegliedert sind. Für den Körper ist der Arzt zuständig, für den Geist der Psychiater und der Psychologe, und für die Seele der Geistliche. Diese spezialisierten Bereiche neigen dazu, sich voneinander abzugrenzen oder sich gar als Widersacher zu sehen. Doch liegt es keineswegs in der Natur der Sache, daß das Heilen auf diese Weise getrennt wird. Im Gegensatz zu dem

gegenwärtig im Westen akzeptierten Trend zu immer weitergehender Spezialisierung schaffen »primitive« Gesellschaften in der Regel Heilrituale, die die ganze Person, ihre Familie, ihre Gesellschaft und die Umweltbedingungen betreffen. Alle beteiligten Menschen sowie die Umwelt werden also einbezogen, ob es nun um die Aufrechterhaltung der Gesundheit oder um die Bekämpfung von Krankheit und Tod geht. Man kann faktisch sagen, daß primitive Kulturen eine Art Urform von ganzheitlicher Medizin praktizieren.

Innerhalb der Heilberufe entwickelt sich ein neuer ganzheitlicher Trend, bei dem der Vorbeugung von Krankheiten eine ebenso wichtige Rolle eingeräumt wird wie der Behandlung des ganzen Menschen bei bereits manifester Krankheit. Die Behandlung zielt darauf ab, dem einzelnen zu helfen, einen positiveren Lebensstil zu finden, um den Ausbruch von Krankheiten von vornherein zu verhindern, oder Krankheitssymptome als Signale dafür zu nehmen, daß der gegenwärtige Lebensstil in der einen oder anderen Hinsicht einer Änderung bedarf. Spezifische Symptome und Manifestationen müssen natürlich behandelt werden, doch in dem Behandlungsprozeß kann der Betroffene eine Menge über sich selber und die psychologischen Faktoren, die seine Krankheit hervorgerufen haben oder verschlimmern, lernen. Dieses Modell ganzheitlichen Heilens konzentriert sich auf die psychogenen Faktoren beim Ausbruch einer Krankheit und die Rolle persönlicher Einstellungen bei der Förderung des Selbstheilungsprozesses. Am wichtigsten ist, daß der Erhaltung der psychischen und der seelischen Gesundheit eine gleich bedeutsame Rolle zugesprochen wird. In diesem neuen Weg zur Heilung werden Meditationsrituale und moderne Technologie auf eine neue Weise vereinigt und machen dabei eine Veränderung durch.

Die ganze Entwicklung der gegenwärtigen Heilberufe ist durch zwei polare Standpunkte geprägt. Auf der einen Seite gibt es eine bestimmte philosophische und klinische Sichtweise, die die Bedeutung psychologischer Faktoren bei der Entstehung von Krankheiten faktisch vollkommen leugnet und die Behandlung einer Krankheit sowie die Erhaltung der Gesundheit als eine ausschließliche Angelegenheit physischer Maßnahmen betrachtet. Auf der anderen Seite findet sich der ebenso extreme Standpunkt, daß jede körperliche Krankheit auf einen psychologischen Defizit der betroffenen Person zurückzuführen ist (Coulter, 1975). Nur allzu häufig wird eine einfache Erkältung oder eine leichtere Krankheit dahingehend interpretiert, daß der Betreffende sich selber krank gemacht hat, weil er nicht genügend auf sich geachtet hat. Beiden Orientierungen ist die irrtümliche Auffassung gemeinsam, daß Geist und Körper voneinander getrennt seien. Keine von ihnen ist in der Lage, ein umfassendes Schema über die Ursachen von Krankheit und Gesundheit aufzustellen. Wenn die Vorbeugung von Krankheiten das letzte Ziel der Heilberufe ist, dann müssen Fachleute und Laien den ganzen Menschen in körperlicher, psychischer und seelischer Hinsicht berücksichtigen. Man muß nach der Methode vorgehen, so viel wie möglich über die Beziehungen eines Menschen zu seiner gesamten Umwelt in Erfahrung zu bringen. Dazu gehören Informationen über die Familie, die Freunde, den Beruf, die Lebenssituation und – was das Entscheidende ist – das Selbstkonzept, das den Schlüssel zum Verständnis der Weltsicht eines Menschen darstellt. Vielleicht ist der wichtigste Aspekt ganzheitlich orientierten Heilens der, daß eine tiefgehende Wandlung der Überzeugungen oder des persönlichen Paradigmas des einzelnen Menschen für erforderlich gehalten wird. In den modernen Wissenschaften – angefangen von der Neurophysiologie des Bewußtseins bis hin zur Quantenphysik – ist deutlich geworden, daß die Struktur der persönlichen Überzeugungen eines Menschen in bezug auf sein Selbst und das Universum seine Erfahrungen bestimmt. Mit jeder Überzeugung sind untrennbar sich selbst erfüllende Prophezeiungen verbunden, d. h. man sieht das, was man erwartet, und das Gesehene bestärkt in diesen Erwartungen. Erfahrungen, die außerhalb kultureller, sozialer und individueller Erwartungen stehen, werden – wenn sie überhaupt zum Bewußtsein gelangen – als Anomalien gewertet und unbeach-

tet gelassen. Dieser Umstand läßt unmittelbar den Schluß zu, daß einem Menschen ungeheuer viele neue Möglichkeiten bewußt werden, wenn er seine Überzeugungen ändert.
Das dringende Bedürfnis nach einem umfassenderen Verständnis des Menschen und seines Universums wird deutlich in der Zauberei von Castanedas Don Juan, den metaphysischen Implikationen der Quantenphysik und der Bewußtseinsforschung, und der Einbeziehung von Meditation und Biofeedback in die Heilberufe. Jeden Tag wird offenkundig, daß medizinische Forscher künstliche Trennungen zwischen Geist, Körper und Umwelt aufgeben müssen. Auf diese Notwendigkeit weist auch Nikolas Tinbergen hin, der 1973 den Nobelpreis für Physiologie und Medizin erhielt. Er sagte:

> Je mehr wir über psychosomatische Krankheiten und generell über die extrem ausgeprägte gegenseitige Beeinflussung zwischen dem Gehirn und dem übrigen Körper entdecken, um so offensichtlicher wird, daß eine zu starre Trennung zwischen Geist und Körper für die medizinische Wissenschaft nur beschränkten Wert hat, ja ihren Fortschritt sogar behindern kann (1974, S. 26).

Im letzten Jahrzehnt hat es Annäherungen gegeben zwischen Altem und Modernem, Psyche und Soma, Ost und West, Mystizismus und Wissenschaft. Aus diesen Verbindungen gingen viele der Neuerungen in Theorie und Praxis hervor, die den Gegenstand späterer Kapitel bilden werden. Gegenwärtig ist es in den meisten Therapieformen üblich, mit der Behandlung oder Intervention zu warten, bis jemand krank geworden ist. Präventive oder prophylaktische Maßnahmen werden seltener in Betracht gezogen, obwohl es sehr viele überzeugende Beweise dafür gibt, daß bestimmte psychologische Bedingungen, Umweltfaktoren oder Ernährungsweisen mit großer Wahrscheinlichkeit die Entwicklung schwerer Erkrankungen begünstigen. Präventivmedizinische Ansätze gehen von der Hypothese aus, daß alle Krankheiten psychosomatisch sind, in dem Sinne nämlich, daß sowohl der Geist als auch der Körper an ihrer Entstehung beteiligt sind. In der traditionellen westlichen Medizin wurde der Begriff psychosomatisch gleichbedeutend mit dem Begriff eingebildet, wenn Symptome in Abwesenheit klar diagnostizierter pathologischer Veränderungen an Organen weiterbestanden. Psychosomatische Faktoren wie der Lebensstil, Typus A-Verhalten und Streß lassen sich aber in positiver Weise beeinflussen, noch ehe körperliche Krankheiten zutagetreten. Diese veränderte Perspektive wirkte sich tiefgehend auf die Praxis der Gesundheitspflege aus, nämlich weg von der Beseitigung pathologischer Phänomene zur Erhaltung der Gesundheit.

Nach einer anderen neuen Auffassung, die mit der Neueinschätzung psychosomatischer Krankheiten verwandt ist, werden körperliche und psychische Erkrankungen als potentiell regenerativ statt unbedingt als degenerativ betrachtet. Die Symptome können ein Anzeichen dafür sein, daß ein Selbstheilungsprozeß in Gang kommt. So hat der Jungsche Psychiater John Perry (1962) die Ansicht vertreten, daß man bestimmte Formen von Psychose besser sich selbst überlassen sollte statt mit Sedativa einzugreifen, weil sich dabei beim betroffenen Menschen eventuell eine tiefgreifende innere Wandlung vollziehen würde. Klinische Erfahrungen mit Biofeedbacktechniken lassen vermuten, daß die Migränekopfschmerzen eines Patienten noch das am wenigsten drastische Symptom sein könnten, das man in einer bestimmten Lebenssituation dieses Menschen erwarten könnte. In beiden Fällen ist das Symptom Zeichen für einen Versuch des betroffenen Menschen, eine persönliche Krise zu bewältigen; ein Beruhigungsmittel, das dieses Symptom überdeckt oder lindert, übt unter Umständen keine Wirkung auf die grundlegendere Störung aus. Ein pharmakologisches Wundermittel für alle Krankheiten wird zunehmend unwahrscheinlicher, und man muß sowohl die Grenzen als auch die Anwendungsmöglichkeiten eines rein pharmakologisch orientierten Behandlungskonzepts kennen.

Es ist viel zu einfach, ein System von Überzeugungen durch ein anderes, ebenso restriktives zu ersetzen. So gibt es viele Beispiele, die die Notwendigkeit herkömmlicher Heilmethoden und ihre unbestreitbaren Vorteile dokumentieren. Fest steht aber auch, daß eine neue Klasse von »Krankheitserregern« an aktueller Bedeutung gewonnen hat, da ja Streßkrankheiten wie kardiovaskuläre Störungen, Geschwüre, Kopfschmerzen und Atembeschwerden die Infektionskrankheiten verdrängt haben und jetzt die hauptsächlichen Gesundheitsstörungen in nachindustriellen Nationen sind. Diese heutigen Zivilisationskrankheiten erfordern einen ganzheitlichen Behandlungsansatz, in dem individuelle Faktoren ebenso Berücksichtigung finden wie die Krankheit mitbedingende Umweltfaktoren. Dieser Ansatz gewährleistet maximale Prävention und ermöglicht bestehenden Ansätzen, mit der großen Last der chirurgischen und pharmakologischen Standardbehandlungsmaßnahmen dort, wo sie erforderlich sind, besser fertig zu werden. Es gibt unzählige Krankheiten, die keine akute Behandlung erfordern; sie sind größtenteils auf Streß zurückzuführen oder sind Symptome dafür, daß ein Mensch längere Zeit einer Streßsituation ausgesetzt ist. Der Streß und streßbedingte Krankheiten können in großem Umfang durch einen ganzheitlichen Behandlungsansatz gemildert werden, bei dem eine Reihe verschiedener bestehender Methoden wie klinische Biofeedbacktechniken, Programme zur Übung körperlicher Fitneß und Umstellung der Ernährung angewendet werden. Schwereren pathologischen Störungen kann auf diese Weise vorgebeugt werden (Brown, 1975; Dubos, 1965; Pelletier, 1977). Die meisten Formen präventiver Therapie sind zwangsläufig ganzheitlich orientiert. Wenn die Rolle eines Therapeuten darin besteht, die Gesundheit aufrechtzuerhalten, muß er die Tatsache in Betracht ziehen, daß sozialer, politischer und ökonomischer Druck für einen Menschen extreme Streßsituationen darstellen können. Sehr wahrscheinlich sind alle politischen, ökonomischen, sozialen und philosophischen Systeme für eine bestimmte Gruppe von Menschen innerhalb einer bestimmten Bevölkerung mit Spannungen verbunden. Die präventive Therapie muß sich um die Beantwortung der Fragen bemühen, welcher dieser Aspekte von Natur aus für die psychische Gesundheit eines Menschen förderlich ist und welcher Streß hervorruft.

Die Einbeziehung des ganzen Menschen und nicht lediglich einiger Teilaspekte von ihm hat zur Folge, daß die psychischen Faktoren im Heilungsprozeß, bei der Erhaltung der Gesundheit und bei der Vorbeugung von Krankheiten in den Vordergrund der Betrachtung rücken. Die ganzheitliche Medizin ist sich auch der unentwirrbaren Verbindungen zwischen dem ganzen Menschen und seiner Umwelt bewußt. Psychologische und medizinische Forscher haben demonstriert, daß Geist und Körper als eine integrierte Einheit funktionieren. Jemand ist gesund, wenn bei ihm Geist und Körper harmonieren, und es können sich Krankheiten einstellen, wenn Streß und Konflikte diesen Prozeß der Harmonie stören. Es steht fest, daß spezifische psychosomatische und psychosoziale Einflüsse auf einen Menschen bei ihm eine Prädisposition zu bestimmten Krankheiten schaffen.

Verschiedenste Krankheiten – angefangen von Migränekopfschmerzen bis hin zu krebsartigen Tumoren – können gelindert werden, indem man im höchstmöglichen Maße die Fähigkeit des Patienten fördert, seine Behandlung durch eigene Entschlüsse und Entscheidungen mitzugestalten. Aufgrund dieser Entdeckung achtet man jetzt stärker darauf, daß der Patient an seinem Heilungsprozeß in aktiver und verantwortlicher Weise teilnimmt und nicht einfach das passive Opfer der Krankheit oder der Behandlung ist. In diesem Zusammenhang gibt es zahlreiche wissenschaftliche Untersuchungen, die die Vorstellung stützen, daß es pathogene oder krankheitsanfällige Persönlichkeiten gibt, etwa der Typus A-Mensch, der besonders zu kardiovaskulären Störungen neigt, oder die karzinogene Person, bei der sich unter extremen Streßbedingungen mit ziemlicher Wahrscheinlichkeit Krebs entwickelt. Die Faktoren, die bei diesen Persönlichkeitstypen wirksam werden, sind vielfach belegt, doch bleiben nach wie vor Methoden, wie man auf diese Faktoren einwirken kann, praktisch vollkommen unerforscht.

Die in den letzten Jahren entwickelte Umweltmedizin, die Entdeckung biologischer Rhythmen, die Herbeiführung der Regeneration von Gliedmaßen auf elektromagnetischem Wege sowie die autonome Regulierung sind Hinweise darauf, daß die Ganzheitsmedizin Hand und Fuß hat. Das Konzept der ganzheitlichen, präventiven Gesundheitspflege gehört zu den wichtigsten Neuerungen in der modernen theoretischen Medizinforschung und ihren klinischen Anwendungen.

Eine der Ansichten, die gegenwärtige Überzeugungen am meisten über den Haufen zu werfen droht, ist die, daß das Bewußtsein primär, die Materie sekundär ist. Nach Auffassung der gegenwärtigen Wissenschaft und der meisten Laien ist die Materie das Primäre. Das Bewußtsein gilt als eine Folgeerscheinung, die automatisch in einem bestimmten Stadium der biologischen Evolution auftritt. Dieser Standpunkt ist im besten Fall eine unbeweisbare Annahme, im schlechtesten Fall aber eine Fehlkonzeption, die neue Entwicklungen behindert. In allen Meditationslehren hingegen wird das Bewußtsein als das Primäre betrachtet. Die Einbeziehung dieser Perspektive nützt die heilende Kraft von lebhaften Vorstellungen, Hypnose, Träumen und Meditationsübungen bei körperlichen und psychischen Störungen. Aus rein materialistischer und mechanistischer Sicht sind solche Phänomene wenig glaubwürdig, da sie unscheinbare, ein Minimum an Energie umsetzende Prozesse sind. Im Gegensatz dazu sind aus der Sicht des Ostens die dynamischen Bewußtseinsvorgänge die Kräfte, die das Verhalten der Materie bestimmen. Man muß sich unbedingt darüber im klaren sein, daß diese aus einer ganzheitlichen Orientierung hervorgehenden Perspektiven vorläufige Hypothesen und keine dogmatischen Behauptungen sind. Die philosophischen Spekulationen von Kritikern der modernen Wissenschaft bis hin zu den pragmatischen Vorgehensweisen der Präventivmedizin machen eines deutlich, daß nämlich eine der grundlegendsten Neuerungen die Synthese aus einer umfassenden Zusammenschau vom Menschen und seiner Umwelt ist. Diese neue Weltanschauung muß Werte, Ziele, die Willenskraft und das Bewußtsein mitberücksichtigen, da die Wissenschaft schon seit langem der Philosophie und der Religion die Kompetenz abgesprochen hat, sich mit diesen entscheidenden Fragen angemessen auseinanderzusetzen. Durch die Wissenschaft gewinnt die Erforschung des Bewußtseins an systematischer Strenge, und umgekehrt kann die Wissenschaft, indem sie mithilft, die drängenden persönlichen philosophischen Fragen des modernen Menschen zu lösen, zu den Wurzeln ihrer Kreativität zurückkehren.

Es ist von äußerster Wichtigkeit, die Erforschung des Bewußtseins und der Meditation mit der Verbesserung sozialer Bedingungen in Zusammenhang zu bringen. Im Westen wird die Meditation, mit der der einzelne tief in sein Inneres vorzudringen versucht, angesichts der größeren sozialen Probleme wie Wohnungsnot, Lebensmittelknappheit und himmelschreiende Armut irrtümlicherweise für Realitätsflucht und reine Selbstbezogenheit gehalten. Nach buddhistischer Tradition hat aber ein Mensch die oberste Pflicht, sich von der »Unwissenheit« zu befreien und durch Meditation die Erleuchtung anzustreben. Ein wesentlicher Aspekt aller Formen von Meditation besteht darin, daß der meditierende Mensch anderen aus einem Zustand höchstmöglicher Erkenntnis heraus zu Diensten stehen soll. Der meditierende Mensch kann aber nur so hilfreich sein, wie der Grad der Klarheit seines Geistes es ihm erlaubt. Deshalb strebt er nach einem Zustand, in dem alle seine Handlungen einem klaren Bewußtsein entspringen und für alle von größtem Nutzen sind. Veränderungen treten dann ein, wenn die Menschen die Klarheit des Geistes erlangt haben und aufhören, aus falschem Verständnis und Unwissenheit zu handeln. Sich aus den Fesseln des persönlichen Ärgers, der Bosheit, der Gier und des Eigennutzes zu befreien, ist eine der schwierigsten Aufgaben, die im Rahmen eines Lebens gelöst werden kann. Von der Bewältigung dieser Aufgabe hängt aber nicht weniger als das Überleben unseres Planeten ab.

2 Quantenphysik und Bewußtsein

Mit der Veröffentlichung der *Sechs Bücher über die Umläufe der Himmelskörper* von Nikolaus Kopernikus im 16. Jahrhundert fing die westliche Wissenschaft an, zunehmend stärker den Schwerpunkt auf objektive Beobachtung, Durchführung von Experimenten und empirische Validierung von Hypothesen zu legen. Dieser Ansatz hat sich insbesonders dort gut bewährt, wo es um die Entdeckung und Anwendung der Gesetze des materiellen Universums geht, doch hatte er auch eine unvorhergesehene Konsequenz. Die einseitige Bevorzugung eines bestimmten Modells wissenschaftlicher Forschung, nämlich eines Modells, in dem beobachtbare Phänomene den Ausgangspunkt bilden, führte dazu, daß die Erforschung des Bewußtseins und seiner nicht sichtbaren Prozesse systematisch ausgeschlossen wurde. Im Laufe der Jahrhunderte hat diese empiristische Orientierung der wissenschaftlichen Methode bewirkt, daß es die Natur- und Sozialwissenschaften weit mehr zu einer Meisterschaft darin brachten, natürliche Phänomene in leblose Teile zu zerlegen, statt Organismen und Systeme als Ganzes zu erforschen. Erst zu Anfang dieses Jahrhunderts erkannten Forscher die Grenzen dieser objektiven Beobachtung von lebloser Materie. Die Entwicklung der Quantenphysik und die Aufstellung der Unschärferelation von Heisenberg, die implizierte, daß der Beobachter ein wesentlicher Teil des Akts der Beobachtung ist, zeigten die eingeschränkte Brauchbarkeit des klassischen Modells wissenschaftlichen Forschens auf. Es wurde deutlich, daß theoretische Konstrukte über die Natur des physikalischen Universums als Ergebnis geistiger Abstraktionen des Beobachters zu werten waren und nicht als Tatsache über eine absolute, allen Beobachtern gemeinsame Wirklichkeit. Dieses Prinzip ordnete dem Menschen wieder die

Rolle zu, die er schon immer innehatte, nämlich die eines untrennbaren Teils des Universums, das er messen und definieren wollte.

Damals, als die Wissenschaft, wie wir sie heute kennen, geboren wurde, teilte Aristoteles alles Wissen in zwei getrennte Kategorien ein. Die eine Kategorie bezog sich auf das Wissen um die physischen Aspekte der Realität, die Physik, die andere auf ihre nicht physischen Aspekte, die Metaphysik. Obwohl zahlreiche Denkrichtungen, die sich mit den philosophischen Grundlagen wissenschaftlicher Forschung befaßten, diese grundlegende Zweiteilung zu überbrücken versuchten, ist dieser Dualismus bis zum heutigen Tag beibehalten worden. Die Wirklichkeit des Menschen legt diese Auffassung nahe, ist doch sein Körper physisch, sein Geist nicht. 1637 erhob René Descartes diese Dualität von Geist und Körper in seinem Werk *Discours de la Méthode* zum Dogma. Seine Arbeit hatte später großen Einfluß auf die semantischen Analysen des im 20. Jahrhundert wirkenden Philosophen Wittgenstein, der den Unterschied zwischen den objektiven, mitteilbaren Aspekten der Realität und ihren subjektiven, persönlichen Aspekten betonte. Rein materialistisch orientierte Philosophen versuchten diese Dualität zu erklären, indem sie postulierten, daß Geist und Materie identisch seien und der Geist nicht unabhängig von der Materie existieren könne. Ein ähnlicher Standpunkt findet sich schon im 1. Jahrhundert v. Chr. bei Lukrez in *Über die Natur*. Die gegenwärtige, von John Watson und B. F. Skinner ins Leben gerufene behavioristische Psychologie vertritt diesen Standpunkt ebenso wie die Forscher, die kybernetische Modelle des Gehirns aufstellten. So schreibt W. Ross Ashby in seinem Buch *Design for a Brain:* »Im ganzen Buch werden der Begriff des Bewußtseins und die damit verbundenen subjektiven Elemente aus dem einfachen Grund nicht verwendet, weil ich ihre Einführung an keinem Punkt für notwendig hielt«. Der Dualismus von Körper und Geist wird in den kybernetischen Modellen durch ein Gehirn-Geist-Konzept ausgetauscht, das von der Vorannahme ausgeht, daß alle geistigen Funktionen auf mechanistische Programmierungstechniken rückführbar seien. Der Geist wird als eine Folgeerscheinung betrachtet, die dann auftritt, wenn in der Organisation organischer Materie ein bestimmter Grad an Komplexität erreicht worden ist. Ungeachtet der Effizienz dieses Modells machen seine Postulate nicht so recht die Bedingungen deutlich, unter denen eine solche automatische Entstehung des Geistes erfolgt.

Im Gegensatz zu dieser rein materialistischen Auffassung vom Wesen des Menschen stehen die idealistischen Philosophien des Westens, die behaupten, daß der Geist die vorrangige Wirklichkeit ist. Zu diesem Standpunkt gibt es viele Variationen, die sich im metaphysischen Idealismus von Platon, Kant und Hegel finden, und Locke, Berkeley sowie Hume gehen sogar so weit, daß sie die Möglichkeit direkter Erfahrung irgendeiner materiellen Realität in Zweifel ziehen. In ihren Theorien ist die materielle Realität eine Illusion oder willkürliche Konstruktion, einfach die Folgeerscheinung oder das Nebenprodukt des Geistes. Unglücklicherweise stehen die monistischen Philosophien, die die Existenz nur einer Form von Realität – sei es nun der Geist oder die Materie – annehmen, häufig mit Daten aus wissenschaftlichen Experimenten in Konflikt und müssen notgedrungen ihre Leugnung statt ihre Erklärung zur Ausgangsbasis nehmen.

Einer dritten Alternative zufolge befinden sich Geist und Körper in Interaktion. Wie die modernen Philosophen Karl Popper und C. D. Broad ausführen, wird der kartesianische Dualismus ersetzt durch die ebenso haltbare Hypothese, daß Geist und Körper in untrennbarer Wechselwirkung miteinander stehen. Läßt man philosophische Argumente beiseite, so besitzt dieser Standpunkt hohen pragmatischen Wert für die Erklärung solcher Phänomene wie psychosomatischer Störungen und verwandter medizinischer Probleme, in denen die negativen Effekte einer solchen angenommenen Wechselwirkung lebhaft verkörpert zu sein scheinen.

Die philosophischen Spekulationen über die Abänderungen dieser drei grundlegenden Standpunkte erschöpfen sich häufig in semantischen Spitzfindigkeiten. Ohne Berücksichtigung der Ergebnisse aktueller wissenschaftlicher Forschung haben philosophische Debatten über das Geist-Körper-Problem zu keiner Lösung geführt und werden es auch in Zukunft nicht. Um eine Lösung zu finden, muß man die philosophischen und die empirischen Aspekte dieses Problems gleichermaßen in Betracht ziehen. In allen folgenden Erörterungen haben die aufgeführten Parallelen zwischen der Quantenphysik und der Bewußtseinsforschung den Zweck, die Einsichten hervorzuheben, die Forscher gewinnen können, wenn sie einen Bereich mit dem anderen vergleichen. Manche der genannten Daten legen nahe, daß es direkte Korrelate zwischen Experimenten in der Physik und zur Neurophysiologie des Bewußtseins gibt. Andere Daten lassen an Vergleiche denken, die mehr analogen Charakter haben. Noch ist es zu früh, um feststellen zu können, ob solche Korrelationen wirklich oder metaphorisch sind, doch ist es erforderlich, diesbezügliche Fragen zumindest zu stellen. Nun haben die Denker der Gegenwart eine glückliche Ausgangsposition, um diese Aufgabe in Angriff zu nehmen. Im Licht der neueren Entdeckungen in der Quantenphysik, der Holographie und auf dem Gebiet des Biofeedback kann man sich an viele Schlüsselfragen heranwagen und diese auch in einer Weise beantworten, die sowohl die philosophische Betrachtung als auch den wissenschaftlichen Pragmatismus zufriedenstellt. So ironisch es auch klingen mag, der Weg, der aus dem Morast der philosophischen Spekulation über das Geist-Körper-Problem herausführt, wurde durch eine Reihe von Neuerungen in der Physik geebnet. Da die Wissenschaft nicht im luftleeren Raum fortschreitet, haben diese Neuerungen Auswirkungen auf die Biologie, die Medizin und die Psychologie. Die Entdeckungen in der Physik tragen bei zur Klärung grundsätzlicher Fragen über die Wechselbeziehungen zwischen der materiellen Welt der Atome und Moleküle und den unsichtbaren, ihr Verhalten bestimmenden energetischen Kräften. Die klassische Physik behauptete, daß Kraft und Materie miteinander in Wechselwirkungen stehen; dies drückt sich aus in Newtons Definition der Kraft als Produkt aus Masse und Beschleunigung. Heutzutage bestätigen die moderne Physik, Psychologie, Biologie und Medizin, daß Geist und Körper – also unsichtbare Kräfte und materielle Substanz – ebenfalls sich gegenseitig beeinflussen. Die gewaltige Aufgabe, die Beschaffenheit und die Grenzen dieser Wechselwirkungen zu definieren, liegt unmittelbar vor uns in einer Zukunft, in der die Physik der Materie und die Phänomenologie des Bewußtseins sich einander annähern.

Einzelne Verbindungsglieder zwischen der Quantenphysik und der Bewußtseinsforschung werden in späteren Abschnitten dieses Kapitels aufgezählt. Es sei aber schon jetzt darauf hingewiesen, daß wichtige wissenschaftliche Entdeckungen wie jene in der Quantenphysik weitreichende Auswirkungen haben und das Bild des Menschen von sich selber und dem Universum, dessen Teil er ist, in entscheidender Weise ändern können. In den nächsten Abschnitten, die sich mit der Beschaffenheit und den Konsequenzen von Paradigmata befassen, wird deutlich, warum dem so ist, und es wird auch das gegenwärtige Bedürfnis aufgezeigt, theoretische Konzeptionen und experimentelle Ansätze auf der Grundlage eines sich neu entwickelnden Modells wissenschaftlichen Forschens zu revidieren. Es besteht die Notwendigkeit, die philosophischen und logischen Grundlagen eines jeden Versuchs zur Revision des Konzepts wissenschaftlichen Forschens zu überprüfen. Nur allzu häufig begeben sich Forscher und Theoretiker in neue Bereiche, ohne zunächst ihre eigenen Denkgewohnheiten und Annahmen oder die Methoden und Erkenntnisse anderer Disziplinen zu überprüfen. Eine solche Überprüfung würde aber sicherstellen, daß neue Theorien und Forschungen eine wohlfundierte und breite Grundlage besitzen statt oberflächlich und isoliert zu sein. Ein Überblick über die Zusammenhänge zwischen Wissenschaftsphilosophien, formaler Logik und Daten, die die Quantenphysik mit Bewußtseinsphänomenen in Verbindung bringen, soll unsere Revisionsvorschläge fundieren und ihre praktischen Implikationen andeuten.

Paradigmata als Schiedsrichter über die Realität

Wie Thomas S. Kuhn in seinem Buch *Die Struktur wissenschaftlicher Revolutionen* schreibt, ist ein wissenschaftliches Paradigma eine »Übertheorie«, d. h. eine theoretische Formulierung, bei der viele unterschiedliche existierende Daten in einer einzelnen in sich stimmigen und kohärenten Gesamtkonzeption vereinigt werden. Ein Paradigma schafft Ordnung zwischen Phänomenen, die im Grunde dem Zufallsprinzip unterliegen. Es ist ein Abbild der Realität und schafft philosophische Vorannahmen, die die wissenschaftliche Tätigkeit ihrer Vertreter bestimmen und erklären. Seine impliziten Urteile über die Beschaffenheit der Realität bewirken, daß manche Phänomene zum Gegenstand wissenschaftlicher Erforschung gemacht, andere hingegen von ihr ausgeschlossen werden. Leider neigt ein Paradigma dazu, zunehmend unflexibel zu werden. Statt den Charakter einer vorläufigen Theorie über Beschaffenheit und Struktur des einen oder anderen Aspekts des Universums zu bewahren, wird es gewöhnlich zu einem Dogma, das starre Parameter definiert, innerhalb derer die Forscher ihre Untersuchungen durchführen können.

Eine deutliche Unzulänglichkeit eines solchen Dogmas ist die, daß es sich mit der Zeit selber aufrechterhält. Das Paradigma legt nämlich fest, welche wesentlichen Fragen aufgeworfen und mit welchen Mitteln sie gelöst werden sollen. Das Paradigma selber wird nie in Frage gestellt. In diesem Sinne dienen Paradigmata als Prismen, die die Aufmerksamkeit der Forscher nur auf die Datengruppierungen und -korrelationen lenken, die sich für ganz bestimmte Formen wissenschaftlicher Untersuchung eignen. Die Ergebnisse solcher von vornherein festgelegter Untersuchungen bestätigen wiederum implizit das Paradigma.

Paradigmata dienen als Grundlage für die komplexen Überzeugungssysteme, die es dem Menschen ermöglichen, seine Welt mit einer gewissen Zuverlässigkeit und Sicherheit zu erklären. Schon seit jeher bewirkte das Unbekannte oder

Unerwartete weitaus häufiger Angst, statt Freude über die neue Entdeckung auszulösen und den Forschergeist anzustacheln. Für viele Menschen und Institutionen hat die Vorstellung von einer Veränderung etwas äußerst Bedrohliches. Wenn die Menschen mit den anscheinend logischen Diktaten neuer Entdeckungen konfrontiert werden, stellen sich bei ihnen irrationale Gefühle wie Angst, Furcht und Widerstand ein. Kuhn sagt:

> In der Wissenschaft tritt das Neue ... nur mit einer sich durch Widerstand manifestierenden Schwierigkeit zutage, und zwar vor einem durch Erwartung gebildeten Hintergrund. Am Anfang wird nur das Erwartete und Übliche wahrgenommen – selbst unter Umständen, unter denen später Anomalien beobachtet werden. Weitere Bekanntschaft führt jedoch zu dem Bewußtsein, daß etwas falsch ist, oder sie bezieht den Effekt auf etwas, das vorher falsch gelaufen ist. Dieses Bewußtsein der Anomalie eröffnet eine Periode, in der Begriffskategorien umgemodelt werden, bis das anfänglich Anormale zum Erwarteten geworden ist (S. 76).

Beispiele für frühere Paradigmata wären die Kopernikanische Astronomie, die Newtonsche Physik und die Darwinsche Evolutionstheorie. Als diese Paradigmata angenommen wurden, mußten die Wissenschaftler zwangsläufig frühere Theorien – beispielsweise die Ptolemäische Astronomie – verwerfen oder radikal umändern. Die Geschichte lehrt uns, daß die Übernahme eines jeden neuen Paradigmas eine Verschiebung in den Problemen bewirkte, die zum Gegenstand wissenschaftlicher Forschung gemacht wurden, und auch neue Kriterien für eine valide Lösung dieser Probleme setzte. Die gewandelte Perspektive lenkte auch die wissenschaftliche Vorstellungskraft in neue Bahnen und resultierte schließlich in einer tiefgehenden Änderung der Weltanschauung all der Menschen, die sich der Implikationen dieser neuen Perspektiven bewußt wurden. Da Kultur und Gesellschaft letzlich vom vorherrschenden Weltbild ihrer fachlichen Autoritäten – seien es nun Nobelpreisträger oder primitive Schamanen – beeinflußt werden, können Änderungen in den Paradigmata, die von diesen

Schlüsselfiguren übernommen werden, eine radikale Umstrukturierung des Weltbilds aller Mitglieder dieser Gesellschaft bewirken.

Ehe ein neues Paradigma auftaucht, herrscht gewöhnlich ein Zustand großer Verwirrung und Unruhe. Tiefgehenden Veränderungen des Weltbilds begegnet man unvermeidlich mit Widerstand, trotz der Tatsache, daß bestimmte nachweisbare Phänomene nicht mit Hilfe des früheren Paradigmas erklärt werden können. Das neue Modell wird mit nahezu hundertprozentiger Sicherheit erst einmal in Frage gestellt, zumal es bei seiner erstmaligen Verkündigung ebenfalls unvollständig und noch nicht genügend durch Daten abgesichert sein kann. Ein neues Paradigma muß alle Daten erklären, die im früheren Modell enthalten sind, sowie jene Daten, die bis dahin als unerklärlich galten. Im Idealfall wird das neue Paradigma neue Beobachtungen und auch die Mittel, um sie zu verifizieren, richtig voraussagen. Je mehr Glaubwürdigkeit aber das neue Modell gewinnt, um so wahrscheinlicher wird es mit Daten konfrontiert werden, die es nicht integrieren kann. So wird es schließlich einem anderen Paradigma weichen. Wir sehen also, daß Paradigmata äußerst mächtige Schiedsrichter über die Realität sind und daß alle wissenschaftlichen Disziplinen auf Paradigmata basieren, d. h. auf bestimmten gemeinsamen Erwartungen, die dann wiederum von der Gesellschaft als die übereinstimmende Validierung der Realität übernommen werden. Dieser Konsensus, an dem Wissenschaftler und Laien gleichermaßen beteiligt sind, legt fest, welche Fragestellung, Methode und Lösung irgendeiner wissenschaftlichen Untersuchung als akzeptabel und geeignet gilt.

Wie objektiv ist die Objektivität?

Wir wollen jetzt näher betrachten, wie denn nun eigentlich ein Paradigma das Streben nach Wissen beeinflußt. Zuerst sei darauf hingewiesen, daß eine wissenschaftliche Untersuchung normalerweise auf eine ziemlich eigentümliche Weise vor sich geht. Nehmen wir etwa die Frage: »Wie bewege ich meinen Arm?« Schon die Erkenntnis und die Auswahl dieses Problems werden vom Paradigma bestimmt. Wie man sich um die Beantwortung dieser Frage bemüht, hängt ab von der akademischen Ausbildung des Wissenschaftlers, der diese Frage stellt. Ein Biochemiker wird den Aktin-Myosin-Prozeß bei der Muskelkontraktion untersuchen; ein Biophysiker wird vielleicht ein Elektronenmikroskop zu Hilfe nehmen und die an einer Armbewegung beteiligten molekularen und atomaren Strukturen beobachten, während ein Psychologe unter Umständen nach der Motivation für eine solche Handlung forscht und sich fragt, auf welche äußeren und inneren Reize sie erfolgte. In jedem Fall ist der Wissenschaftler darin geschult, das Problem so zu formulieren und anzugehen, wie es den Beweisregeln und Untersuchungsmethoden, die er in seiner Ausbildung gelernt hat, entspricht. Physiker befassen sich ebenso selten mit »atomarer Motivation« wie Psychologen mit »motivierten Atomen«. Sosehr dies auf der Hand liegen mag, sei doch die Tatsache hervorgehoben, daß jeder innerhalb eines spezialisierten Fachbereichs geltende Untersuchungsmodus von verschiedenen Prämissen ausgeht und bestimmte Untersuchungsmethoden festlegt, um einen erwünschten Grad an Genauigkeit zu erzielen. Würde man allen Untersuchungsmodi und ihren Möglichkeiten gleichzeitig nachgehen, so würde vermutlich jede Forschung an Widersprüchen und an Verwirrungen scheitern.

Unter den meisten Bedingungen funktioniert die oben beschriebene Forschungsweise äußerst gut. Nun kann unglücklicherweise die wissenschaftliche Methode eines jeden Fachbereichs hemmend wirken, wenn dessen willkürlichen Einschränkungen und Begrenzungen für absolut genommen werden. Die Frage »Wie bewege ich meinen Arm?« ist ein Beispiel für solche Fragen, deren vollständige Beantwortung alle Disziplinen – angefangen von der Metaphysik bis hin zur Molekularbiologie – einbeziehen würde, auf die also keine einzelne Disziplin eine angemessene Antwort geben könnte. An einem bestimmten Punkt in der biochemischen Analyse der Kontraktion eines einzelnen quergestreiften Muskels wird der Biochemiker eingestehen müssen, daß es eine Kette vorausgehender Ereignisse gibt, die zur Kontraktion dieses Muskels führten. Unter den Bedingungen und Einschränkungen der biochemischen Wissenschaft ließe sich die nächste Reihe von Fragen unter Umständen nicht mehr lediglich mit biochemischen Begriffen beantworten. An diesem Punkt kann der Forscher beschließen, seine Untersuchung im engen Rahmen seiner wissenschaftlichen Methodik fortzusetzen, und er wird dafür vielleicht ein Minimum an Erkenntnisgewinn in Kauf nehmen müssen, oder aber er entscheidet sich dafür, bei der Weiterführung seiner Untersuchung nichtbiochemische Variablen, wie etwa die Motivation, einzubeziehen. Bei einem jeden solchen Forschungsprozeß wird unmittelbar deutlich, daß das Vorgehen zu einem großen Teil vom beruflichen Überzeugungssystem des Forschers – von den wissenschaftlichen Paradigmata, denen er Treue gelobte – und nicht von rein logischen Erfordernissen bestimmt wird.

Zudem wirken sich auch persönliche Paradigmata auf die Forschung aus. Wie »objektiv« eine wissenschaftliche Untersuchung auch wirken mag, jede Theorie, die von objektiven Beobachtungen hergeleitet wird, basiert eigentlich auf sehr subjektiven Faktoren wie auf Einsicht, Intuition, Vermutungen, Denkschemata, Überzeugungen und Interpretationen. Jeder Mensch hat ein persönliches Paradigma oder Überzeugungssystem, den in Kapitel 1 besprochenen »Weg durch das Labyrinth«. Es wäre eine naive Annahme, daß ein solcher entscheidender Aspekt der menschlichen Psyche abgelegt wird bzw. abgelegt werden kann, wenn der Mensch, der auch Wissenschaftler ist, die Schwelle zu seinem Laboratorium überschreitet. Überzeugungssysteme und die sie begleitenden Denkschemata gehören zum Grundbestand einer jeden individuellen Persönlichkeit und sind normalerweise unbewußt wirksam. Obwohl sich alle gut geschulten Forscher gewissenhaft darum bemühen, Denkschemata von der experimentellen Situation fernzuhalten, geht die Subjektivität doch in die Ergebnisse experimenteller Untersuchungen ein und gestaltet sie mit.

Wir wollen zur Veranschaulichung ein wesentliches Element der wissenschaftlichen Methode herausnehmen, nämlich die Isolierung relevanter Variablen. Der Wissenschaftler nimmt ein unendlich komplexes Phänomen, etwa die Fähigkeit, Kontrolle über das autonome Nervensystem auszuüben, und geht dann dazu über, bestimmte Variablen herauszuisolieren, von denen er *glaubt,* daß sie für seine Fragestellung am meisten relevant sind. Dann nimmt er möglichst viele dieser Variablen, deren Effekte er gleichzeitig überwachen und analysieren kann. All dies scheint in lobenswerter Weise objektiv zu sein. Es wird aber gemeinhin übersehen, daß dies ein Vorgehen mit »Als ob«-Charakter ist: Der Forscher hat so gehandelt, *als ob* die von ihm ausgesuchten Variablen die einzigen oder die wichtigsten Variablen in bezug auf seine Fragestellung seien. Dies braucht aber in Wirklichkeit ganz und gar nicht der Fall zu sein. Es ist ebenso möglich, daß eine Variable, der er nicht die geringste Aufmerksamkeit gewidmet hat, für das untersuchte Phänomen verantwortlich ist. Deshalb ist die Isolierung von Variablen ein Konstrukt der Wahrnehmungen des Untersuchers und nicht die eine absolute Bestimmung der für ein bestimmtes Phänomen verantwortlichen Faktoren.

In der Praxis isoliert ein Forscher von allen möglichen Variablen nur eine kleine Anzahl heraus. Dann bestimmt er die Methoden, mit denen er die speziellen Eigenschaften dieser von ihm ausgesuchten Variablen messen will. Als nächstes nimmt er die Datenreduktionen und -analysen vor, die diesen Parametern angemessen sind, und gelangt mit Hilfe seiner Analysen zu statistischen Daten. Anhand dieser Daten überprüft er schließlich seine Hypothese. Daraus sollte deutlich werden, daß dieser Prozeß, der im wesentlichen den Kern jeder wissenschaftlichen Methodologie ausmacht, zu Schlußfolgerungen führt, die von den ursprünglichen Dimensionen des Phänomens weit entfernt sind. Diese Schlußfolgerungen sind faktisch nichts anderes als der persönliche und begrenzte Versuch dieses Forschers, das betreffende Phänomen zu erklären.

Ein anderes Beispiel für das, was wir hier erörtern, sei dem Bereich der Quantenphysik entnommen. Je mehr Physiker ein unsichtbares, subatomares Universum erforschen, in dem die Zeit reversibel ist und Materie innerhalb von Milliardstel Sekunden vernichtet und geschaffen werden kann, um so weniger können sie sich noch an ihre traditionellen Regeln der objektiven Forschung halten, weil das, was sich von jedem leicht beobachten läßt, höchst subtiler Natur ist. Die Physiker müssen ihre Aufmerksamkeit auf extrem flüchtige Erscheinungen konzentrieren und auf der Grundlage ihrer Beobachtungen solcher vergänglicher, gelegentlich auch widersprüchlichen Phänomene Theorien aufstellen. Interessanterweise gibt es eine deutliche Querverbindung zwischen der Quantenphysik und der Psychologie, nämlich das Konzept der Projektion.

Die Projektion – ein Begriff, der in der Psychologie eine wesentliche Rolle spielt – wird im allgemeinen definiert als die Interpretation von Ereignissen auf der Grundlaqe der eigenen Erfahrungen und Gefühle. Wenn jemand projiziert, dann verallgemeinert er seine ureigenste Art der Wahrnehmung, meint aber, er würde sich ein objektives Bild von der Außenwelt machen. Diese Dynamik macht man sich in den ergiebigsten Testverfahren der Psychologie zunutze, etwa im Rorschach-Test, in Satzergänzungstests und im Thematischen Apperzeptionstest (TAT), bei dem der Proband gebeten wird, zu einer mehrdeutigen Szene auf einem Bild eine Geschichte zu erfinden und zu erzählen, was vor, während und nach dieser Szene passiert. Es gibt keine richtigen oder falschen Antworten, denn man verfolgt ja gerade mit diesem Test die Absicht, daß der Proband seine eigenen Phantasien, Wünsche und unbewußten Vorgänge projiziert oder externalisiert. Das wesentliche Merkmal aller projektiven Verfahren ist die Mehrdeutigkeit der Vorlage. Jedes Bild oder jeder Tintenklecks ist praktisch neutral und legt nicht eine bestimmte Antwort zwingend nahe. Je mehr sich eine Person über eine Serie solcher mehrdeutiger Reize äußert, um so deutlicher wird, daß sie viel mehr über ihre eigenen Wahrnehmungsprozesse aussagt als über den eigentlichen Inhalt der mehrdeutigen Vorlage. Kurz: indem sie sagt, was sie in diesen mehrdeutigen Reizen wahrnimmt, offenbart sie sich selber.

Diese Situation ist analog zu der Lage des Quantenphysikers, der sich einem verwirrenden Rorschach-Kleckshild subatomarer Phänomene gegenübersieht, nämlich »virtuellen Teilchen«, »Spuren in Blasenkammern«, »Zusammenbruch von Zustandsvektoren«, »schwarzen Löchern«, »Vakuumfluktuationen«, »Hadronen-Bootstrap« und den nicht zu fassenden »Quarks«. Da die Phänomene selber bestimmte Interpretationen nicht zwingend nahelegen, steht es dem Physiker frei – ja hat er sogar die Pflicht –, innerhalb der Grenzen seiner Beobachtungen so sinnvoll, wie er nur kann, zu extrapolieren. Die dabei entstehenden Theorien sind zugegebenermaßen problematisch und reflektieren angesichts der hochgradigen Mehrdeutigkeit der Reizvorlage sehr wahrscheinlich stärker das eigene subjektive Wahrnehmungssystem des Physikers als irgendwelche absoluten Eigenschaften der materiellen Realität. Die Dynamik der Projektion ist der traditionellen Physik nach wie vor ziemlich fremd, da es in ihr gewohnheitsgemäß um die Beobachtung der stabilen Eigenschaften der Materie geht. Folglich hatten Physiker überaus große Schwierigkeiten, ihre Paradigmata so umzuformulieren, daß auch die Auswirkungen der Subjektivität in Betracht gezogen werden. Es ist ohne weiteres möglich, ein theoretisches Prinzip zu formulieren, aber es bringt gewaltige Probleme mit sich, wenn man dieses Prinzip mit allen seinen Implikationen mit den Regeln und Gesetzen der wissenschaftlichen Methode auf einen Nenner bringen will.

Weitere Hinweise darauf, daß in der Quantenphysik Eigenschaften des Geistes auf die Materie projiziert werden, ergeben sich aus den Bezeichnungen und Definitionen der untersuchten Prozesse. Obwohl eine Anzahl von Eigenschaften unter der Rubrik »Teilchen« zusammengefaßt wurden, gibt es eigentlich gar keine Teilchen, die dieser Bezeichnung entsprechen. Die den Untersuchungsgegenstand der Quantenphysik bildenden elementaren Wechselwirkungen zwischen Materie und Energie sind in ihrem natürlichen Zustand ganz und gar unsichtbar. Anhand der vagen Anhaltspunkte, die aus Experimenten stammen, postuliert der Quantenphysiker die Existenz beispielsweise von virtuellen Teilchen, zeitlich rückläufigen Teilchen, negativen Teilchen und von Antimaterie. Er nimmt Zuflucht zu beschreibenden Begriffen wie »Strangeness« und »Charm« und stellt die Hypothese auf, daß die Elementarteilchen aus noch kleineren Einheiten zusammengesetzt seien, die er »Quarks« nennt. Man könnte argumentieren, daß die Bezeichnungen unwesentlich seien und daß es vor allen Dingen um den mathematischen Formalismus gehe, auf den diese Bezeichnungen hinweisen. Wie aber Sir Arthur Eddington in seinem Buch *Philosophie der Naturwissenschaft* schreibt, spiegelt sich in diesen Formalismen bei sorgfältigerer Betrachtung offenbar der Geist des Wissenschaftlers wider. Auf dieser Ebene ist Ontologie untrennbar mit Erkenntnistheorie verknüpft, da die Realität, die aufgedeckt wird, ganz und gar eine Funktion der Mittel ist, mit denen man sie beobachtet.

Daß Denkschemata und Projektionen in jede wissenschaftliche Untersuchung eingehen, wird nun von den meisten Forschern zugegeben. In der Psychologie, deren Untersuchungen lebende Organismen und unbeobachtbare geistige Vorgänge betreffen, ist es beispielsweise Robert Rosenthal, der in seinem Buch *Experimenter Effects in Behavioral Research* zahlreiche Belege für die Auswirkungen von Denkschemata und Erwartungen des Experimentators anführt. Trotz solcher Untersuchungen wie denen von Rosenthal und trotz der Tatsache, daß sich behavioristisch orientierte Forscher im allgemeinen dieses Problems bewußt sind, strebt die behavioristische Verhaltenspsychologie nach wie vor danach, eine »objektive« Wissenschaft

im klassischen Sinn zu werden. Dieses Ziel will sie erreichen, indem sie mit naturwissenschaftlichen Methoden arbeitet, die auf strenger objektiver Kontrolle basieren und eine Wechselwirkung zwischen Experimentator und Experiment absolut ausschließen.
Seltsam genug, daß das Thema Auswirkungen von Denkschemata und Erwartungen des Experimentators auf das Experiment die heutigen Physiker – die Naturwissenschaftler par excellence – mehr interessiert als die meisten Psychologen. In der Physik wurde erklärt, daß Aussagen über die in der Quantenforschung untersuchten Phänomene wahrscheinlichkeitstheoretischer Natur und nicht absolut sind, und daß scheinbare Widersprüche in Ergebnissen mit Hilfe einer wahrscheinlichkeitstheoretischen Orientierung aufgeklärt werden können. So sagt Werner Heisenberg:

> Die einander scheinbar widersprechenden Bilder, die sich in der Deutung atomphysikalischer Experimente ergeben, führten zunächst dazu, den Begriff der »Möglichkeit«, der nur »potentiellen Wirklichkeit« zum Kern der theoretischen Interpretation zu machen. Damit wurde der Gegensatz zwischen dem materiellen Teilchen der Newtonschen Physik und dem Kraftfeld der Faraday-Maxwellschen Physik aufgelöst; beide sind mögliche Erscheinungsformen der gleichen physikalischen Realität. Der Gegensatz zwischen Kraft und Stoff hat seine prinzipielle Bedeutung verloren (1973, S. 200–201).

Je feiner also die Analyse wird – wie es in der Quantenphysik, der Molekularbiologie und der kognitiven Psychologie der Fall ist –, desto stärker wirkt sich die Subjektivität auf die Untersuchungsmethodik und die Interpretation von Untersuchungsergebnissen aus und läßt nur mehr Wahrscheinlichkeitsaussagen zu.

Die Grenzen der Logik

Mit der obigen Kritik an der klassischen wissenschaftlichen Methode soll ihr Anwendungsbereich vergrößert und nicht ihre Abschaffung befürwortet werden. Man muß sich dessen bewußt sein, daß die Regeln der formalen, wissenschaftlichen Untersuchung eine Erweiterung der wissenschaftlichen Methode, die subjektive Faktoren wie Denkschemata und Überzeugungen in rigoroser Weise miteinbezieht, nicht ausschließen. Im Gegenteil, die formale Logik selber leugnet den bleibenden Wert einer Untersuchung, die ausschließlich auf logischen, empirischen Vorgehensweisen basiert. Dieser Punkt wird durch das Unvollständigkeitstheorem von Kurt Gödel verdeutlicht. Gödel demonstrierte unter Anwendung strikt formaler Methoden die Unvollständigkeit der Logik. Er bewies, daß jede endliche Reihe von folgerichtigen Axiomen nicht in der Lage ist, all die wahren Theoreme der Zahlentheorie zu implizieren. Mit anderen Worten: es gäbe wahre Aussagen über die Arithmetik, die sich nicht von dieser Axiomenreihe herleiten ließen. Gödel führte damit praktisch den formalen Beweis, daß zu allen logischen Systemen eine nichtlogische Komponente gehört. Dieser bisher noch nicht widerlegte Beweis durchkreuzt die Hoffnung der Logiker, beweisen zu können, daß die Mathematik – und folglich alle anderen Wissenschaften – vollkommen logisch sei.
In einem Folgesatz (Korollarium) zu diesem Theorem demonstrierte Gödel, daß eine Reihe von Axiomen, aus der man alle wahren Aussagen über die Arithmetik herleiten könnte, nicht folgerichtig wäre, d. h. man könnte auch falsche Aussagen von diesen Axiomen herleiten. Daraus wird deutlich, daß die Arithmetik in einer formalen Beweisführung entweder unvollständig oder nicht folgerichtig sein muß. Als Konsequenz daraus müssen alle formalisierten Systeme Folgerichtigkeit anstreben, dafür aber Unvollständigkeit in Kauf nehmen. Es bleibt aber umstritten, ob *alle* Systeme unvollständig sind oder nicht. Mit dieser einen Einschränkung vor Augen hat es den

Anschein, als ob jede umfassende Untersuchung über das Bewußtsein unvollständig sein muß, wenn sie ausschließlich auf logischen Schlußfolgerungen basiert.

Läßt sich von innerhalb eines Axiomensystems beweisen, daß dieses System keine Widersprüche in sich birgt? Das Schlüsselwort ist »innerhalb«: Unter dieser Bedingung nämlich lautet die Antwort »Nein«. Nach Gödel läßt sich absolut nicht feststellen, ob eine Reihe von Postulaten, die man in einem System auswählt, tatsächlich in sich folgerichtig ist oder nicht. Nur durch die Aufstellung einer anderen, übergeordneten Reihe von Postulaten kann die Gültigkeit oder Folgerichtigkeit der ersten Reihe von Postulaten geprüft werden. Bei dieser zweiten Reihe von Postulaten stellt sich aber die gleiche Frage nach ihrer logischen Folgerichtigkeit. Es wird also deutlich, daß die Lösung des Problems ins Unendliche entschwindet. Damit ist impliziert, daß der Wissenschaftler, der ein reiner Logiker bleibt, keine reale Grundlage hat, von der aus er mit absoluter Gewißheit argumentieren kann. Das Festhalten an einem bestimmten persönlichen, wissenschaftlichen oder kulturellen Paradigma ist eine Sache der Überzeugung oder des Glaubens und wird nicht zwingend durch objektive Informationen nahegelegt.

Ein wissenschaftliches Paradigma läßt sich als ein Versuch begreifen, eine Reihe von Beobachtungen zu formalisieren, um daraus weitere Beobachtungen herzuleiten. Gödels Theorem gilt auch hier: Das Paradigma wird entweder unvollständig oder nicht in sich folgerichtig – wenn nicht gar beides – sein. Kurz gesagt wird es immer noch mehr Beobachtungen über den Menschen, die materielle Welt und das Universum geben, als in einem Paradigma enthalten sein können. Mit Shakespeares Worten: »Es gibt mehr Ding' im Himmel und auf Erden, als eure Schulweisheit sich träumen läßt«. Das ist heute noch genauso richtig wie im 16. Jahrhundert.

Im allgemeinen ignorieren die Forscher Gödels Theorem, weil es zu implizieren scheint, daß alle Tätigkeiten im Rahmen wissenschaftlicher Untersuchungen letztlich nutzlos seien.

Dieses Theorem legt aber nur einer ganz bestimmten Form wissenschaftlicher Forschung Einschränkungen auf, nämlich der Form, bei der Ereignisse als isoliert und objektiv im herkömmlichen Sinn gelten, keinerlei unmittelbar beobachtbaren Wechselwirkungen zwischen Ereignis und Beobachter angenommen werden und das Auftreten der Ereignisse strikt logischen Gesetzen zu folgen scheint. Das Ideal, das dem entspricht, ist natürlich die Mathematik. Trotz der tiefgehenden philosophischen Implikationen hat aber in der Praxis Gödels Theorem für die meisten Formen wissenschaftlicher Forschung keine Einschränkungen zur Folge.

Jenseits des Determinismus

Im klassischen Modell wissenschaftlicher Untersuchung werden nichtphysikalische oder nicht beobachtbare Faktoren systematisch ausgeschlossen. Die wissenschaftliche Forschung, die auf beobachtbaren Phänomenen basiert, muß zwei Forderungen gerecht werden. Erstens: Der Genauigkeitsgrad von Beobachtungen muß den Ansprüchen der Theorie, die im Einzelfall getestet wird, angemessen sein. Im Prinzip können die Messungen so präzise, wie man sie sich wünscht, durchgeführt werden. Zweitens: Anhand dieser Beobachtungen sollte der Wissenschaftler in der Lage sein, das Auftreten anderer ähnlicher Phänomene voherzusagen. Die Entdeckungen der Quantenphysik haben der modernen Wissenschaft im Hinblick auf die Erfüllung dieser Kriterien ernsthafte Probleme bereitet. Wie noch gezeigt werden soll, haben die Ausnahmen zu diesen klassischen Prinzipien wissenschaftlicher Untersuchung tiefgreifende Folgen für die Bewußtseinsforschung.
Es wurde bereits mehrere Male auf die von Werner Heisenberg im Jahre 1927 aufgestellte Unschärferelation hingewiesen, mit der das klassische Konzept der absoluten objektiven Beobach-

tung ganz wesentlich in Frage gestellt wurde. Die Unschärferelation besagt, daß Ort und Impuls eines atomaren Teilchens komplementäre Größen sind, deren Wert nur annähernd, nicht aber exakt festgestellt werden kann. Je genauer man den Wert einer Größe zu bestimmen versucht, desto mehr verliert der Wert der anderen Größe an Schärfe. Heisenberg hat zudem schlüssig demonstriert, daß die Ungenauigkeit in einer Messung multipliziert mit der Ungenauigkeit in der anderen Messung niemals geringer als das Plancksche Wirkungsquantum ($\hbar$) sein kann. Dieser nahezu unendlich geringe Grad an Unschärfe ($\hbar - 6.77 \times 10^{-27}$) kann in allen Fällen außer auf atomarer und subatomarer Ebene vernachlässigt werden. Die philosophischen Implikationen der Unschärferelation aber machen die Grenzen jeder strikt deterministischen Interpretation des physikalischen Universums deutlich. Ein deterministisches Paradigma verlangt, daß der Beobachter in der Lage ist, Ort und Impuls auch der elementarsten Teilchen zu ermitteln. Heisenberg wies nach, daß solche Beobachtungen unmöglich sind und bekräftigte damit analog zu Gödel die Notwendigkeit, die nichtobjektiven Komponenten jedes umfassenden wissenschaftlichen Untersuchungsansatzes anzuerkennen. Dieser Punkt wird von dem Mathematiker und Erfinder Arthur M. Young in seinem Buch *The Reflexive Universe* näher ausgeführt:

> Die Deterministen müssen, um die Annahme der Vorhersagbarkeit beweisen zu können, Ort und Impuls dieses Elementarteilchens beobachten. Zur Beobachtung dieses Elementarteilchens oder Photons muß der Beobachter Licht auf das Teilchen werfen. Die Wellenlänge des Lichts (10^{-5} cm) ist aber millionenmal größer als der Durchmesser des beobachteten Teilchens. Es ist daher unmöglich, die Beobachtung zu machen, die für die Bestätigung eines deterministischen Paradigmas erforderlich ist (1976a, S. 215).

Die Tatsache, daß es sogar in der Physik – der strengsten aller Naturwissenschaften – eine Grenze für die Objektivität der Beobachtung gibt, hat tiefgreifende Implikationen. Da alle anderen Wissenschaften auf Modellen basieren, die von den

Naturwissenschaften, insbesondere von der Physik, abgeleitet sind, muß man die Folgerung ziehen, daß die Erforschung von Bewußtseinszuständen nicht mehr von den alten Paradigmata ausgehen kann. Nach den Annahmen von Newton und Galilei aus der Zeit vor der Entstehung der Quantenphysik war der Mensch lediglich ein Mechanismus wie andere auch. Durch die Anwendung der Gesetze der klassischen Physik über Ursache und Wirkung glaubte man die Handlungen eines Menschen bis zu ihrem Ursprung zurückverfolgen zu können. Aus dieser Grundannahme entwickelte sich die Auffassung, daß die Erforschung menschlichen Verhaltens letztlich dazu führen würde, dieses Verhalten vollständig vorhersagen zu können. Nach der Unschärferelation aber überträgt der Akt des Messens oder Beobachtens allein schon genügend Energie, um das beobachtete System zu verändern. Damit ist eine vollständige Vorhersagbarkeit ausgeschlossen. Dieser Effekt gehört nun einmal zum Sein und kann nicht umgangen oder gelöst werden, indem man immer feinere Beobachtungen vornimmt oder noch schärfere Meßinstrumente entwickelt.

Ein anderer Aspekt der Unschärferelation ist der, daß dem Wissen über das Verhalten von einzelnen Einheiten Grenzen gesetzt sind. Nur der durchschnittliche Wert aus vielen einzelnen Beobachtungen kann mit irgendeinem Grad an Genauigkeit vorhergesagt werden. Die Quantentheorie besteht im wesentlichen aus Verfahren, mit denen das durchschnittliche Ereignis anhand vieler Ereignisse bestimmt wird. Die Quantenmechanik beschreibt Systeme mit statistischen Größen, die ein bestimmtes Ergebnis mit einer bestimmten Wahrscheinlichkeit, nicht aber mit Sicherheit vorhersagen. Beispielsweise wird ein Atom im angeregten Zustand zu seinem Grundzustand zurückkehren, indem es auf eine von zwei möglichen Arten Energie aussendet. Die Quantenstatistik gibt die Wahrscheinlichkeit an, mit welcher eines von diesen beiden Ereignissen eintreten wird, kann aber nicht definitiv vorhersagen, um welches dieser beiden Ereignisse es sich handelt. Die ganze moderne Wissenschaft bedient sich der Wahrscheinlichkeitstheorie, denn man kann mit ihrer Hilfe anhand von Ereignissen, die im einzelnen nicht vorhersagbar sind, recht zuverlässige, durchschnittliche Vorhersagen treffen, wenn man diese Ereignisse en masse behandelt.

Das Ende des Determinismus deutet sich auch in dem Umstand an, daß Physiker auf subatomare, nicht beobachtbare Einheiten verweisen müssen. Die Beschreibungen der Eigenschaften dieser unsichtbaren »Teilchen« und ihrer Prozesse haben mehr und mehr Ähnlichkeit mit den Beschreibungen der Eigenschaften, die Psychologen den Phänomenen des Bewußtseins zuordnen. Es gibt keinen Aspekt in den Naturwissenschaften, durch den automatisch die Vorstellung vom Bewußtsein als eine reale, aber nichtphysikalische Einheit ausgeschlossen ist. Hingegen gibt es viele Fälle, in denen mathematische oder theoretische Konstrukte trotz der Tatsache akzeptiert werden, daß keine empirische Methode zum Nachweis ihrer physikalischen Realität existiert. Strenggenommen läßt sich keine Theorie bzw. kein Konstrukt allein mit Hilfe empirischer Methoden verifizieren. In den letzten Jahren wurden sogar zunehmend nichtphysikalische Faktoren oder Größen hypothetisch angenommen, um kohärente Theorien zu schaffen. Wenn die hypothetische Annahme solcher Faktoren dem Forscher dazu verhilft, eine Theorie den Realitäten besser anzupassen, genauere Vorhersagen zu treffen oder neue Hypothesen zu bilden, dann nimmt man an, daß ein solcher Faktor tatsächlich existiert, auch wenn er nicht zu entdecken ist. Beispiele für solche Konstrukte aus letzter Zeit in der Quantenphysik wären die »virtuellen Teilchen«, die »Antimaterie«, die »Tachyonen« und die »Quarks«, die alle nach wie vor unentdeckt sind. Obwohl der Nachweis der physikalischen Realität dieser Faktoren unmöglich ist, weil es keine Mittel gibt, mit denen man Messungen an ihnen vornehmen kann, sind sie in der Quantentheorie von unschätzbarem Wert für die theoretische Erklärung und die Vorhersage. Durch den kühnen Gebrauch von hypothetischen Einheiten hat die Quantenphysik tiefgehende Auswirkungen auf die Bewußtseinsforschung

gehabt, in der solche Abstraktionen notwendig sind, früher aber als unwissenschaftlich zurückgewiesen wurden.
Gegenwärtig nimmt man in der Physik vier elementare Kräfte an, mit denen sich alle bekannten Phänomene erklären lassen: (1) Die *Schwerkraft,* die für die Wechselwirkungen zwischen großen Körpern – angefangen von gewöhnlichen Gegenständen bis hin zu Sonnen- und Milchstraßensystemen – verantwortlich gemacht wird. (2) *Elektromagnetische Kräfte,* die die Wechselwirkungen zwischen kleineren Körpern bestimmen und sich auch am besten auf lebende Organismen übertragen lassen; (3) die *schwache* und (4) die *starke Nuklearkraft,* die beide zur Erklärung von Phänomenen auf der mikrokosmischen Ebene, mit denen sich die subatomare Physik beschäftigt, herangezogen werden. Obwohl sich mit diesen vier Kräften ein erheblicher Teil aller Phänomene schlüssig erklären läßt, postulieren die Quantenphysiker in der letzten Zeit immer häufiger mindestens eine fünfte Kraft, die zur Erklärung bestimmter unerklärbarer Phänomene unterhalb der Ebene, die noch der Beobachtung mit Instrumenten zugänglich ist, dienen soll. Vielleicht ist dieser Faktor das Bewußtsein. Damit würde sich die Physik von einer Wissenschaft, die die Wechselwirkungen zwischen Kräften und trägen Objekten erforscht, zu einer Wissenschaft wandeln, die die dynamischen Eigenschaften lebender Systeme untersucht. Aufgrund neuerer Spekulationen in der Quantenphysik scheint sich diese Möglichkeit zwingend nahezulegen.
Aus der formalen Logik von Gödel, der Unschärferelation von Heisenberg und der Wahrscheinlichkeitstheorie läßt sich der folgerichtige Schluß ziehen, daß der klassischen Form der Erforschung bestimmter Aspekte der Realität grundlegende, nicht überschreitbare Grenzen gesetzt sind. Bei diesen bestimmten Aspekten handelt es sich um einzelne Ereignisse auf dem nahezu unendlich kleinen Niveau der mikrokosmischen Analyse. In diesem Zusammenhang läßt aufhorchen, daß nach Auffassung aller Meditationslehren die elementare Wirklichkeit jenseits alles logischen Vorstellungsvermögens liegt. Diese

Auffassung galt immer als mystisch, doch jetzt beginnen wir zu sehen, daß sie eine andere Möglichkeit ist, auf die gleichen letztlich undeterminierten, elementaren Teilchen der Quantenphysik hinzuweisen.
Ich möchte hier die Hypothese aufstellen, daß die Realitätsebene jenseits des Determinismus die des Bewußtseins ist, deren Beobachtung andere Methoden erfordert und die eine Erweiterung bestehender wissenschaftlicher Paradigmata unumgänglich macht. Solche Erweiterungen werden in späteren Kapiteln näher ausgeführt. Hier geht es darum, die Grundlage für eine Wissenschaft nichtobjektiver Phänomene im Rahmen der bestehenden Wissenschaftstheorie zu legen. Man muß sich stets vor Augen halten, daß es eine bestimmte Methode der Interpretation bestimmter Daten ist, die die Grenzen der gegenwärtigen wissenschaftlichen Paradigmata bedingt; durch die Daten selber werden keine Grenzen automatisch festgelegt, es sei denn, daß andere Daten innerhalb der Parameter der vorherrschenden Paradigmata unter Umständen nicht als solche erkannt werden.

»Wellenteilchen«, Körper-Geist und Raum-Zeit

Niels Bohr stellte ein Grundprinzip der Quantenphysik auf, das auch für die Konzeption einer Wissenschaft vom Bewußtsein besondere Bedeutung hat. Es ist das Prinzip der Komplementarität. Nach dem Atommodell, das die Physiker vor der Entstehung der Quantenphysik akzeptierten, setzte sich das Atom aus einem festen Kern mit Protonen und Neutronen und aus mehreren tropfenartigen Elektronen zusammen, die diesen Kern in klar definierten Bahnen umkreisten. Im Endeffekt war dieses Modell vergleichbar mit einem Miniatursonnensystem, in dem die Sonne der Atomkern ist und die Elektronen die Planeten sind, die die Sonne ständig umkreisen. Dieses Modell war nützlich, konnte aber der wachsenden Zahl von experimentellen Daten über die Wechselwirkungen von Atomen nicht mehr gerecht werden. Zum einen schienen die Elektronen von einer Kreisbahn in eine andere zu springen, ohne dabei irgendwelche Zwischenräume zu durchqueren, zum anderen entsprachen die Kreisbahnen selber nicht linearen Flugbahnen, sondern eher verwischten oder undeutlichen Spuren. Diese unerklärlichen Entdeckungen führten zu der Beobachtung, daß sich das Elektron manchmal wie ein kleiner Körper oder ein Teilchen, manchmal wiederum wie eine Welle verhielt. Diese zwei Möglichkeiten – Welle oder Teilchen – schienen sich gegenseitig auszuschließen, doch durften beide in einer umfassenden Beschreibung der Phänomene auf der subatomaren Ebene nicht fehlen.

Es war Niels Bohr, der die Eingebung hatte, daß die Wellentheorie und die Teilchentheorie in einem komplementären Verhältnis zueinander stehen könnten. Das Komplementaritätsprinzip läßt sich unter experimentellen Bedingungen nachweisen, bei denen man ein einzelnes Photon oder ein einzelnes Elektron sich gegen ein festes Schild mit zwei Löchern entladen läßt. Manchmal taucht das einzelne Teilchen aus einem Loch auf, andere Male wiederum scheint es beide Löcher gleichzeitig zu passieren. Wenn ein einzelnes Photon oder ein einzelnes Elektron ein Loch passiert, kann das Interferenzmuster nur auf die Wechselwirkungen zwischen zwei Wellenformen zurückgeführt werden. Demnach wird der Umstand, ob ein Photon bzw. Elektron ein Teilchen, eine Welle oder ein »Wellenteilchen« (also beides) ist, durch die spezifischen experimentellen Meßmethoden festgelegt, die von vornherein bestimmen, welche Eigenschaften sich manifestieren werden. Niels Bohr zog den Schluß, daß Teilchen und Welle sich gegenseitig ausschließen und komplementäre Aspekte des Ganzen bildeten.

Es liegt auf der Hand, die Komplementarität von Teilchen und Welle mit der Komplementarität von Körper und Geist zu vergleichen. Wolfgang Pauli schrieb:

Man kann nicht sagen, daß das allgemeine Problem der Beziehung zwischen Geist und Körper, zwischen dem Innen und dem Außen, durch das im letzten Jahrhundert postulierte Konzept des psychophysischen Parallelismus gelöst worden ist. Die moderne Wissenschaft hat uns vielleicht einem befriedigenderen Verständnis dieser Beziehung nähergebracht, nämlich indem sie das Konzept der Komplementarität in die Physik selber einführte. Es wäre die befriedigendere Lösung, wenn Geist und Körper als komplementäre Aspekte ein- und derselben Wirklichkeit interpretiert werden könnten.

Die Quantentheorie weicht also radikal vom Cartesianischen Dualismus ab und postuliert, daß das vereinigende Prinzip der Komplementarität ein Prinzip sei, das das Wechselspiel zwischen Materie und Energie bestimmt. In der modernen Psychologie beruft man sich aber immer noch sehr auf den Dualismus zwischen Geist und Körper. Von der Physik läßt sich ableiten, daß eine »Entweder-Oder«-Position unhaltbar ist, da sowohl Geist als auch Materie ein Sonderfall eines einheitlichen, organisierenden Prinzips sein können. Es sei hier die Hypothese aufgestellt, daß dieses Prinzip das Bewußtsein ist. Der Dualismus zwischen der Wellen- und der Korpuskulartheorie des Lichts wurde in der Mathematik der Quantentheorie gelöst: Welle und Korpuskel sind austauschbare Zustände. Ob dieser Zustand auftritt oder jener, hängt weitgehend von den gewählten experimentellen Methoden ab. Analog dazu kann man den scheinbaren Dualismus zwischen Geist und Materie lösen: beide sind lediglich unterschiedliche Betrachtungsschwerpunkte und spiegeln nicht eine ontologische Dualität wider. Dies ist eine sehr solide Ausgangsposition, die sehr pragmatische Implikationen besitzt. Man nehme doch das Beispiel der Wechselwirkung zwischen Geist und Körper, die bei psychosomatischen Störungen zu beobachten ist, oder die Fälle von Spontanremission, bei denen schwere organische Störungen als Folge einer psychischen Neuorientierung des Patienten gemildert werden oder ganz verschwinden.

Neben der Unschärferelation und dem Komplementaritätsprinzip gibt es noch eine andere Entdeckung in der gegenwärti-

gen Physik, die Implikationen für die Bewußtseinsforschung besitzt. Es geht hierbei um die Beschaffenheit der Zeit. Nach der Einsteinschen Relativitätstheorie geht eine Uhr um so langsamer, je schneller sie sich bewegt. Mit anderen Worten: Mit zunehmender Geschwindigkeit wird die Zeit langsamer. Sowohl auf der makrokosmischen Ebene – in der Astronomie – als auch auf der mikrokosmischen Ebene – in der Quantenphysik – ist die Zeit nicht etwas Absolutes. Sie entspricht nicht der vertrauten, in einer Richtung ablaufenden, linearen Abfolge von genauen Intervallen. Im makrokosmischen Bereich halten Astronomen die Existenz von Antimaterie-Milchstraßensystemen für wahrscheinlich, in denen die Zeit von unserem Standpunkt aus rückwärts verläuft, und postulieren auch die Existenz von schwarzen Löchern im Weltall, in denen eine extrem starke Gravitation sowohl die Zeit als auch den Raum in uns unvorstellbarer Weise verändern. Am anderen Extrem – im Bereich der nahezu unendlich kleinen subatomaren Teilchen – gibt es die von Richard Feynman (California Institute of Technology) aufgestellte Hypothese, daß Antimaterieteilchen eigentlich zeitlich rückläufige Materieteilchen seien. Diese Theorie basiert auf der Beobachtung, daß in einer Blasenkammer ein Positron wie ein Elektron aussieht, außer daß seine Spur in einem elektrischen Feld falsch gekrümmt ist, weil es die entgegengesetzte Ladung wie ein Elektron besitzt. Nach Auffassung heutiger Physiker ist ein Positron ein Antimaterie-Elektron. Feynman benutzt zur Darstellung dieses Phänomens seine berühmten Feynmandiagramme, in denen auf einer Achse die Zeit, auf der anderen der Raum abgetragen ist. Die Teilchen können sich zeitlich vorwärts und rückwärts bewegen. Solche Zeitumkehrungen können nur extrem kurz sein, da Materie und Antimaterie sich gegenseitig sofort vernichten. Nach Auffassung der gegenwärtigen Physik nimmt also die Zeit in beiden Extremfällen plastische Form an.
Nach Einsteins Theorie können Zeit, Masse, Geschwindigkeit, Impuls und Energie für jeden Beobachter verschieden sein. Jedem Beobachter ist ein einzigartiges inneres Abbild des

Universums mit seinen persönlichen Raum- und Zeitbegriffen eigen. Das einzige, was für die getrennten Beobachter konstant bleibt, ist die Beziehung zwischen diesen Faktoren. Jacob Bronowski sagte hierzu (in einer Rede mit dem Titel »A Twentieth Century Image of Man«, gehalten 1973 am Salk Institute, La Jolla): »Jeder von uns ruht in seinem persönlichen Universum, er hat seine eigenen Vorstellungen von Raum und Zeit. Eines ist uns aber gemeinsam, nämlich die gleiche Struktur bzw. der gleiche Zusammenhang. Wenn wir unsere Erfahrungen formalisieren, erhalten wir die gleichen Gesetze«. Die Zeit wird in der Relativitätstheorie – wie in der Quantenphysik der Raum – zu einem zweifelhaften Konstrukt. In der Tat wurden die Konzepte von Raum und Zeit durch das relativitätstheoretische Konzept »Raum-Zeit« ersetzt, das die unlösbare Verbundenheit und Wechselwirkung zwischen diesen beiden Faktoren verdeutlicht. Hier haben wir wiederum eine Analogie zur der Wechselwirkung zwischen Geist und Körper.

Aus dem Raum-Zeit-Konzept läßt sich unmittelbar ableiten, daß die Wissenschaft, wie wir sie kennen, auf der Erforschung von Phänomenen basiert, denen ganz bestimmte Raum-Zeit-Koordinaten zugeordnet sind. Bei wissenschaftlichen Beobachtungen sollte angegeben werden, in welchem Bewußtseinszustand – der selber durch eine ganz bestimmte Raum-Zeit-Konfiguration charakterisiert ist – sich der jeweilige Beobachter befindet. Der Bewußtseinszustand bringt den Beobachter in eine ganz bestimmte Beziehung zu den beobachteten Ereignissen. Wäre der Beobachter in einem anderen Bewußtseinszustand, dann würde er sehr wahrscheinlich andere Variablen und andere Wechselwirkungen beobachten sowie andere Hypothesen über die beobachteten Ereignisse aufstellen. Von äußerster Wichtigkeit ist, daß nichts an der wissenschaftlichen Methode von vornherein die Berücksichtigung solcher Beobachtungen ausschließt, die in »veränderten« Bewußtseinszuständen gemacht werden (Tart, 1975). Ein wichtiges Kriterium der Wissenschaft besteht darin, daß verschiedene Beobachter in den formalen Konstrukten aus den gewonnenen Informationen übereinstimmen, wenn sie sich in einem bestimmten – im gewöhnlichen – Bewußtseinszustand befinden. Dieses Grundprinzip wird nicht verletzt, wenn man eine eigene Wissenschaft vom Bewußtsein postuliert, in der sich die Beobachter in einem außergewöhnlichen Bewußtseinszustand befinden und anschließend ihre Beobachtungen mitteilen.

$Et = \hbar$.

Vielleicht das wichtigste Argument gegen eine Gleichsetzung von Eigenschaften des Bewußtseins mit Eigenschaften von Ereignissen auf der Quantenebene, wie sie die gegenwärtige Physik beschreibt, lautet dahingehend, diese Ereignisse seien mikroskopisch klein und deshalb für große lebende Systeme in keiner Form relevant. Ein zweiter Vorbehalt ist der, daß die Unsicherheit der Ereignisse auf der Quantenebene vielleicht nur einen nahezu unendlich geringen und unbedeutenden Betrag an zufälligem »Hintergrundrauschen« im biologischen System ausmacht. Beide Einwände beruhen auf Annahmen, die im Lichte neuerer Forschungsergebnisse unzutreffend sein dürften.

Eine Annahme, die diesen Vorbehalten innewohnt, ist die, daß große Dimensionen eine notwendige Eigenschaft von Faktoren seien, die bedeutende Veränderungen in einem Makrosystem bewirken könnten. 1935 erwog Sir Arthur Eddington in seinem Buch *New Pathways in Science* die Möglichkeit, daß das Bewußtsein – oder der Geist – innerhalb der durch die Unschärferelation definierten Grenzen mit dem physischen Gehirn interagiert. Er verwarf diese Auffassung, weil er meinte, der durch die Unschärferelation definierte Bereich wäre zu klein, um die größeren Veränderungen zu bewirken, die man an den Neuronen des Gehirns beobachten kann. Seit dieser Zeit aber haben die »Triggermechanismen« in der Kybernetik und der »Kaskadenverstärker« anschaulich demonstriert, daß nahezu unendlich kleine Energieeinheiten Makrosysteme beeinflussen können. Das vertrauteste Beispiel dafür ist, wie man mit Hilfe der Unterbrechung eines Lichtstrahls eine zwei Tonnen schwere Tür zu den Tresorräumen einer Bank öffnen kann. Neuere Theorien über die Neurophysiologie des Bewußtseins lassen an die Möglichkeit denken, daß ähnliche Prozesse im Gehirn ablaufen.

Die kurze Überprüfung einer fundamentalen Gleichung in der Quantenphysik zeigt einen anderen Weg zur Beantwortung der Frage, wie Makrosysteme durch die Aktivität von Mikroereignissen verändert werden können. Bei der Auflösung eines der schwerer faßbaren Unterschiede zwischen klassischer Physik und Quantenphysik stellte Albert Einstein die Theorie auf, daß das Photon – das elementarste Teilchen – einen Betrag an Energie enthält, der zu seiner Frequenz oder Oszillationsrate proportional ist. Je höher die Frequenz des Photons, desto höher auch seine energetische Ladung. Genau das Gegenteil gilt für Schall- oder Wasserwellen, die mit zunehmender Länge mehr Energie benötigen. Die Gleichung, die diese Beziehung ausdrückt, lautet: $Et = \hbar$, d. h. das Produkt aus Energie (E) und Zeit ($t = $ time) entspricht dem Planckschen Wirkungsquantum ($\hbar$), das die feste Wechselwirkung zwischen Energie und Zeit angibt. Diese Gleichung läßt nun die Ableitung zu, daß unendliche Energie in unendlich kurzen Wellenlängen gespeichert sein kann. Man kann daher die Hypothese aufstellen, daß es selbst in der Größenordnung von Quanten genügend Energie gibt, um ein großes System wie das Gehirn zu beeinflussen. Wie wir also zusammenfassend folgern können, sind nahezu unendlich kleine Dimensionen keineswegs ein Hinderungsgrund, die Möglichkeit einer auf Quantenebene stattfindenden Wechselwirkung zwischen Bewußtsein und Materie in Betracht zu ziehen.

In der westlichen Psychologie neigt man dazu, den Gedanken nur im metaphorischen Sinn Energie zuzusprechen. Im direkten Gegensatz dazu steht die Ansicht der tibetanischen Buddhisten, daß Gedanken unendliche Kraft besitzen und eigentlich die Materie beherrschen. Es hat den Anschein, als ob die Quantenphysik dieser Ansicht Glaubwürdigkeit verleihen kann, insofern als unendliche Energie eine Eigenschaft von Wellen mit unendlich kurzer Länge sein kann. In der Tat gibt es eine neuere Theorie des Physikers Evan Harris Walker (siehe Kapitel 4), in der versucht wird, die Verbindung zwischen dem Bewußtsein und dem physischen Gehirn mit quantentheoretischen Begriffen zu erklären. An diesem Punkt genügt aber der Hinweis, daß die Energie umgekehrt proportional zur Größe ihres Trägers sein kann, und daß die nahezu unendlich kleinen Dimensionen, die man Gedankenprozessen zuschreibt, das Verständnis der Wechselwirkungen zwischen Geist und Körper nicht erschweren, sondern im Gegenteil unter Umständen erleichtern.

Ehe wir das Problem der Zufälligkeit von Ereignissen auf der Quantenebene und das daraus abgeleitete Argument, sie gäben in bezug auf organische Systeme nur unbedeutendes »Hintergrundrauschen« ab, betrachten wollen, sei auf eine weitere Parallele zwischen Quantenereignissen und den Eigenschaften des Bewußtseins hingewiesen, die im Zusammenhang mit dem Problem der Wechselwirkung zwischen Bewußtsein und Materie interessiert. Es handelt sich um das Konzept des Drehimpulses, der durch die Formel $L = mvr$ wiedergegeben ist, d. h. der Drehimpuls (L) entspricht dem Produkt aus Masse (m), Geschwindigkeit (v = velocity) und Radius (r) des sich drehenden Objekts. Obwohl der Drehimpuls ein mathematisches Konzept ist, läßt er sich an den Aktionen eines Eiskunstläufers veranschaulichen. Stellen wir uns vor, daß er anfängt, sich mit ausgestreckten Armen zu drehen. Sobald er seine Arme einzieht (also seinen Radius verkleinert), dreht er sich schneller. Zur Erhaltung des Drehimpulses ist erforderlich, daß L konstant bleibt, d. h. also, daß die Geschwindigkeit zunehmen muß, da der Betrag an gespeicherter Energie direkt proportional zur Größe des Radius ist. Mit anderen Worten: Ein unendlich kleiner Radius kann unendlich viel Energie speichern. Auch in diesem Fall liefern mikroskopische Dimensionen kein Argument gegen, sondern für die Erwägung der Möglichkeit, Ereignisse auf der Quantenebene mit der Wech-

selwirkung zwischen Bewußtsein und Materie in Beziehung zu bringen.
Der Drehimpuls läßt sich auch noch auf andere Weise verständlich machen. Man stelle sich eine Schnur vor, an deren beiden Enden ein Ball festgebunden ist. Würde man die ganze Anordnung an einem Ball nehmen und in die Luft werfen, so würde sie in eine Drehbewegung geraten. Im Falle einer Verlängerung der Schnur würde sich die Drehgeschwindigkeit der Bälle verringern, im Falle ihrer Verkürzung zunehmen. Theoretisch nähert sich die Drehgeschwindigkeit bei weiterer Verkürzung der Schnur einem unendlichen Wert. Unabhängig davon, ob nun die Schnur verkürzt oder verlängert wird, nähert sich das System in beiden Extremfällen – bei der Annäherung an unendliche Energie oder an unendliche Zeit – einem theoretischen Zustand unendlicher Stabilität (Capra, 1977). Konzepte wie diese lassen sich nicht ohne weiteres in Worte fassen, doch ist es paradoxerweise wahr, daß ein nahezu unendlich kleiner Energiebetrag erforderlich ist, um das Gleichgewicht irgendeines Systems bei Annäherung an diesen Zustand extremer Stabilität zu stören. Im Falle unseres Drehimpulsmodells können die Bälle beim Durchschneiden der Schnur in jede beliebige Richtung fliegen. Der einzige infinitesimale Faktor, der ihre Richtung bestimmt, ist der Zeitpunkt des Durchschneidens (Young, 1976). Auch in diesem Fall sei auf Verbindungen zwischen der Quantenphysik und einer Wissenschaft vom Bewußtsein hingewiesen. Am bedeutsamsten erscheint, daß die Beschreibung der Physiker zum Konzept des Drehimpulses genau analog zu Begriffen in der Psychologie sind, mit denen man auf bestimmte Funktionen der Aufmerksamkeit verweisen will. Beispielsweise hängt die Richtung, die die Bälle beim Durchschneiden der Schnur einnehmen, von ihrer Orientierung zu diesem Zeitpunkt ab; in der Psychologie wiederum schreibt man der Orientierung entscheidende Auswirkungen auf die »Richtung« zu, die jemand in seinem Handeln einschlägt, wenn er seine Energie in Handeln umsetzt. Entsprechend ist der Zeitpunkt jeder Inter-

vention ein außerordentlich wichtiger Faktor, egal, ob man Entladungen von Neuronen im Gehirn oder die Psychotherapie nimmt. Natürlich sind Zeitpunkt und Orientierung im Zusammenhang mit dem Drehimpuls nicht dasselbe wie Zeitpunkt und Orientierung bei psychologischen Ereignissen. Dennoch scheinen Ereignisse auf der Quantenebene Prozesse, die auf höheren Komplexitätsniveaus deutlicher werden, vorweg anzudeuten und können daher als ihre rudimentären Prototypen konzipiert werden. Diese Auffassung, daß Quantenereignisse das Urbild für bestimmte Ereignisse auf höheren Organisationsebenen seien, ist ein wesentlicher Bestandteil der Theorien des Psychiaters Gordon G. Globus und des Mathematikers Arthur M. Young, auf die in Kapitel 8 näher eingegangen wird.

Nun kann man gegen die Gleichsetzung von Quantenereignissen und psychologischen Ereignissen natürlich einwenden, daß dies grober Anthropomorphismus sei. Damit aber gibt man keine Erklärung. Und doch liegt – wie schon erwähnt – der Grund für die zahlreichen quantenphysikalischen Konzepte wie »Anziehung«, »Abstoßung«, »Vernichtung«, »Orientierung« u. v. a. vielleicht gerade im Bemühen des Physikers, in einem unüberschaubaren Bereich nach einer Ordnung zu suchen, wobei ihm als letzter Bezugsrahmen wohl kaum etwas anderes als die von seinen Wahrnehmungen und seiner Intuition geprägten Struktur seines eigenen Geistes zur Verfügung steht.

Sowohl die Psychologie als auch die Physik können von einer gegenseitigen Annäherung profitieren. Das schon erwähnte psychologische Konzept der Aufmerksamkeit könnte beispielsweise eine Rolle bei der Neuinterpretation einiger klassischer physikalischer Gesetze spielen. Ein anderes Beispiel beträfe einen der Eckpfeiler der klassischen Physik, nämlich das zweite thermodynamische Gesetz, wonach die Energie eines geschlossenen Systems dazu neigt, sich gleichmäßig im ganzen System zu verteilen. Das Maß dafür wird Entropie genannt. Beispiele für dieses Entropiegesetz wären die Tatsache, daß Steine den Berg hinunterrollen, oder daß heiße Gegenstände sich bei Ausstrahlung ihrer Hitze abkühlen. Mit anderen Worten: Die vollständige Energie eines Systems wird zunehmend unverfügbar, weil sie sich gleichmäßig auf einen größeren Bereich verteilt. Wendet man das zweite thermodynamische Gesetz auf das Universum als Ganzes an, so wird es definiert als ein System mit zunehmend nachlassender Bewegung unbelebter Gegenstände, was populärwissenschaftlich als der »Hitzetod des Universums« bezeichnet wird. Dieses Gesetz basiert auf der Beobachtung anorganischer Wechselwirkungen und geschlossener Systeme und gilt nicht für lebende Organismen, die offene Systeme sind und mit Hilfe der Energie, die sie erzeugen, komplexere Systeme aufbauen. In der Tat sind organische Systeme Beispiele für negativ entropische Systeme, d.h. für Systeme, die Ordnung aus Chaos schaffen. Schon 1939 postulierte Eddington, daß es der Physik möglich sein müsse, das Problem korrelierten und geordneten Verhaltens einzelner Teilchen zu lösen. Er stellte die Hypothese auf, daß ein solcher Zustand eintreten könnte, wenn die Materie in Wechselwirkung mit dem Geist steht – vergleichbar mit dem negativ entropischen Zustand lebender Systeme. Solche geordneten Systeme würden im Gegensatz zu dem gewöhnlich unkorrelierten bzw. zufälligen Verhalten der elementaren Teilchen der gegenwärtigen Physik stehen.

Die Annäherung von Wissenschaft und Religion

Eine ganzheitliche Konzeption der Bewußtseinsforschung wird, wie gezeigt wurde, durch die Quantenphysik gestützt. Bohr stellte das Prinzip der Komplementarität auf; Heisenberg unterstrich die Tatsache, daß man das Ganze nur dann erkennen kann, wenn man das System Beobachter – Beobachtungsgegenstand miteinbezieht; Gödel und 1932 von Neuman legten dar, daß innerhalb eines positivistischen, ausschließlich von natürlichen und beobachtbaren Phänomenen ausgehenden theoretischen Systems die Wirklichkeit mit zunehmender Verfeinerung der Beobachtung immer weniger erkennbar wird. Wissenschaftler und Forscher können nicht mehr als selbstverständlich annehmen, daß ihre Beobachtungen und Messungen wahre Tatsachen über die Beschaffenheit der Realität sind. Sie müssen sie als Produkt ihrer experimentellen Methode betrachten. Sowohl die gegenwärtige Quantenphysik als auch die neuere Forschung zum Thema neurophysiologische Grundlagen des Bewußtseins haben angefangen, neue Modelle vom Menschen und dem Universum zu entwerfen. Dieser Trend entspricht auch der oft zitierten Feststellung von Sir James Jeans:

> Heutzutage gibt es weitgehende, in den Naturwissenschaften nahezu einhellige Übereinstimmung darüber, daß sich mit der Weiterentwicklung des Wissens immer stärker die Vorstellung von einer nicht mechanischen Realität aufdrängt; das Universum beginnt, mehr Ähnlichkeit mit einem großen Gedanken als mit einer großen Maschine zu besitzen (1937, S. 122).

Es scheint offenkundig zu sein, daß sich die am höchsten entwickelten Natur- und Geisteswissenschaften vom atomistischen Reduktionismus eines Aristoteles abkehren und sich den ganzheitlichen, integrativen Lehren eines Platon zuwenden. Die idealisierte Symmetrie oder Einheit ist ein grundlegendes Merkmal einer »einheitlichen Feldtheorie« in der Physik, in der etwa die elektromagnetischen Kräfte und die Gravitationskräfte aus den gleichen Grundgesetzen abgeleitet werden sollen. Sowohl die Quantenphysik als auch die Wissenschaft von den Bewußtseinszuständen befassen sich mit idealisierten Realitätskonzeptionen, die in der unmittelbar wahrnehmbaren, für alle verbindlichen Realität sichtbare Entsprechung finden können, es aber nicht notwendigerweise müssen.
Einer der Faktoren, die schon seit langem zwischen einer Wissenschaft von der Materie und einer Wissenschaft vom Bewußtsein differenzieren, leitet sich aus deren Untersu-

chungsmethoden und der Art, wie Entdeckungen zustandekommen, ab. Traditionsgemäß nimmt man an, daß so etwas wie die »Erleuchtung« des Geistes durch eine Offenbarung oder eine transzendentale Eingebung zustandekommt. Auf der anderen Seite gilt die wissenschaftliche Erkenntnis als Folge logischer Ableitungen oder als das Ergebnis einer Anhäufung von Daten, die man mit Hilfe der akzeptierten Methoden analysiert und anhand derer man aufgrund dieser Analyse als Gesetze bezeichnete Verallgemeinerungen vornimmt. Dies ist aber eine sehr idealisierte Beschreibung der wissenschaftlichen Methode, die den eigentlichen Tatsachen kaum entspricht.

Wissenschaftliche Einsichten sind nicht das Ergebnis logischer Ableitungen, sondern von etwas, was sehr an eine Offenbarung erinnert. Nach einem Überblick über die formale Logik sollte klar sein, daß keine *Einsicht* aufgrund logischer Deduktionen zustandekommen kann. Mit solchen Deduktionen lassen sich bestenfalls falsche Mutmaßungen aussortieren, die nicht in sich folgerichtig sind. In der Wissenschaft sprechen Forscher häufig von einer plötzlichen Einsicht, einer unvermutet auftauchenden Idee, einer rein zufälligen Entdeckung oder einem Augenblick wirklicher transzendentaler Eingebung. In jedem Fall scheint der eigentliche Augenblick wissenschaftlicher Einsicht mehr Ähnlichkeit mit einer mystischen Offenbarung zu besitzen. Beispiele für solche Vorkommnisse finden sich an verschiedenen Stellen in dem Buch »Mystics and Physicists: Similarities in World View« (LeShan, 1969a). In den Biographien von Wissenschaftlern wimmelt es nur so von entsprechenden Beispielen, angefangen von Kekulés Benzolringmodell, das ihm im Traume vor dem Ausbruch eines Feuers in Crick erschien, bis hin zu Watsons plötzlicher Einsicht in die Struktur des DNA-Moleküls.

Der Physiker Charles H. Townes, der 1964 für seine Rolle in der Entwicklung des Lasers den Nobelpreis erhielt, schrieb in einem Artikel mit dem Titel »The Convergence of Science and Religion«:

Wenn schließlich die Wissenschaft und die Religion so auffallende Ähnlichkeit besitzen und in ihren Bereichen nicht willkürlich eingeschränkt werden, müßte eines Tages eine deutliche Annäherung zwischen ihnen erfolgen. Meiner Ansicht nach ist eine solche Annäherung unvermeidlich, denn in beiden spiegeln sich die Bemühungen des Menschen wider, sein Universum zu verstehen, und beide müssen sich letzten Endes mit ein- und derselben Wirklichkeit befassen. Je mehr wir in jedem Bereich verstehen, um so dringlicher erscheint ihre Verschmelzung... Eine gegenseitige Annäherung zwischen Wissenschaft und Religion muß aber erfolgen, und aus dieser Annäherung dürften sich neue Impulse für die Weiterentwicklung beider ergeben« (S. 10–19).

Diese Annäherung macht auch den Kern einer Wissenschaft vom Bewußtsein aus, in dem sich das Beobachtbare und das Unbeobachtbare begegnen und sich gegenseitig erhellen. In einem gewissen Sinn ist die Physik die neu offenbarte Religion: Es gibt Myriaden von Daten, die einer richtigen Interpretation bedürfen, damit sich ihre Bedeutung im Hinblick auf die Struktur des physikalischen Universums und des menschlichen Bewußtseins selber offenbart.
Obwohl sich viele Physiker dessen bewußt sind und obwohl die Quantenphysik solchen Wissenschaftsbereichen wie der Molekularbiologie bedeutende Anregungen gegeben hat, sind Wissenschaftler immer noch nicht in der Lage, die Grundmerkmale lebender Organismen zu verstehen. Rückgreifend auf quantenphysikalische Prinzipien könnte eine Wissenschaft des Bewußtseins und der lebenden Systeme fragen, welche Eigenschaft des Geistes in der Vision des Physikers von einem unsichtbaren und unerkennbaren subatomaren Universum beschrieben wird. Dies ist ein ontologisches Problem, das sich nicht durch schärfere Beobachtungsinstrumente lösen läßt; es erfordert einen Quantensprung auf eine andere Ebene der Erklärung und der Theorie. Dieses nächste, noch feinere Analyseniveau kann auf zwei Wegen erreicht werden. Der eine Weg besteht darin, die Quantenereignisse im Gehirn in ihrer Eigenschaft als elementare Wechselwirkungen zwischen Geist und Materie zu überprüfen. Beim anderen Weg macht man sich

das feinste Beobachtungsinstrument zunutze, das man sich vorstellen kann – nämlich die geübte und konzentrierte Aufmerksamkeit auf das Bewußtsein selbst. Beide Ansätze gehen über theoretische Spekulationen hinaus und können zu einem neuen Verständnis der Wechselwirkungen zwischen Geist und Körper verhelfen sowie solche pragmatischen Probleme wie psychosomatische Störungen klären. Auf die Quantenereignisse in den neurophysiologischen Prozessen des Gehirns soll in Kapitel 4 eingegangen werden. Die Meditationslehren als Ergänzung zur strengen wissenschaftlichen Untersuchung bilden den Gegenstand von Kapitel 5. Bevor man aber die volle Tragweite einer gegenseitigen Annäherung zwischen der Wissenschaft von der Materie und der Wissenschaft vom Bewußtsein ermessen kann, muß erst der Beobachter dieser Ereignisse näher betrachtet und das nach wie vor ungeklärte Problem der Wechselwirkungen zwischen Geist und Körper neu formuliert werden.

3 Zwischen Psyche und Soma

Eine der ersten Darstellungen über die Natur der Beziehung zwischen Gehirn und Bewußtsein finden wir bereits im 5. Jahrhundert v. Chr. Sie stammt von Hippokrates und erfolgte im Rahmen einer Vorlesung über die Epilepsie. Seine Worte schufen die Grundlage für zahlreiche heutige Überlegungen über die Wechselwirkung zwischen Geist und Gehirn. Hippokrates sagte: »Das Gehirn ist der Bote zum Bewußtsein«. Diese Einsicht wird durch die neuesten Beobachtungen bestätigt, die immer deutlicher machen, daß die Bewußtseinsphänomene nicht ausschließlich mit der Aktivität des Gehirns erklärt werden können. Es scheint in der Tat einiges dafür zu sprechen, daß sich das Gehirn mit einem Computer vergleichen läßt, der durch die eigenständige Kraft des Geistes programmiert und betrieben wird.

In der gesamten Entwicklung der Theorien über die Beziehungen zwischen den Gehirnfunktionen und dem Geist gibt es zwei grundlegende Standpunkte, die in vielfach verschiedener Weise miteinander kombiniert wurden, wobei man gewöhnlich das Schlechteste von beiden vereinigte und einer Lösung kaum näher kam. Da sind einmal die Theoretiker, die Geist und Gehirn als synonym betrachten und die elektrische sowie biochemische Aktivität des Gehirns als Bedingung für die Phänomene des Bewußtseins ansehen. Auf der anderen Seite stehen die Theoretiker, die behaupten, daß Geist und Gehirn zwei verschiedene, voneinander getrennte, in Wechselwirkung befindliche Elemente seien. Zu den herausragenden Vertretern dieses Standpunkts zählen Sir John Eccles und in neuester Zeit der berühmte kanadische Neurochirurg Wilder Penfield. Auf der Basis 30 Jahre langer klinischer Beobachtungen und experimenteller Untersuchungen über die Epilepsie und die elektrische Reizung des Gehirns zog Penfield in seinem umstrittenen Buch *The Mystery of the Mind* den Schluß, daß das physische Gehirn für das Auftreten der Bewußtseinsphänomene eine notwendige, aber nicht hinreichende Bedingung sei. Er schreibt:

Mir erscheint es als sicher, daß es immer vollkommen unmöglich sein wird, das Bewußtsein mit Hilfe der Tätigkeit von Neuronen innerhalb des Gehirns zu erklären... Wenn man sich für die dualistische Alternative entscheidet, muß das Bewußtsein als ein grundlegendes eigenständiges *Element* angesehen werden. Man könnte es dann als ein *Medium,* ein *Wesen* oder ein *Soma* bezeichnen, d.h. es hat eine *kontinuierliche Existenz* (Penfield, 1976, S. 80, 81).

Forscher neigen dazu, sich entweder auf das physische Gehirn zu konzentrieren und Konzepte wie Bewußtsein vollkommen auszuklammern oder Eigenschaften des Bewußtseins ohne jede Kenntnis der Gehirnfunktionen zu erörtern. Beide Standpunkte sind gleichermaßen hinterwäldlerisch; keiner von ihnen vermag das entscheidende Problem der Wechselwirkungen zwischen Geist und Gehirn zu lösen. Ein beide Perspektiven vereinigender Ansatz würde die Eigenschaften des Gehirns so objektiv wie möglich erforschen, um nach den neurophysiologischen Substraten des Bewußtseins zu suchen. Diese der beobachtbaren Gehirnaktivität geltenden Bemühungen sind zwar notwendig, doch sollte man sich ebenso der Einschränkungen dieses Untersuchungsansatzes bewußt sein (Eccles, 1970; Penfield, 1976). In diesem ganzen Buch haben wir wissenschaftliche Arbeiten referiert, die zur Erforschung der Eigenschaften des Geistes bei beobachtbaren Phänomenen ansetzen und sich dann auf die Ebene quantenphysikalischer Ereignisse begeben. Unabhängig davon, wie weit dieser Ansatz den tatsächlichen Gegebenheiten gerecht wird, bleibt eine quantentheoretische Unterscheidung zwischen Gehirnfunktionen und den Bewußtseinsphänomenen bestehen. Hat die physikalische Beobachtung ihre Grenzen erreicht, bedient man sich für die Formulierung einer Wissenschaft vom Bewußtsein

der hochdifferenzierten Fähigkeit des Geistes, über seine eigenen Prozesse zu reflektieren.
Sobald Forscher die synaptischen Verbindungsstellen einzelner Neuronen im Gehirn untersuchen, in der Hoffnung, die biochemischen Prozesse bei Neurotransmittern endgültig erklären zu können, gilt für sie dieselbe Einschränkung, die Heisenberg im Zusammenhang mit der Beobachtung von Ereignissen entdeckte, die die unbelebte Materie betreffen. Bis jetzt scheint allen Bemühungen, die Elementarprozesse lebender oder lebloser Materie mit Hilfe physikalischer Instrumente zu beobachten, eine abrupte Grenze in Form der in der Heisenbergschen Unschärferelation definierten Größenordnung gesetzt zu sein. Dieselbe Einschränkung gilt auch für die zunehmend verfeinerten Apparaturen zur Beobachtung veränderter Bewußtseinszustände. Statt aber darin ein unüberwindliches Hindernis für weitere Untersuchungen zu sehen, besteht die Möglichkeit, sich alternativer Methoden zur Erforschung des Bewußtseins zu bedienen.
Daten über die Funktionen grundlegender Gehirnstrukturen sind sehr wichtig, um ein theoretisches Modell zu entwerfen, das solche Bewußtseinsphänomene wie die willentliche Kontrolle innerer Zustände durch Meditation verständlich macht. Man weiß zwar eine ganze Menge über die Mechanismen, die die Gehirnaktivität bestimmen, doch gibt es unzählige Möglichkeiten, diese Prozesse zu interpretieren. Viele Disziplinen beanspruchen für sich, physiologische und neurologische Funktionen mit Hilfe verschiedener Meditationsformen, des autogenen Trainings, der Hypnose, der Jacobsonschen Entspannungstechniken, des Biofeedback u. a. beeinflussen zu können. Wissenschaftliche Untersuchungen haben gezeigt, daß diese Methoden tatsächlich zu solchen Veränderungen im Bewußtsein und in der biologischen Funktionsweise führen, doch gibt es keine Theorie, die diese Veränderungen angemessen erklären kann. Wenn die zukünftige Forschung produktiver sein soll, braucht man ein Modell, um Untersuchungen dieser Art zu prüfen und ihnen einen theoretischen Rahmen zu geben.

Infolge bestimmter Charakteristika des Gehirns gibt es manche Aspekte von Bewußtseinsphänomenen, die zufriedenstellend erklärt werden können, doch andere Eigenschaften entziehen sich einer rein neurophysiologischen Modellvorstellung in jeder Hinsicht. Ein Hauptanliegen jeder umfassenden Bewußtseinstheorie besteht darin, die Beziehungen zwischen der elektrischen Aktivität des Nervensystems und Phänomenen wie Denken, Wahrnehmen, Fühlen und Wollen darzustellen. Dieses Kapitel enthält einen Überblick über eine Reihe von neuen Theorien, die sich mit der Entwicklung und der Funktionsweise des Nervensystems im Hinblick auf die neurologischen Substrate des Bewußtseins befassen. Unsere Betrachtung dieser Frage ergeht sich nicht in rein philosophischen Spekulationen, sondern dient dem Versuch, ein präzises Modell der Wechselwirkungen zu entwerfen, die im Zusammenhang mit psychosomatischen Störungen, den Meditationslehren und neuen Behandlungsmethoden, wie das klinische Biofeedback und die Akupunktur, von grundlegender Bedeutung sind.

Das hier dargestellte psychosomatische Modell ist auf der Basis der Arbeit mehrerer Forscher entstanden. Der erste, der ein solches Modell der Wechselwirkungen zwischen Psyche und Soma vorschlug, war Walter B. Cannon in seinem 1937 erschienenen Buch *The Wisdom of the Body.* Zwischen 1937 und heute haben Forscher Cannons grundlegende Einsichten verfeinert sowie im einzelnen ausgeführt und einige der neurologischen und psychischen Prozesse, die an der willentlichen Kontrolle innerer Zustände beteiligt sind, genau herausgefunden. Unter den Forschern der Gegenwart wären zu nennen: Hans Selye an der Universität von Montreal, Gary Schwartz und Herbert Benson an der Harvard-Universität sowie Elmer und Alyce Green von der Menninger-Stiftung. Einzelheiten ihrer Arbeit werden in den Kapiteln 5 und 6 besprochen. Um aber diese neuen Theorien erörtern zu können, müssen wir zunächst die neurologische und psychische Wechselwirkung im Gehirn in ihren Grundzügen skizzieren.

Der Aufbau des Gehirns

Zum Zwecke der folgenden Diskussion über das neurologische Substrat des Bewußtseins beginnen wir mit einer groben Darstellung der Funktionen bestimmter Gehirnstrukturen. Natürlich gibt es zwischen diesen Funktionen keine einfachen Beziehungen, denn alle Gehirnprozesse sind in Form von kompliziert ineinandergreifenden Kontrollsystemen, Ausgleichsmechanismen und Feedbackschleifen miteinander verbunden. Auf diese Weise kontrolliert ein System des Gehirns viele andere und wird selbst wiederum von vielen anderen kontrolliert. Zudem sind aufgrund des diffusen und kaum differenzierten Charakters vieler Zellmassen des menschlichen Gehirns die Grenzen zwischen Gehirnsystemen eher aus Bequemlichkeitsgründen gezogen werden und stellen also nicht unbedingt endgültige Unterscheidungskriterien dar. Wie aus jedem Lehrbuch der Neurologie ersichtlich ist, wimmelt es nur so von Bezeichnungen für große und kleine Gehirnstrukturen, doch über die neurophysiologischen Funktionen dieser Strukturen und Systeme weiß man verhältnismäßig wenig. Noch weniger Daten gibt es über die Beziehungen zwischen neurophysiologischen Vorgängen und psychologischen Variablen, wie der Aufmerksamkeit, den Gefühlen und anderen Bewußtseinsmerkmalen. Trotz dieser vielen Lücken im wissenschaftlichen Verständnis dieses am höchsten entwickelten Organ des Körpers sind sehr viele der verfügbaren Informationen geeignet, das Problem der Beziehungen zwischen beobachtbaren Vorgängen im Gehirn und den eigentlichen Bewußtseinsphänomenen zu lösen.

Im Ganzen gesehen besteht die Funktion der tiefergelegenen oder subkortikalen Gehirnareale darin, die fortlaufende Aktivität von Systemen wie des Atmungs-, Kreislauf- und Verdauungssystems zu regulieren, wohingegen die höhergelegenen, kortikalen Bereiche die abstrakten intellektuellen Funktionen steuern. Der Subkortex beginnt am Hirnstamm, der die Form einer knollenförmigen Erweiterung am oberen Ende des

Rückenmarks besitzt. Es gibt drei Hauptstrukturen: (1) das Kleinhirn, das als Koordinationszentrum für alle willkürlichen Bewegungen und für die Aktivität der glatten, die unwillkürlichen Bewegungen steuernden Muskulatur dient; (2) die Medulla oblongata, die diejenigen Zentren enthält, die so grundlegende Dinge wie den Herzschlag, die Atemgeschwindigkeit und den Durchmesser von Blutgefäßen reguliert; und (3) die Brücke, die an der Regulierung des Schlafzyklus beteiligt ist. Die Medulla oblongata bildet den Hauptkommunikationskanal zwischen dem Gehirn und dem übrigen Körper. Verschiedene Nerventrakte und -fasern verlaufen ohne Unterbrechung durch das foramen magnum (die große Öffnung) des Schädels vom Rückenmark zur Medulla und von da aus zu anderen Gehirnteilen.

Die nächste Hauptkomponente des Gehirns oberhalb des Hirnstamms ist das Dienzephalon oder Zwischenhirn, das sich aus den Basalganglien, dem Thalamus und dem Hypothalamus zusammensetzt. Verschiedene Funktionen innerhalb des Zwischenhirns regulieren Gefühle wie Furcht, Haß, Leidenschaft und überschwengliche Freude. Stände dieser Bereich des Gehirns nicht unter der Kontrolle höherer Zentren in der Gehirnrinde, so würde man dazu neigen, unaufhörlich von einem emotionalen Extrem in das andere zu fallen.

Der Thalamus – der Begriff leitet sich von dem griechischen Wort für Innenkammer ab – scheint hohl zu sein und läßt sich mit einem leeren Raum vergleichen. Gegenwärtig ist noch nichts über seine spezifischen Funktionen bekannt. Aufgrund seiner Beobachtungen zieht Ernest Gardner in seinem Buch *Fundamentals of Neurology* den Schluß: »Die einzig mögliche Verallgemeinerung ist die, daß sowohl der Thalamus als auch der Gyrus postcentralis (das wichtigste Areal für die Aufnahme allgemeiner taktiler Empfindungen) am anfänglichen Erkennen von Schmerz, Temperatur, Berührung, Druck und Körperstellung beteiligt sind« (Gardner, 1968, S. 188). Von größerem Interesse ist der kleinere Hypothalamus, der den Hirnstamm mit der Großhirnrinde verbindet. Man weiß, daß er eine entscheidende Rolle in der Regulierung der Hirnanhangdrüse spielt, die man als die wichtigste Drüse des ganzen Körpers betrachtet.

Der Hypothalamus ist, wie James Olds und Peter Milner 1954 entdeckten, ein starkes »Lustzentrum«. Olds implantierte Elektroden in den Hypothalamus von Laborratten und ermöglichte ihnen, diesen Bereich des Gehirns durch das Drücken eines Hebels mit elektrischen Ladungen von 1 Volt zu stimulieren. Wie sich herausstellte, war die elektrische Reizung so angenehm, daß die Ratten Futter und Wasser nicht beachteten und so lange den Hebel betätigten, bis sie durch schiere Erschöpfung daran gehindert wurden. Solche Lustzentren im Gehirn werden als »positive Verstärkungszentren« bezeichnet, womit ausgesagt wird, daß ihre Reizung das Versuchstier dazu veranlaßt, die dieser Reizung unmittelbar vorausgegangene Handlung zu wiederholen. Weitere Untersuchungen an Katzen, Delphinen, Affen und Menschen haben die Existenz von Lust- und auch von Schmerzzentren im Hypothalamus bestätigt. 60% des Gehirns reagieren nicht auf Reizung, 35% reagieren mit angenehmen Gefühlen und positiver Verstärkung, und nur 5% reagieren mit Schmerz und negativer Verstärkung. Die elektrische Reizung von Lustzentren im Gehirn – eine Forschungsstrategie, die Gegenstand heftiger Kontroversen geworden ist – könnte eine Entsprechung in bestimmten Meditationsübungen finden. Untersuchungsergebnisse weisen darauf hin, daß es möglich ist, wichtige physiologische und psychische Zustände selber herbeizuführen. Diese Selbststimulation von Lustzentren könnte als neurologische Erklärung für manche der angenehmen Empfindungen dienen, die durch verschiedene Meditationsformen bewirkt werden.

Als nächstes über dem Zwischenhirn befindet sich das limbische System (abgeleitet von dem lateinischen Begriff für »Grenze«), das komplexer als das Zwischenhirn ist, mit ihm aber in Verbindung steht. Das limbische System – auch das viszerale Gehirn genannt – besteht aus dem Hippokampus,

dem Gyrus cinguli, bestimmten Teilen der temporalen und frontalen Gehirnrinde, bestimmten thalamischen und hypothalamischen Kernen sowie Teilen der Basalganglien und der Amygdaloidkörper (Gardner, 1968, S. 335). Es ist für verschiedene Aspekte der Gefühle und des Verhaltens, insbesondere für viele Ausdrucksformen von Gefühlen, verantwortlich. Bei Versuchstieren und menschlichen Patienten gelang es, Elektroden in diesen Bereich des Gehirns zu implantieren. Die meisten Untersuchungen befaßten sich mit der Verbindung zwischen dem limbischen System und den Schläfenlappen, in denen die wichtigsten Hörzentren liegen. Durch chirurgische Eingriffe im Bereich der Schläfenlappen stellte man fest, daß diese das sexuelle Verhalten sowie emotionale Ausdrucksformen vermitteln. Verletzungen in diesem Bereich führen zu »Halluzinationen, gestörter Erkennungs- und Erinnerungsfähigkeit, gestörtem Realitätsempfinden, Traumzuständen, Bewußtseinstrübungen, plötzlichen Sinnesausfällen und psychomotorischer Epilepsie« (Gardner, S. 336). Der Schweregrad dieser Störungen macht deutlich, daß es eine ganz bestimmte, aber noch nicht vollständig erkannte Beziehung zwischen Stimmungen und neurophysiologischer Aktivität gibt.
Ein Teil des limbischen Systems, der zunehmend die Aufmerksamkeit auf sich zieht, ist der Hippokampus. Dieser Teil des Gehirns wird auch als Rhinenzephalon (wörtlich: »Nasenhirn«) bezeichnet, weil man ursprünglich dachte, er hätte in erster Linie mit dem Geruch zu tun. Er wird von einer Art primitiver Gehirnrinde oder Archikortex umschlossen. Die elektrische Reizung dieses Gebiets führt zu einer Störaktivität, die weite Teile der höheren Großhirnhälften umfaßt. Forscher haben erkannt, daß bestimmte Gerüche in der Lage sind, lebhafte Vorstellungen zu wecken. Vielleicht ist die ausgeprägte Fähigkeit des Hippokampus, auf höhergelegene Gehirnzentren einzuwirken, für dieses Phänomen verantwortlich. So wie chirurgische Eingriffe im Gehirn Veränderungen auf der psychischen Ebene hervorrufen, so ist aufgrund der Feedbackstruktur des Gehirns mit Sicherheit anzunehmen, daß psychi-

sche Faktoren – angefangen von extremen Gefühlslagen bis hin zu stillen Meditationsübungen – Gehirnstrukturen beeinflussen und ihre Funktionen modifizieren. Das entscheidende Problem stellt sich jedoch mit der Frage, ob die Bewußtseinsphänomene lediglich die Entsprechung nervöser Aktivitäten sind oder nicht.

An der Spitze der Hierarchie des Gehirns befindet sich schließlich die Großhirnrinde oder graue Substanz, die alle höheren abstrakten Funktionen wie Sprache, Gedächtnis, Urteilsfähigkeit und andere intellektuelle Aktivitäten steuert. Die Großhirnrinde kontrolliert auch die primitiveren Gehirnanteile. Die Bewegungen der willkürlichen Muskulatur werden ebenfalls von der Großhirnrinde gesteuert, nämlich von der motorischen Rinde, die man sich als ein etwa 2,5 cm breites Band vorstellen kann, das sich am oberen Kopfende vom einen Ohr zum anderen hinzieht. Die Impulse für die Bewegungen gehen von diesem motorischen Areal aus und wandern an Nervenbahnen entlang hinunter zur Großhirnrindenbasis. Von dort aus laufen sie weiter durch das Mittelhirn zur gegenüberliegenden Gehirnseite und gelangen dann schließlich hinunter zur Wirbelsäule und zu den entsprechenden Körpermuskeln. Deshalb erfordert die Muskelaktivität auf jeder Körperseite das Zusammenwirken der motorischen Rindenareale auf beiden Seiten des Gehirns. Aus Untersuchungen von Barry Sterman an der Universität von Kalifornien in Los Angeles (1976) geht hervor, daß Personen mit psychomotorischer Epilepsie lernen können, ihre Anfälle mit Hilfe von Biofeedback unter Kontrolle zu bringen. Mit einiger Übung gelingt es diesen Personen zu erkennen, wann ihr psychomotorischer Rhythmus abnormal wird, und sie können dann mit Hilfe einer bestimmten Technik den Rhythmus wieder normalisieren. Eine solche Fähigkeit ist ein klarer Hinweis auf eine psychosomatische Wechselwirkung, bei der man durch die Schulung seiner Konzentration eine schwere organische Störung ausgleichen kann.

Die Großhirnrinde – das höchste Zentrum zur Regulierung der

Gehirnaktivität – bietet die Gelegenheit, die engsten Beziehungen zwischen objektiv nachweisbaren neurologischen Aktivitäten und den Phänomenen des Bewußtseins zu beobachten. Von direkter Relevanz sind dabei (1) Untersuchungen des retikulären Aktivierungssystems (RAS), das das Verbindungsglied zwischen kortikalen und subkortikalen Prozessen darstellt, sowie (2) Untersuchungen der beiden Großhirnhälften, wobei festgestellt wurde, daß jeder Großhirnhälfte ganz bestimmte Eigenschaften des Bewußtseins zuzuordnen sind. Die Beobachtungen der Aktivität des RAS sind wichtig für das Verständnis bewußter und unbewußter geistiger Prozesse. Die Verbindungen zwischen der RAS-Aktivität und den Bewußtseinsphänomenen, die ich in einem früheren Buch dargestellt habe (*Consciousness: East and West,* Pelletier & Garfield, 1976), sind für ein umfassendes neuropsychologisches Modell geistiger Funktionen von wesentlicher Bedeutung. In diesem Kapitel soll der Schwerpunkt bei der Betrachtung des RAS auf seiner Eigenschaft als vertikales Kommunikationsglied zwischen dem Gehirn und dem übrigen Körper ruhen, also auf seiner Eigenschaft als Kommunikationskanal, der Eindrücke zwecks intellektueller Verarbeitung an die Großhirnrinde weiterleitet bzw. nicht weiterleitet. Die Untersuchungen über die beiden Großhirnhälften, auf die später in diesem Kapitel eingegangen wird, haben ebenfalls wichtige Bedeutung für die Klärung der Zusammenhänge zwischen kognitiven Prozessen höherer Ordnung. Diese Untersuchungen gestatten uns auch, ein Modell zu entwerfen, das die horizontale Einheit des Gehirns verdeutlicht.

Die vertikale Einheit des Gehirns

Die neurologischen Kanäle zwischen kortikalen und subkortikalen Bereichen des Gehirns umfassen ein hochkompliziertes System aus gegenseitig abhängigen Feedbackschleifen. Die

Informationen gehen in diese Feedbackschleifen ein über die afferenten Nervenstränge, die die Impulse direkt an die Großhirnrinde weiterleiten, und auch über kollaterale Nerven, die in den Hirnstamm abzweigen und sich dort mit dem Nervennetz, das oben als retikuläres Aktivierungssystem oder RAS beschrieben wurde, vereinigen.

Diese neuroanatomische Beobachtung steht nicht im Einklang mit psychologischen Theorien, die vor den in den frühen Fünfzigerjahren dieses Jahrhunderts beginnenden Hauptuntersuchungen über das RAS aufgestellt wurden. Diese gingen explizit oder implizit von einem Gehirnmodell aus, das auf den groben anatomischen Nachweisen einer Dichotomie zwischen kortikalen und subkortikalen Gehirnfunktionen basierte. Wie wir schon weiter oben anläßlich der Diskussion früher Unterscheidungen zwischen dem autonomen und dem zentralnervösen System bemerkten, dienten solche Untersuchungsergebnisse zur Stützung psychologischer Theorien von einem dem Wesen nach dualistischen Gehirn. Das Hauptproblem dabei lag darin, die Bedingungen anzugeben, unter denen die »höheren« bzw. die »niedrigen« Gehirnfunktionen über das Verhalten dominierten. Neuere Untersuchungen über das retikuläre Aktivierungssystem führten aber zu einem das dualistische Modell verdrängenden Kommunikationsmodell, wonach ein ständiger Informationsaustausch zwischen den subkortikalen Abschnitten des Gehirns besteht. Die neurologischen Daten lassen einen Dialog zwischen autonomen und kortikalen Prozessen annehmen und nicht einen unaufhörlichen, nach dem Alles-oder-Nichts-Prinzip geführten Kampf zwischen ihnen um die Vorherrschaft über das Verhalten. Kurz: Statt den Menschen als ein Lebewesen zu sehen, das von seinen subkortikalen Prozessen entweder beherrscht oder befreit wird, schafft das Kommunikationsmodell die Grundlage für die Annahme, daß kortikale und subkortikale Funktionen miteinander harmonisch integriert sind.

Ein Modell, das die Möglichkeit eines Gleichgewichts zwischen den höheren und den niedrigeren Funktionen, dem Bewußten und dem Unbewußten, einschließt, weicht radikal von Theorien ab, nach denen das menschliche Verhalten von einem ständigen Kampf des Intellekts gegen animalische Instinkte bestimmt wird. Grundlegende Merkmale des ersten Modells sind Harmonie und Vermittlung, des letzten Modells hingegen Eroberung und Unterwerfung – eine Vorstellung, von der der westliche Mensch erst jetzt allmählich abkommt. Die neurologische Theorie mag den Anschein erwecken, von der alltäglichen Realität weit entfernt zu sein, doch fällt es sehr leicht, die Projektionen dieser Vorstellung auf unsere Kultur zu erkennen. Man führt »Kriege gegen die Armut«, die Medizin wird dazu aufgerufen, die »Krankheiten zu besiegen«, und nahezu jeder glaubt an den biblischen Auftrag: »Machet euch die Erde untertan«. Im scharfen Gegensatz dazu betonen die östlichen und westlichen Meditationslehren gegenseitige Abhängigkeit, Harmonie und Zusammenarbeit. Diese Perspektive spiegelt sich im aufkommenden Interesse an der gegenseitigen Abhängigkeit von ökologischen Systemen wider. Von der Struktur her gesehen ist das retikuläre Aktivierungssystem eine »Anhäufung von Zellen, die man in den zentralen Anteilen der Medulla, der Brücke und des Mittelhirns findet und die sich nach oben durch den Hypothalamus bis in die ventromedialen Teile des Thalamus erstrecken« (Prince, 1971, S. 117). Man beachte aber, daß das RAS viele herkömmlich festgelegte anatomische Grenzen überschreitet, so daß man es gegenwärtig eher als eine funktionale statt als eine strukturelle Einheit begreift.

Das RAS erfüllt zwei grundlegende, nicht voneinander trennbare physiologische Funktionen: (1) es aktiviert die Großhirnrinde und macht sie empfänglich für viszerale Reize; (2) es überträgt Impulse von der Großhirnrinde zur Muskulatur und zum autonomen Nervensystem (Rothballer, 1956). Man spricht von »tonischer Aktivierung«, wenn das aufsteigende Retikularsystem die Großhirnrinde aktiviert, und von »phasischer Aktivierung«, wenn das absteigende Retikularsystem Impulse von der Großhirnrinde weiterleitet. Aufgrund ihrer

Untersuchungen ziehen Sharpless und Jasper (1956) den Schluß:

> Die tonische Komponente des Retikularsystems ist lediglich zu einer groben Differenzierung zwischen Reizen fähig und bewirkt lange andauernde, beständige Veränderungen in der Reaktionsbereitschaft, die nur auf hochgradig spezifische Reize erfolgen können.

Die kurze Reaktionsbereitschaft ist ein typisches Merkmal der phasischen Aktivierung, die dann eintritt, wenn man bewußt auf einen Reiz reagiert und zu handeln beginnt.

Wie nachgewiesen ist, stehen die absteigenden oder phasischen RAS-Funktionen in enger Verbindung mit dem psychischen Prozeß der selektiven Aufmerksamkeit. In einer Pionieruntersuchung zeichnete R. Hernandez-Péon (1963) die elektrische Aktivität auf, die vom Cochlearkern – dem wichtigsten Hörorgan im Innenohr – einer nicht anästhesierten Katze ausging. Er stellte auffallend starke elektrische Potentiale fest, wenn man in Gegenwart der entspannten oder dösenden Katze klickende Geräusche ertönen ließ. Diese evozierten Potentiale waren aber deutlich abgeschwächt oder ganz abwesend, wenn die Katze durch den Anblick einer Maus hinter Glas oder durch Fischgeruch in ihrer Aufmerksamkeit abgelenkt war. Zur Erklärung dieses Phänomens stellte Hernandez-Péon die Hypothese auf, daß das absteigende RAS die Schwelle bestimmt, ab der die Sinnesorgane Sinnesreize wahrnehmen. Da in früheren Untersuchungen (Galambos, 1956; Granit, 1955) ähnliche Ergebnisse erzielt wurden, läßt die Arbeit von Hernandez-Péon den Schluß zu, daß eine Funktion des absteigenden RAS die Einengung und Konzentrierung der Aufmerksamkeit ist. Dies führt zu einer selektiven Veränderung an der ersten Synpase oder sogar am Sinnesorgan selber.

Diese Schlußfolgerungen führten zu der Erkenntnis, daß das RAS die wichtige Funktion hat, vom autonomen Nervensystem stammende Reize vor ihrer Registrierung in den kortikalen, stärker mit dem Bewußtsein verbundenen Gehirnanteilen auszuwählen und auszusortieren. Dem Bewußtsein nicht zugänglich gemachte Reize werden dennoch unterschwellig, d. h. außerhalb der bewußten Wahrnehmung, registriert. Auch solche Reize können das Verhalten des Menschen sehr wohl beeinflussen. Erkenntnisse in dieser Hinsicht stimmen mit einem Kommunikationsmodell des Gehirns überein, auch wenn sie auf eine psychische Differenzierung zwischen bewußt und unbewußt registrierten Informationen hinweisen. Sie lassen sich hingegen nicht mit einem dualistischen Modell vereinbaren, wonach die bewußte Kontrolle im ständigen Konflikt mit unbewußten Impulsen steht.

In bezug auf diesen letzten kritischen Punkt gilt nach dem Kommunikationsmodell die Hypothese, daß die psychologische Unterscheidung zwischen bewußten und unbewußten Prozessen auf Unterschiede in der Quantität und Qualität von verfügbaren Informationen hinweist und nicht auf einen von Natur aus bestehenden Konflikt zwischen bewußten oder sozial kontrollierten und unbewußten Instinkten. Auf diese Unterschiede wird weiter unten im Überblick über die Untersuchungen zur unterschwelligen Wahrnehmung näher eingegangen. An dieser Stelle sei aber schon vermerkt, daß das Kommunikationsmodell dem Bewußtsein kontinuierlichen Charakter zuschreibt und das RAS als ein System sieht, das die bewußte Wahrnehmung kontinuierlich vermittelt. Dieses Modell setzt nicht unbewußte psychische Prozesse mit autonomen neurologischen Prozessen gleich; erstere sind in jedem Fall symbolischer, letztere hingegen bioelektrischer Natur. Der Unterschied zwischen ihnen ist grundlegender Art und entspricht seinem Wesen nach der quantenphysikalischen Unterscheidung zwischen Geist und Gehirn. Da aber die Funktionen psychischer und neurologischer Systeme engstens miteinander verknüpft sind, können Einsichten, die man in bezug auf ein System gewinnt, bedeutend zur Klärung von Problemen im Zusammenhang mit dem anderen System beitragen.

Die Neurologen neigen dazu, das Nervensystem als eine Ansammlung mehr oder weniger voneinander getrennter, jeweils eine bestimmte Aufgabe erfüllender Schaltkreise zu begreifen. Es gibt aber immer mehr Beweise dafür, daß diese Schaltkreise in Wirklichkeit ein integriertes, ganzheitliches System bilden und daß das retikuläre Aktivierungssystem im Dienste dieser integrativen Funktion steht. Der Neurochirurg J. D. French hat dieser Ansicht folgenden prägnanten Ausdruck gegeben:

Es (das RAS) aktiviert das Gehirn zum Bewußtsein und hält es wach; es leitet die zahlreich umherschwirrenden Botschaften im Nervensystem; es überwacht die unzähligen Reize, die auf unsere Sinne eindringen, wobei es diejenigen, die für uns notwendig sind, aufnimmt und diejenigen, die irrelevant sind, abweist; es dämpft und verfeinert unsere Muskelaktivität und unsere Körperbewegungen. Wir können sogar noch weiter gehen und sagen, daß es in wesentlicher Hinsicht zu unseren höchsten geistigen Prozessen beiträgt, nämlich zur Konzentration unserer Aufmerksamkeit, zu unserer Selbstwahrnehmung und unzweifelhaft zu allen Formen des Denkens (French, 1957, S. 38).

Die Art der Verbindung zwischen neurologischen und psychischen Prozessen bleibt weiterhin Gegenstand von Spekulationen. Bezeichnenderweise neigen Bewußtseinsforscher immer mehr dazu, über die bioelektrischen und -chemischen Basisprozesse der Gehirnaktivität hinauszugehen und sich der atomaren bzw. subatomaren Ebene des Handelns zuzuwenden. Auf der Grundlage einer völligen Neufassung von theoretischen Konzepten und einer noch nie dagewesenen Verfeinerung von Beobachtungsinstrumenten haben sich Physiker und Neuropsychologen dem Problem des Bewußtseins von völlig unterschiedlichen Standpunkten genähert und sind dabei zu auffallend ähnlichen Schlußfolgerungen gekommen. Die neuesten Spekulationen über die Wechselwirkungen von Geist und Gehirn werden in Kapitel 4 dargestellt.

Unterschwellige Wahrnehmung

Weitere wesentliche Beweise für ein Kommunikationsmodell der neuropsychologischen Funktionsweise stammen aus den Untersuchungen zur unterschwelligen Wahrnehmung. Sie bestätigen die neurologische Beobachtung, daß wichtige, auf das Verhalten einwirkende Reize nicht bewußt registriert werden. Die klassische Untersuchung auf diesem Gebiet wurde 1917 von O. Poetzl durchgeführt, der seinen Versuchspersonen Bilder zeigte, die jeweils ein Hundertstel einer Sekunde vorgeführt wurden. Poetzl ließ sich von seinen Versuchspersonen all das, was sie wahrgenommen hatten, mündlich oder schriftlich wiedergeben. Dann zeigte er aber, daß Elemente der Bilder, die ihm *nicht* beschrieben oder aufgezeichnet worden waren, in den Träumen, an die sich die Versuchspersonen am nächsten Morgen erinnern konnten, auftauchten. Neuere Untersuchungen von C. Fisher (1954, 1957) sowie von L. Luborsky und H. Shevrin (1956), in denen mehr oder weniger auf dieselbe Weise vorgegangen wurde, konnten dieses Phänomen bestätigen. Außerdem wies Fisher (1956, 1957) nach, daß Aspekte unterschwellig wahrgenommener Bilder später in bewußten Vorstellungen, freien Assoziationen, Halluzinationen sowie Träumen auftauchen können. Aufgrund dieser Ergebnisse kann man die Hypothese aufstellen, daß ein großer Teil visueller Eindrücke in extrem kurzen Intervallen – etwa in einem Hundertstel oder einem Zweihundertstel einer Sekunde – unterschwellig registriert wird. Weiter kann man folgern, daß solche Wahrnehmungen, obwohl sie je nach Aufmerksamkeitszuwendung weitgehend unbewußt registriert werden, sehr wohl psychische Prozesse wie Träume, spontane Vorstellungen und freie Assoziationen beeinflussen. Von zusätzlichem Interesse – insbesondere für Untersuchungen über veränderte Bewußtseinszustände – ist noch die Tatsache, daß die zuvor nicht mitgeteilten Elemente mit photographischer Genauigkeit wiedergegeben werden können, die Träume und Vorstellungen aber häufiger auf zahlreiche, in der Zwischenzeit stattgefundene Umwandlungen und Verzerrungen hinweisen (Fisher, 1957). Dieses Ergebnis setzt der Bewußtseinsforschung eine wesentliche Aufgabe, nämlich die symbolischen Umwandlungen physischer Reize, früherer Wahrnehmungen, spontaner Phantasien und Vorstellungen zu verstehen.

Experimentelle Untersuchungen zum Thema unterschwellige Reizung wurden schon etliche Zeit vor der Jahrhundertwende durchgeführt, doch wurden sie erst in den frühen Fünfzigerjahren durch Charles Fishers Wiederholung der wenig bekannten tachistoskopischen Experimente von Poetzl für die moderne Psychologie relevant. In den darauf folgenden zwanzig Jahren wuchs die Zahl der Untersuchungen ständig an, und das Phänomen der unterschwelligen Wahrnehmung erhielt den Rang einer neuen wissenschaftlichen Tatsache. Der erste, der diese Schlußfolgerung zog, war Bevan, ein Experimentalpsychologe, der 1964 über achtzig Untersuchungen zu diesem Thema zusammengefaßt und kritisch überprüft hatte. Eine neuere umfassende Übersicht und Analyse von Arbeiten über die unterschwellige Wahrnehmung stammt von Dixon (1971). Er folgerte, daß die Existenz der unterschwelligen Wahrnehmung in zumindest acht unterschiedlichen Kategorien nachgewiesen sei: in Träumen, im Gedächtnis, im Adaptationsniveau, in der bewußten Wahrnehmung, im verbalen Verhalten, in emotionalen Reaktionen, in Verhaltensweisen, die der Triebbefriedigung dienen, und in Wahrnehmungsschwellen. Im Anschluß an Dixons Arbeit verlagerte sich der Interessenschwerpunkt vom Nachweis der Existenz dieses Phänomens auf die Erforschung seiner Natur und seiner Implikationen.

Der berühmteste unter den heutigen Forschern auf diesem Gebiet ist Howard Shevrin von der Universität von Michigan. 1973 berichtete er über seine Serie von Experimenten, in denen er unterschwellige Reize benutzte und Veränderungen in den von der Großhirnrinde ausgehenden Reaktionen beobachtete, um die neurophysiologischen Begleiterscheinungen dieser Form von Wahrnehmung zu erforschen. Eine von der Großhirnrinde ausgehende Reaktion zeigt sich im

Elektroenzephalogramm und spiegelt wider, wie jemand Informationen verarbeitet. Shevrin beobachtete bei seinen Versuchspersonen die Veränderungen in diesen Reaktionen, um ausfindig zu machen, ob man an ihnen den Unterschied zwischen bewußt verarbeiteten und unbewußt verarbeiteten Informationen ablesen könne.

In seinen zahlreichen Experimenten wies er nach, daß zwischen der als Antwort auf einen Reiz und auf bestimmte unbewußte Vorgänge erfolgenden bioelektrischen Aktivität des Gehirns und der Verdrängung eine Beziehung existiert. Sein Ziel war, die Bedingungen zu erforschen, unter denen unbewußt aufgenommene Informationen entweder primäre – unbewußte – Umwandlungen oder Verzerrungen infolge von Abwehrmechanismen durchmachen oder aber sekundäre – mehr bewußte und intellektuelle – Umwandlungen im Assoziationsprozeß erfahren würden.

Shevrins Versuchspersonen waren zwölf Paare von Zwillingsbrüdern im Alter von 13 bis 19 Jahren. Bei allen Zwillingspaaren wurde die Bereitschaft zur Verdrängung eingeschätzt und dann von jedem Paar der Zwilling bestimmt, der mit größerer Wahrscheinlichkeit zur Verdrängung unterschwelliger Reize neigen würde (1973). Jeder Zwilling hatte dann drei Aufgaben zu bearbeiten: (1) eine Aufgabe, in der frei assoziiert werden mußte; (2) eine Konzentrationsaufgabe und (3) eine Kopfrechenaufgabe. Während der Beschäftigung mit den einzelnen Aufgaben wurden gleichzeitig sowohl die Amplitude (die Stärke der elektrischen Entladung) als auch die Latenzzeit (die Verzögerung zwischen der Wahrnehmung und der Registrierung der Reize) der EEG-Aktivität aufgezeichnet. Die Tatsache, daß die durchschnittliche evozierte Reaktion (der Durchschnittswert der elektrischen Entladungen) mit der Aufmerksamkeit variiert, gab Shevrin die Möglichkeit, seine theoretischen Annahmen über die unbewußte Aufmerksamkeit zu prüfen. Wenn es nämlich tatsächlich einen Unterschied zwischen der primären und der sekundären Verarbeitung von Informationen gibt, dann müßte die Amplitude der durchschnittlichen evozierten Reaktion immer dann, wenn die Aufmerksamkeit unbewußt auf einen unterschwelligen Reiz gerichtet worden war, zunehmen. Nach einer umfangreichen Serie von Experimenten, in denen Shevrin den einzelnen Zwillingspaaren zahlreiche unterschwellige Reize dargeboten hatte, verglich er die Reaktionen des stärker zur Verdrängung neigenden Zwillings mit denen des weniger zur Verdrängung neigenden Zwillings. Dabei stellte sich deutlich heraus, daß die Zwillinge unterschiedlich reagierten. Shevrin zog daher aus dieser Serie von Experimenten den Schluß:

Offensichtlich können ein und dieselben unterschwelligen Reize sowohl in rationaler und realistischer als auch in irrationaler und unrealistischer Weise »verarbeitet« werden. Eine hohe Amplitude der evozierten Reaktionen in einer in den ersten 260 Millisekunden nach dem Reiz auftretenden EEG-Komponente ist mit einer bewußten Verarbeitung der unterschwelligen Reize verbunden, wohingegen 1,5 Sekunden nach dem Reiz auftretende Alpha-Wellen mit »Klirr-« und »Rebuseffekten« einhergehen (S. 84).

Diese »Klirr-« und »Rebuseffekte« sind das Ergebnis der unbewußten Abwehrmechanismen, die in der Verdrängung wirksam sind. Auf diese zeitlich und qualitativ unterschiedlichen Reaktionen auf Reize war schon 1956 von Fisher in seinen frühen Arbeiten zur unterschwelligen Wahrnehmung hingewiesen worden.

Shevrin stellte in seinen Experimenten fest, daß es in der Tat möglich war, zu differenzieren zwischen der durchschnittlichen evozierten Reaktion eines Menschen, der auf Informationen mit Verdrängung reagierte, und eines Menschen, der Informationen offen aufnahm und nicht verdrängte. In jeder experimentellen Situation zeigte die zur Verdrängung neigende Versuchsperson eine größere Reaktionsamplitude in den ersten Phasen der durchschnittlichen evozierten Reaktion als die nicht zur Verdrängung neigende Kontrollperson. Shevrin folgerte aus diesen Daten, daß der zur Verdrängung neigende Mensch den beunruhigenden und möglicherweise emotional aufwühlenden Reiz – etwa das Bild eines brennenden Hauses

– erkennen würde, dann aber schnell die flüchtige oder kurze Bereitschaft zur Reaktion auf diesen Reiz durch Verdrängung unterdrücken würde. Dadurch sei die nachfolgende EEG-Aktivität gedämpft oder verringert. Abgesehen von den eben beschriebenen konkreten Ergebnissen ist Shevrins Arbeit auch deswegen von Bedeutung, weil sie klar zeigt, daß feine und unscheinbare psychische Prozesse empirisch untersucht werden können.

Ein Kommunikationsmodell des Gehirns

Nach Auffassung eines anderen Forschers, George S. Klein (1959), würden die Ergebnisse von Untersuchungen über die unterschwellige Wahrnehmung insgesamt profitieren, wenn man eine Unterscheidung zwischen »Registrierung« und »bewußter Wahrnehmung« träfe. Mit Registrierung ist gemeint, daß alle neu ankommenden Reize von einem Aspekt des Nervensystems aufgenommen werden, wohingegen die bewußte Wahrnehmung der Prozeß ist, durch den bestimmte Reize über im Augenblick weniger wichtige Reize die Oberhand gewinnen und auf diese Weise in der Großhirnrinde bewußt werden. Ähnliche Unterscheidungen werden von Neurologen benutzt, um zwischen der tonischen und der phasischen Funktion des retikulären Aktivierungssystems zu differenzieren. Diese gegenseitige Annäherung neurologischer und psychologischer Konzepte stützt wiederum ein Kommunikationsmodell des Gehirns, in dem alle von innen und von außen kommenden Informationen der bewußten Überprüfung potentiell zugänglich sind. In diesem Modell wird die Hypothese aufgestellt, daß ein Mensch während seines ganzen Lebens psychische und physiologische Reize auf seine eigene individuelle Weise verarbeitet hat, manche von ihnen meistens bewußt, andere wiederum ohne Beteiligung des Bewußtseins oder unbewußt.

Im Kommunikationsmodell der neuropsychologischen Funktionsweise werden die angeborenen tierischen Instinkte des Konfliktmodells ersetzt durch Einflüsse, die der Bewußtwerdung relativ unzugänglich sind. Auf diese Weise werden Unterschiede zwischen bewußten und unbewußten oder zwischen sozialen und instinktiven Prozessen nicht als Konflikt aufgefaßt, sondern als Ausdruck unterschiedlich schwieriger Bewußtmachung aller auf das Verhalten einwirkender Einflüsse. Obwohl diese theoretische Neufassung der intra- und der interindividuellen Informationsverarbeitung nicht gerade revolutionär ist, schafft sie doch die Grundlage für ein Modell der menschlichen Psyche, in dem unbewußte Prozesse lediglich nicht unmittelbar bewußte Prozesse sind. Diese Konzeption tritt an die Stelle einer qualitativen, kategorialen und dualistischen Unterscheidung zwischen bewußt und unbewußt oder zwischen willentlich und autonom. Es steckt schon eine andere Vorstellung dahinter, ob man meint, daß Menschen damit beschäftigt sind, komplexe Informationen zu sortieren, oder ob man meint, daß sie ständig versuchen, einen innewohnenden tierischen Instinkt den von außen herangetragenen Anforderungen der sozialen Ordnung unterzuordnen.
Die Parallelität zwischen neurologischen und psychischen Prozessen löst nicht das philosophische Problem der Dualität von Geist und Körper, aber sie ermöglicht ein Schema für das Verständnis der Wechselwirkung zwischen beiden. Das Schlüsselwort heißt Wechselwirkung. Sie zeigt sich als unbestreitbare Tatsache im alltäglichen Erleben und läßt sich unmittelbar an den psychosomatischen Störungen beobachten, in denen sich psychische Zustände tiefgreifend auf den physischen Körper der betreffenden Person auswirken. Zur Klärung des Problems der Dualität von Geist und Körper bedarf es nur mehr der Definition genau des Prozesses, durch den ein immaterieller geistiger Vorgang mit dem materiellen Gehirn- und Körpersystem in Wechselwirkung tritt. Damit scheinen wir vor einer gewaltigen Aufgabe zu stehen, doch wurde bereits ein guter Anfang gemacht, indem man die rudimentären Kanäle ausfin-

dig machte, über die Informationen von den Körpersinnen in die höheren Bewußtseinszentren gelangen. Das oben skizzierte Modell kann viele Ergebnisse neuerer Untersuchungen im Bereich der Meditation, der psychosomatischen Medizin, der veränderten Bewußtseinszustände, der mit der Kraft geistiger Vorstellungen arbeitenden Psychotherapien und des klinischen Biofeedbacks zufriedenstellend erklären.

Mehr noch, es bietet eine theoretische Konzeption für die Ätiologie und die praktische Behandlung vieler verschiedener psychosomatischer Störungen. Verschiedene östliche und westliche Meditationslehren, das Biofeedbacktraining, die Entspannungstherapie, die Psychosynthese und zahlreiche ähnliche Methoden geben einem einzelnen Menschen die Möglichkeit, die Beziehungen zwischen seinen physiologischen und psychischen Merkmalen mit bislang unerreichter Genauigkeit zu klären und damit den innerorganismischen psychosomatischen Streß mit den begleitenden Störungen zu verringern. Durch eine Manipulation von geistigen Vorstellungen, Empfindungen oder Biofeedbackindizes könnte man eine störungsfreie Kommunikation zwischen seinen eigenen kortikalen und subkortikalen Körperprozessen herstellen und damit eine harmonische Integration dieser Funktionen herbeiführen. Man könnte die nichtverbale Sprache lernen, derer sich die eigenen Muskeln, Organe und Gliedmaßen für die Kommunikation mit den höheren Funktionen bedienen. Durch das Lernen dieser »Sprache« können gestörte Körperprozesse wieder reguliert werden. In der Tat muß man lernen, sein Unbewußtes zu befragen, getreu dem alten Ausspruch: »Erkenne dich selbst«. Zur Überprüfung solcher Hypothesen würde man biochemische, neurohumorale und psychophysiologische Meßgrößen verwenden. Ein solcher Ansatz würde letztlich zur Klärung des Geist-Körper-Problems beitragen.

Die horizontale Einheit des Gehirns

An der Spitze der Gehirnhierarchie befindet sich die Großhirnrinde, die von zwei deutlich erkennbaren Halbkugeln umgeben ist. Diese beiden Halbkugeln sind für die Erforschung der Beziehungen zwischen Bewußtseinseigenschaften und Gehirnfunktionen sowie -strukturen von besonderem Interesse, weil sie das Modell eines horizontalen Informationsaustauschs zwischen zwei spezialisierten Anteilen des Gehirns nahelegen. Dem Neurophysiologen Roger Sperry, der am California Institute of Technology arbeitet, gelangen wichtige Entdeckungen über die horizontale Organisation der Gehirnfunktionen und des Bewußtseins. Zu Anfang führte er zahlreiche Experimente an den Gehirnfunktionen von Labortieren, wie Rhesusaffen, durch. Sein besonderes Interesse galt der Verbindung zwischen den beiden Großhirnhalbkugeln. Ausgehend von diesen Tierversuchen begann er 1961 mit einer Serie von Experimenten an Tieren und später auch an Menschen, die zu der Beobachtung führten, daß jede Großhirnhalbkugel spezifische psychische Funktionen erfüllt. Zusammenfassend stellte sich heraus, daß die linke Halbkugel vorwiegend auf das analytische, logische und intellektuelle Denken spezialisiert ist und hauptsächlich verbalen und mathematischen Abstraktionen dient. Sie verarbeitet Informationen nacheinander auf eine lineare und geordnete Weise. Die rechte Großhirnhalbkugel hingegen ist auf ganzheitliches, intuitives und räumliches Denken spezialisiert und dient vor allen Dingen etwa der musikalischen Wahrnehmung, dem Erkennen von Gesichtern und der Orientierung im Raum. Sie scheint Informationen gleichzeitig aufzunehmen und auf diffusere, ganzheitliche Art zu verarbeiten. Diese grundlegenden Beobachtungen bildeten die Ausgangsbasis für einige der neuesten Theorien und Untersuchungen über die Neurophysiologie des Bewußtseins. Rein neurophysiologisch betrachtet steuert die linke Großhirnhalbkugel die Funktionen der rechten Körperseite und die rechte Großhirnhalbkugel die der linken Körperseite. Die linke Halbkugel dominiert bei den meisten rechtshändigen und etwa der Hälfte aller linkshändigen Menschen. Man spricht deswegen von einer Dominanz der linken Halbkugel, weil ihre Schädigung schwerwiegendere Beeinträchtigungen nach sich zieht als eine Schädigung der rechten Halbkugel. Diese Unterscheidung ist aber vermutlich kulturell bedingt und entspricht nicht so sehr den objektiven Beobachtungen. In einer hochzivilisierten Gesellschaft wie der unseren wird dem gesprochenen und dem geschriebenen Wort große Bedeutung beigemessen. Die damit verbundenen Funktionen werden durch eine Schädigung der linken Großhirnhalbkugel am stärksten beeinträchtigt, weil sie praktisch bei allen Menschen der Sitz der Sprachzentren ist. Eine vergleichbare Schädigung der rechten oder nichtverbalen Halbkugel führt bei den meisten Patienten nicht zu einer Störung der verbalen Kommunikation.

Der erste, der Unterschiede zwischen der linken und der rechten Großhirnhalbkugel bemerkte, war Dax im Jahre 1836. Er ordnete der linken Halbkugel die Sprachfunktion zu. Diese Beobachtung basierte auf der Tatsache, daß eine Beeinträchtigung des Sprechens – eine Störung, die als Aphasie bezeichnet wird – mit größerer Wahrscheinlichkeit bei Läsionen der linken Großhirnhalbkugel auftrat als bei im Hinblick auf Art, Umfang und Ort vergleichbaren Läsionen der rechten Großhirnhalbkugel. Mehrere Jahre später wies der französische Gehirnchirurg Paul Broca nach, daß eine Aphasie mit Läsionen in der dritten Frontalwindung der linken Halbkugel einherging. Eine andere, frühzeitige Entdeckung der Asymmetrie der beiden Großhirnhalbkugeln erfolgte 1860, als John Huwlings Jackson, der englische Pionier auf dem Gebiet der Gehirnchirurgie, die Tätigkeit des menschlichen Gehirns mit der Tätigkeit »zweier Gehirne« verglich (Taylor, 1932, S. 130). Das eine Gehirn sei in der linken Großhirnhalbkugel lokalisiert und würde für analytische Funktionen benutzt, das andere Gehirn befinde sich in der rechten Halbkugel und diene dem intuitiven Denken.

Heute wie damals verdanken wir den größten Teil des Wissens über die spezialisierten Funktionen der beiden Großhirnhalbkugeln der klinischen Diagnostik von hirngeschädigten Patienten. In den letzten Jahren stammten wichtige diagnostische Erkenntnisse von Personen, die an chronischer Epilepsie litten und deswegen einer radikalen neurochirurgischen Operation mit der Bezeichnung zerebrale Kommissurotomie (Bogen, 1969, 1973) unterzogen wurden. Bei einer vollständigen Kommissurotomie wird das gesamte Corpus callosum – der Nervenfaserntrakt, der die beiden Großhirnhalbkugeln sowie die vordere und die hippokampale Kommissur miteinander verbindet – durchtrennt. In manchen Fällen wird die massa intermedia ebenfalls durchtrennt. Mit Hilfe einer Kommissurotomie kann eine erhebliche Linderung der chronischen Epilepsie herbeigeführt werden. Vor der Entwicklung dieser Epilepsieoperation hatten die Patienten von Joseph Bogen, der am White Memorial Medical Center in Los Angeles tätig ist, immer häufigere und schwerere Anfälle erlitten. Diese Anfälle waren besonders tagsüber sehr heftig, konnten mit keinerlei Medikamenten unter Kontrolle gebracht werden und entwikkelten sich häufig zu einem status epilepticus. Mit Hilfe der sogenannten »split-brain«-Operation konnte der Zustand der Kranken dramatisch verbessert werden. Nach einer postoperativen Phase mit Symptomen, die an ein hirnorganisches Syndrom erinnerten, stellte sich bei den Patienten offensichtlich wieder der Allgemeinzustand vor Beginn ihrer Krankheit ein. Mit Hilfe spezieller, in Tierversuchen entwickelter Tests konnte aber festgestellt werden, daß die Integration zwischen den beiden Großhirnhalbkugeln in vielerlei Hinsicht gestört war. Es hatte den Anschein, als ob jede der beiden getrennten Halbkugeln jeweils andere Empfindungen, Wahrnehmungen, geistige Assoziationen und Gedanken registrierte; jede hatte ihre eigenen Lernprozesse und ihre eigene Kette von Erinnerungen, die der anderen Halbkugel weitgehend verschlossen zu sein schienen.

Die Asymmetrie zwischen den beiden Großhirnhalbkugeln ist

ein komplexes Thema. Wir wollen unsere Erörterungen einfach damit beginnen, daß wir einige der allgemein anerkannten Untersuchungsergebnisse aufzählen: (1) Bei rechtshändigen Männern ist die Asymmetrie, d. h. die Spezialisierung der Funktionen, am deutlichsten ausgeprägt. (2) Bei Frauen im allgemeinen sowie bei linkshändigen Frauen und Männern ist eine umgekehrte oder weniger ausgeprägte Spezialisierung festzustellen. Bei Frauen sind die Funktionen in der Regel etwas gleichmäßiger auf beide Großhirnhalbkugeln verteilt. (3) Die Entwicklung der Asymmetrie hält bis in das Erwachsenenalter an. (4) Das Gedächtnis scheint ebenfalls asymmetrisch lokalisiert zu sein. So wird beispielsweise das Kurzzeitgedächtnis beeinflußt, wenn Chirurgen bestimmte Bereiche der linken Großhirnhalbkugel reizen, aber es zeigen sich überhaupt keine Auswirkungen auf das Gedächtnis, wenn die entsprechenden Bereiche der rechten Halbkugel stimuliert werden. (5) Diese Unterscheidungen sind nicht als starr und dualistisch, sondern mehr als eine Art Arbeitsteilung zwischen den beiden Großhirnhalbkugeln anzusehen, wobei manche Funktionen von beiden erfüllt werden können. Das Begreifen dieses letzten Punkts bereitet die meisten Schwierigkeiten. Laien wie auch Forscher neigen zunehmend zu einem allzu einfachen Modell der Links-Rechts-Dualität des menschlichen Bewußtseins. Trotz dieser weitverbreiteten Klischeevorstellungen legen die Daten über die Asymmetrie der beiden Großhirnhalbkugeln letztlich mehr eine einheitliche als eine dualistische Konzeption des Bewußtseins nahe.

Zwei Formen der Geistestätigkeit

Die ersten, die Unterschiede in den Funktionen der beiden Großhirnhalbkugeln beim Menschen systematisch untersuchten, waren Roger Sperry und Michael Gazzaniga. Ein 48jähriger ehemaliger Soldat aus dem Zweiten Weltkrieg, der aufgrund einer Kopfverletzung an schwer zu behandelnden epileptischen Anfällen litt, unterzog sich einer Operation, die damals (1961) noch den Charakter eines Experiments hatte. Den chirurgischen Eingriff führten Philip Vogel und Joseph Bogen vom White Memorial Medical Center in Los Angeles durch. Sie durchtrennten das Corpus callosum, also den massiven, etwa 9 cm langen und 0,6 cm dicken Nervenfaserstrang, der die beiden Großhirnhalbkugeln miteinander verbindet. Mit dieser Maßnahme wollte man erreichen, daß das Übergreifen der Anfälle von einer Halbkugel auf die andere verhindert wird und die nicht betroffene Halbkugel in der Lage ist, die Kontrolle über den Körper aufrechtzuerhalten. Nach der Operation war der Zustand des Patienten offenbar normal, genauso wie es Roger Sperry bei seinen Versuchstieren beobachtet hatte. Im Hinblick darauf schrieb Sperry:

> Die Diskrepanz zwischen der Größe, der strategischen Lage und der augenscheinlichen Bedeutung des Corpus callosum einerseits und dem Fehlen von funktionalen Störungen nach seiner Durchtrennung andererseits war viele Jahre lang eines der Rätsel im Zusammenhang mit den Gehirnfunktionen, das die wissenschaftliche Neugier im besonderen Maße anstachelte (Sperry, 1968, S. 83).

Unter Sperrys Anleitung führte der Doktorand Michael Gazzaniga – später der Autor des Buchs *The Bisected Brain* – an dem Patienten eine Vielzahl von Tests durch. Am Ende sahen sich die Forscher zu der Schlußfolgerung veranlaßt, daß die beiden Gehirnseiten des Patienten in verschiedener Weise und unabhängig voneinander tätig waren, wenn man die Verbindung zwischen ihnen durchtrennt hatte. Sie machten u. a. folgende Beobachtungen: (1) Der Patient konnte gesprochene Befehle nur mit der rechten Hand und der rechten Körperseite – also der Seite, die von der linken Gehirnhälfte kontrolliert wird – ausführen. (2) Im Gegensatz dazu konnte er taktile und visuelle Aufgaben – etwa das Aufeinanderlegen von Klötzchen oder das Zeichnen eines Bildes – nur mit der linken Hand, die von der rechten Großhirnhalbkugel gesteuert wird, ausführen. (3) Am interessantesten aber war die Tatsache, daß es Fälle gab, in denen die linke Hand das Gegenteil von der rechten tat, so als er »seine Frau mit der linken Hand bedrohte, während er mit der rechten Hand versuchte, seiner Frau zu Hilfe zu kommen und das aggressive Handeln der linken Hand unter Kontrolle zu bringen« (Pines, 1977). Kurz: Es hatte den Anschein, als ob sich bei diesem Mann zwei verschiedene Funktionsweisen äußerten, die getrennt – jeweils in ihrer Großhirnhalbkugel – lokalisiert waren und zwischen denen kaum eine Verbindung bestand.

Es ist unwahrscheinlich, daß die Spezialisierung der beiden Großhirnhalbkugeln auf neurologische Unterschiede zwischen ihnen zurückzuführen ist, da sie morphologisch nahezu vollkommen identisch sind. Was deutlich ausgeprägt ist, sind die psychologischen Unterschiede, und diese scheinen weitgehend den kognitiven Stil, d. h. die Art der Informationsverarbeitung, zu betreffen. Von daher ist es begreiflich, daß durch das Fehlen des vermittelnden Gliedes (also eines intakten Corpus callosum) die linke und die rechte Hälfte Verhaltensweisen bewirken, die durch ihren gegensätzlichen Charakter absonderlich erscheinen mögen, wie es etwa bei dem oben erwähnten »split-brain«-Patienten der Fall war. In einem neueren Artikel von Levy, Trevarlen und Sperry wird dieser kognitive Unterschied besonders prägnant beschrieben:

Neuere Untersuchungen an Patienten nach einer Kommissurotomieoperation haben gezeigt, daß die zwei voneinander getrennten Großhirnhalbkugeln die gleichen Sinnesinformationen bei ein und denselben Aufgaben in deutlicher unterschiedlicher Weise verarbeiten. Die beiden Formen der geistigen Tätigkeit – die räumliche Synthese der rechten und die zeitliche Analyse der linken Seite – zeigen dabei Anzeichen für einen gegenseitigen Antagonismus (Levy, 1970).

Die Neigung der Großhirnhälfte mit den Sprachzentren, analytische Einzelheiten in einer Weise zu registrieren, die ihre sprachliche Beschreibung erleichtert, scheint mit der Wahrnehmung einer umfassenden Gesamtgestalt zu interferieren, d. h. die linke Hälfte sieht im Verhältnis zur rechten »den Wald vor lauter Bäumen nicht«. Dieser Interferenzeffekt legte eine bestimmte Konzeption der Entwicklung der Spezialisierung beider Großhirnhälften nahe... (Levy u. a., 1972).

Die Arbeitsteilung zwischen den beiden Großhirnhalbkugeln scheint mehr eine Sache der psychologischen Effektivität als der neurologischen Notwendigkeit zu sein. Als Ganzes gesehen ist das Gehirn ein anpassungsfähiges System für das Erkennen von Mustern. Es muß unzählige feine Differenzierungen vornehmen und das Gemeinsame an einer Vielzahl von Informationen bestimmen. Im Einklang mit Prinzipien der Ökonomie werden alle Rohdaten nicht ständig kodiert und gespeichert. Vielmehr werden die wesentlichen Merkmale von Reizen in Form einer schnell und zuverlässig verfügbaren Gedächtnisspur behalten (Meyer, 1972).
Somit hat es den Anschein, als ob in der linken Großhirnhalbkugel Schemata aufgebaut werden, die aus einer Hierarchie von Kategorien bestehen, denen die einzelnen Reize je nach ihrer relativen Bedeutung zugeordnet werden. Als Ganzes müssen diese Schemata eine effektive und zuverlässige Darstellung der Außenwelt liefern. Die Kategorien ermöglichen das Vorwegnehmen und Begreifen einer Vielzahl von Problemsituationen, denen man in seinem Leben begegnen kann. Außerdem sind diese Schemata, die einem individuellen Abbild der Realität gleichkommen, ein Mittel, anderen Menschen die eigenen Erfahrungen mitzuteilen. Aufgrund der Arbeitsteilung kommt der linken Großhirnhalbkugel die Aufgabe zu, die kategorialen Unterscheidungen zu treffen, d. h. sie benennt, identifiziert, klassifiziert, analysiert, beschreibt, erklärt und überlegt.
Im Gegensatz dazu ist die Funktionsweise der rechten Großhirnhalbkugel mehr fließender und diffuser Natur. Ihre Eigenschaften haben mehr Analogie zu den Rohdaten der Erfahrung selber. Genau dieser Mangel an Spezifität ermöglicht aber eine ganzheitliche Funktionsweise, die den Erkenntnisprozessen einen viel größeren Spielraum beläßt. Eine ihrer Funktionen scheint darin zu bestehen, unähnliche Reize zum Zwecke eines kreativen Vergleichs nebeneinanderzustellen wie etwa in dem Ausdruck »drahtlose Telegraphie«. Sie schafft daher eine Basis für das Vergleichen zwischen Ähnlichem – wie etwa zwischen

Feinheiten der Definitionen von Worten – und zwischen Unähnlichem – wie etwa im Zusammenhang mit Reaktionen auf Autoritätsfiguren. Ihren bedeutendsten Beitrag leistet die rechte Großhirnhalbkugel in Form von Analogien zur räumlichen Topographie, d. h. indem sie etwa bei einer Zeichnung oder bei einer nicht vertrauten und noch unkategorisierten Anordnung von Reizen ein Figur-Grund-Verhältnis schafft.

Ohne Zweifel verfügt auch die linke Großhirnhalbkugel teilweise über die Fähigkeit zur ganzheitlichen Integration, wie auch die rechte Halbkugel im begrenzten Umfang kategorisieren kann. Die Aufteilung der asymmetrischen Funktionen hängt von mehreren Faktoren ab, wobei vor allen Dingen das Alter, das Geschlecht, die Rechts- oder Linkshändigkeit, die Kultur und bis zu einem gewissen Grad auch die professionelle Schulung zu nennen wären. Es ist daher allzu einfach, psychische Funktionen ausschließlich in der linken oder rechten Großhirnhalbkugel lokalisieren zu wollen. Statt dessen scheint es zahlreiche Funktionen zu geben, die in beiden Halbkugeln gespeichert sind und flexibel – je nach den augenblicklichen Bedürfnissen – eingesetzt werden können.

Ein interessantes Beispiel für diese Flexibilität ist das Hören von Musik. Lange Zeit galt als eines der Rätsel der Gehirnasymmetrie, daß man das Erkennen von Musik nicht ausschließlich mit einer Gehirnseite in Verbindung bringen konnte. Mit anderen Worten: Es ließ sich nicht feststellen, ob das Hören von Musik eine analytische Funktion der linken oder eine intuitive Funktion der rechten Gehirnseite war. Vor kurzer Zeit nun haben zwei Psychologen von der Columbia-Universität, Thomas Bever und Robert Chiarello, entdeckt, daß die Wahrnehmung von Musik eine Funktion beider Großhirnhälften ist. Es gibt allerdings einen Unterschied zwischen Musikern und Nichtmusikern, was die Einbeziehung der einen oder der anderen Seite des Gehirns anbelangt. Musiker neigten dazu, beim Hören von Musik ihre linke Großhirnseite – also ihre analytische Seite – zu benutzen. Im Gegensatz dazu machten diejenigen, die nicht musikalisch geschult waren, von der

rechten Seite ihres Gehirns Gebrauch, d.h. sie nahmen die Musik mehr intuitiv auf. Zu dieser Schlußfolgerung gelangten die Forscher, nachdem sie Musik einmal in das linke Ohr und einmal in das rechte Ohr ihrer Versuchspersonen überspielten. Sie machten dabei die Entdeckung, daß musikalisch ungeschulte Personen Melodien am besten mit ihrem linken Ohr, das die aufgenommenen Informationen an die rechte Großhirnhalbkugel weiterleitet, erkennen konnten. Musikalisch geschulte Personen hingegen konnten Melodien viel besser erkennen, wenn sie in das rechte Ohr – also das Ohr, das mit der analytischen Seite des Gehirns in Verbindung steht – überspielt wurden (Bever und Chiarello, 1974).
Es scheint demnach eindeutig festzustehen, daß die im intakten Gehirn links und rechts lokalisierten Funktionen nicht unabhängig voneinander sind. Vielmehr ist wahrscheinlich, daß die Funktionen beider Großhirnhalbkugeln im hohen Maße integriert sind und ihr jeweiliger Beitrag zu einer Aufgabe von den Erfordernissen der Situation und den unterschiedlichen Fähigkeiten der Halbkugeln beim einzelnen Menschen abhängt (Mountcastle, 1962). Wenn man sich Kapitel 2 wieder in Erinnerung ruft, ist es sogar möglich, daß vieles von dem, was wir an Unterschieden zwischen der linken und der rechten Großhirnhalbkugel entdecken, sehr wohl Artefakte der Testsituation oder der chirurgischen Maßnahme sein können (Mountcastle, 1962). In der Physik haben wir die Analogie in den Fällen, in denen das Komplementaritätsprinzip ins Spiel kommt. Je nach Art des Experiments wird ein Forscher feststellen, daß das Licht sich entweder aus Teilchen zusammensetzt oder ein Wahrscheinlichkeitsnebel ist.

Geschlechtsunterschiede

Viele Erkenntnisse über die asymmetrischen Funktionen der beiden Großhirnhalbkugeln basieren, wie schon erwähnt, auf

Tests und Beobachtungen an Leuten mit einer Gehirnschädigung. In einer Untersuchung an 64 Männern und Frauen, die einer Schläfenlappenlobotomie – einer allgemein anerkannten Maßnahme bei manchen hartnäckigen Fällen von Schläfenlappenepilepsie – unterzogen worden waren, machte D. H. Lansdell vom National Institute of Neurological Diseases and Blindness zwei interessante Beobachtungen. Erstens war aus den Ergebnissen zu entnehmen, daß es einen neurophysiologischen Mechanismus für das ästhetische Empfinden geben muß, da dieses durch eine Schläfenlappenentfernung beeinträchtigt zu sein scheint. Zweitens ging aus der Untersuchung hervor, daß bei Frauen die spezifischen Funktionen der Großhirnhalbkugel gleichmäßiger verteilt sind als bei Männern, die eine stärker ausgeprägte Asymmetrie aufweisen. An allen Patienten wurde vor und nach der Operation der Graves Design Judgment Test durchgeführt, der die »Fähigkeit zum ästhetischen Empfinden und zur künstlerischen Produktivität« mißt (Lansdell, 1952). Nach der Entfernung des Schläfenlappens der dominanten Großhirnhälfte zeigten die Männer eine Abnahme, die Frauen hingegen eine Zunahme in ihren künstlerischen Fähigkeiten. In den Fällen, in denen der Schläfenlappen der nicht dominanten Großhirnhalbkugel entfernt worden war, verhielt es sich genau umgekehrt. Diese Ergebnisse schienen aber nur vorübergehend zu gelten, denn bei 42 Männern und Frauen, die ein Jahr nach der Operation oder noch später getestet wurden, ließen sich keine Unterschiede zu den künstlerischen Fähigkeiten vor der Operation feststellen. Ein Teil der Ergebnisse unmittelbar nach der Operation könnte auf die plötzlichen Auswirkungen des chirurgischen Eingriffs zurückzuführen sein. Die Tatsache, daß die Veränderungen nicht von Dauer waren, weist auf eine Flexibilität des Gehirns hin, die eine Umverteilung gestörter Funktionen nach der Entfernung eines seiner Teile oder nach einer Schädigung ermöglicht. Somit hatte es aufgrund der unmittelbar nach dem Eingriff durchgeführten Tests den Anschein, als ob das ästhetische Empfinden bei Frauen und

Männern unterschiedlich lokalisiert sei, doch die Nachfolgeuntersuchungen zeigten, daß eine solche Lokalisierung nicht unbedingt starr und unveränderlich sein dürfte.
In neueren Untersuchungen über mögliche Geschlechtsunterschiede im Hinblick auf die Funktionen der beiden Großhirnhalbkugeln wurden an normalen Personen Tests durchgeführt. Paul Bakan und seine Mitarbeiter führten ihren Versuchspersonen Dias von rechten oder linken Körperteilen vor und baten sie, die abgebildeten Körperteile jeweils der richtigen Körperseite zuzuordnen (Bakan und Putnam, 1974). Zwischen den Leistungen von Rechts- und Linkshändern ergaben sich keine nennenswerten Unterschiede, doch die Leistungen von Frauen waren unabhängig davon, ob es sich um Rechts- oder um Linkshänderinnen handelte, den Leistungen von Männern erheblich unterlegen. Man hatte zuvor die Hypothese aufgestellt, daß die Fähigkeit zur Unterscheidung zwischen Links und Rechts von der Entwicklung der funktionalen Asymmetrie des Großhirns abhängt. Die Forscher nahmen deshalb an, daß die schwächeren Leistungen von Frauen in der Unterscheidung zwischen Links und Rechts sowie in visuell-räumlichen Aufgaben allgemein auf einen Geschlechtsunterschied in der Organisation der beiden Großhirnhalbkugeln zurückzuführen sei. Das bedeutet, daß sich die funktionale Asymmetrie im weiblichen Gehirn weniger stark entwickelt. Diese Hypothese faßt eine Vielzahl von Untersuchungsergebnissen zusammen, die alle darauf hinweisen, daß Frauen und Männer sich im Hinblick auf die funktionale Asymmetrie des Gehirns unterscheiden. Solche Beobachtungen werden gewöhnlich als funktionale »Defizite« hingestellt, doch darin dürfte sich lediglich ein sexistisches und auch kulturelles Stereotyp zeigen, nämlich die Voranname, daß die Asymmetrie zwischen den beiden Gehirnhälften in jedem Fall eine positive Eigenschaft sei. Es kann aber sehr wohl sein, daß gerade das Fehlen einer extrem ausgeprägten Großhirnasymmetrie in sich positiven Wert hat und denjenigen, die sich in dieser Weise entwickeln, größere Flexibilität verleiht. Auf jeden Fall gibt es zunehmend Hinweise darauf,

daß sich Männer und Frauen im Hinblick auf die Asymmetrie des Gehirns unterscheiden. Damit wird auch die Vorstellung glaubwürdig, daß sich in der Sexualität einander ergänzende Gegensätze in der Wahrnehmung widerspiegeln – man denke in diesem Zusammenhang an das Yin-Yang-Symbol des Taoismus.
In einem anderen Experiment, an dem 14 rechtshändige Personen – 9 Männer und 5 Frauen – teilnahmen, zeigten sich Geschlechtsunterschiede in elektroenzephalographischen (EEG-) Werten. Man arbeitete mit drei Vesuchsbedingungen: (1) Die Versuchspersonen pfiffen Schlager, rezitierten Gedichte und sangen. (2) Sie wurden aufgefordert, bestimmte Gefühlsreaktionen bei sich zu bewirken. (3) Sie wurden daraufhin getestet, ob eine Gruppe (Männer oder Frauen) während der Rückmeldung der Alpha-Frequenz im EEG längere Zeit Asymmetrie produzieren konnte als die andere. Das Experiment war so aufgebaut, daß sowohl eine symmetrische als auch eine asymmetrische Aktivität von den beiden Großhirnhälften rückgemeldet wurde (Davidson u. a., 1975). In der ersten Versuchssituation zeigte sich bei den Frauen eine stärker ausgeprägte Asymmetrie beim Pfeifen und beim Rezitieren, wobei während des Pfeifens die rechte, während des Rezitierens hingegen die linke Großhirnhalbkugel besonders aktiv wurde. Bei den Männer ließen sich keine Unterschiede dieser Art beobachten. Was die zweite Aufgabe – also das Herbeiführen von bestimmten Gefühlsreaktionen bei sich selber – anbelangt, zeigte sich bei den Frauen eine stärkere Aktivierung der rechten Großhirnhälfte. Bei den Männern ließen sich wiederum keine Unterschiede feststellen. Schließlich waren die Frauen besser dazu in der Lage, unter der Biofeedbackbedingung (während des Rückmeldens der EEG-Aktivität) eine asymmetrische Gehirntätigkeit zu produzieren. Im Ganzen war bei den weiblichen Versuchspersonen während solcher Selbstbeeinflussungsaufgaben eine stärkere Asymmetrie als bei den männlichen Versuchspersonen zu beobachten. Aus solchen Ergebnissen geht nicht lediglich hervor, daß die

Großhirnhalbkugeln spezifische Funktionen ausüben, sondern auch daß es Geschlechtsunterschiede im Hinblick auf die Fähigkeiten und das Aktivitätsniveau im Zusammenhang mit hochgradig spezifischen Aufgaben gibt. Vielleicht schafft die Anerkennung und die Untersuchung solcher unterschiedlichen Fähigkeiten eine wissenschaftliche Grundlage, von der aus die gegenseitige Abhängigkeit von Mann und Frau frei von den sozialen Stereotypen, mit denen man die Geschlechter lange Zeit künstlich voneinander trennte, erforscht wird.

Spezialisiert, aber nicht isoliert

Seit den frühen Bemühungen von Freud haben Psychologen und Neurophysiologen immer wieder versucht, die phänomenologischen Merkmale des Bewußtseins mit bestimmten anatomischen oder neurophysiologischen Eigenschaften des Gehirns in Verbindung zu bringen. Aufgrund von Fortschritte, die die Neurophysiologie in letzter Zeit gemacht hat, ist das Interesse an diesen Zusammenhängen neu erwacht. In einer Szene aus einem Film, den Roger Sperry gemacht hat, wird eine Patientin mit einer Kommissurotomie gezeigt, der während eines Experiments tachistoskopische Bilder vorgeführt werden. In einer Reihe von sonst langweiligen Bildern taucht plötzlich kurz ein Bild von einer nackten Frau auf, und zwar so, daß die Patientin nur in der linken Hälfte ihres Sehfelds wahrnehmen kann. Auf diese Weise wird nur die rechte Großhirnhälfte stimuliert. Die Versuchsperson sagt zuerst, daß sie nichts sehen würde. Unmittelbar darauf aber errötet sie und windet sie sich, wobei sie verlegen lächelt und zugleich etwas verwirrt wirkt. In ihrer linken Großhirnhälfte war sie sich aber weiterhin nicht bewußt, was diese emotionale Reaktion bei ihr ausgelöst hatte. Das einzige, was sie schließlich hervorbrachte, waren die Worte: »Oh, Dr. Sperry, Sie haben aber einen komischen Apparat!« Dieses Verhalten der Patientin, deren

Großhirnhalbkugeln voneinander getrennt worden waren, ist als Anzeichen für den unbewußten Charakter einer emotionalen Reaktion interpretiert worden, die nicht auf die sprachliche Ebene gehoben werden kann. Die zwei unabhängigen geistigen Funktionen waren nicht integriert, wie an der Verdrängung und Leugnung des Verlegenheit hervorrufenden Bildes deutlich wurde.

Der Psychiater David Galin am Langley Porter Neuropsychiatric Institute in San Francisco befaßte sich näher mit den neurophysiologischen Substraten unbewußter geistiger Prozesse. Galin postuliert Parallelen zwischen einigen Aspekten der getrennten rechten Großhirnhalbkugel und einigen Aspekten des Primärprozessdenkens und der Verdrängung. Als Grundlage für diese Hypothese dienten Galin klinische und experimentelle Beobachtungen an sich körperlich ausdrückenden unbewußten Prozessen, an Träumen, an Patienten, die ihre Krankheit leugneten, an der emotionalen Reaktion, die durch in die Kopfschlagader injiziertes Natriumamytal herbeigeführt wird, und an der therapeutisch günstigen Reaktion auf eine gegen Depressionen eingesetzte unilaterale Elektroschockbehandlung (Galin, 1974). Im Rahmen seiner Untersuchungen faßte Galin auch eine Vielzahl von Ergebnissen zusammen, die die Hypothese einer Parallelität zwischen Funktionen der rechten Großhirnhalbkugel und dem Denken auf der Ebene der Primärprozesse stützten. Aus seinem Überblick über die Literatur geht u. a. hervor, daß in der rechten Großhirnhalbkugel die Eindrücke hauptsächlich in nicht verbaler Weise repräsentiert sind und daß das Denken eher in Form lockerer Assoziationen statt nach den Regeln der schlußfolgernden Logik verläuft. Typisch für diesen Bereich des Gehirns ist, daß ein Teileindruck zur Vorstellung von einem Ganzen umgeformt wird und daß das Lösen von Problemen auf der Verwertung vieler konvergierender Informationen statt auf dem logischen Durchdenken einer einzelnen Kausalkette beruht. Zweitens weist die Forschungsliteratur darauf hin, daß in der rechten Großhirnhalbkugel die Wahrnehmung zeitlicher Abfolgen weniger stark ausgeprägt ist als in der linken Großhirnhalbkugel. Am wichtigsten dürfte aber sein, daß in der rechten Großhirnhälfte zwar Worte gespeichert sind, diese sich aber nicht so sehr für die Eingliederung in grammatikalische Sätze eignen, sondern eher diffus-ganzheitlichen Charakter haben. Die rechte Großhirnhalbkugel ist auch besonders am Erkennen von Gesichtern beteiligt. Da in diesem Teil des Gehirns komplexe Muster effektiver auf ganzheitliche als auf analytische Weise verarbeitet werden, findet man als entsprechende Ausdrucksmittel am häufigsten »Wortbilder« wie Metaphern, Wortspiele, zweideutige Ausdrücke und Bilderrätsel. Die Elemente dieser Wortkonstruktionen haben keine festen Definitionen, sondern variieren mit dem Zusammenhang. Sobald sie als Teile eines neuen Musters gesehen werden, können sie ihre Bedeutung ändern.

Um diese Ergebnisse mit der Hypothese in Beziehung zu setzen, daß einige unbewußte Prozesse in der rechten Großhirnhalbkugel lokalisiert sind, erörterte Galin mehrere Bedingungen, unter denen die beiden getrennten Bewußtseinsströme miteinander in unbewußten Konflikt geraten könnten. Eine solche Bedingung wäre in Form einer Situation gegeben, in der eine Mutter ihrem Kind ihre Liebe beteuert, ihr Gesichtsausdruck aber das Gegenteil beweist. Normalerweise würden die mit der linken Großhirnhalbkugel wahrgenommenen gesprochenen Worte dominieren. Das Kind könnte aber Wut empfinden, wenn die in der rechten Großhirnhälfte erfolgende Wahrnehmung des negativen Gesichtsausdrucks stark genug ist. Unabhängig von der sichtbaren Reaktion des Kindes kann die ambivalente Erfahrung als Erinnerungsbild weiterbestehen und auf diese Weise zukünftige Gefühle und Verhaltensweisen beeinflussen. Da in den beiden Großhirnhälften die Informationen unterschiedlich verarbeitet werden, läßt sich ohne weiteres die Annahme vertreten, daß getrennte Kommunikationskanäle häufig in Konflikt geraten können und somit die Grundlage für Angst und neurophysiologischen Streß schaffen. Solche Widersprüche zwischen Informationen bedürfen der

Lösung, und möglicherweise erfolgt diese in einem intakten Gehirn in Form der vorübergehenden Dominanz einer Großhirnhalbkugel über die andere. Eine solche, zeitlich begrenzte Dominanz läßt sich mit einer funktionalen Kommissurotomie vergleichen und ist vielleicht die neurophysiologische Entsprechung zur Verdrängung. Trotz der Tatsache, daß dieser Prozeß den zeitlich begrenzten Streß mildern kann, werden alle widersprüchlichen Informationen unterschwellig verarbeitet und eventuell zu einem späteren Zeitpunkt reaktiviert. Es ist deshalb vielleicht noch zu früh, den Großteil der unbewußten Aktivität in der rechten Großhirnhälfte lokalisieren zu wollen. Man benötigt ein dynamischeres Modell, in dem die beiden Großhirnhälften ständig Rückmeldungen austauschen und auf diese Weise widersprüchliche Informationen miteinander in Einklang bringen.

Ergebnisse neuerer Untersuchungen weisen darauf hin, daß es voreilig ist, eine absolute Trennung zwischen den Funktionen der rechten und der linken Großhirnhälfte vorzunehmen. In Arbeiten darüber, wie die Gehirnprozesse visuelle Informationen verarbeiten, wird nicht die Tatsache berücksichtigt, daß Informationen von beiden Seiten des Sichtfeldes an die beiden Großhirnhälften weitergeleitet werden. Dadurch kann man kaum – auch nicht bei Patienten mit einer Kommissurotomie – mit Gewißheit sagen, welche Hälfte des Gehirns auf welche Informationen reagiert. Eine Methode zur Umgehung dieses Problems ist die Benutzung einer »Z-Linse«, die von Eran Zaidel am California Institute of Technology entwickelt wurde. Zunächst wird ein Auge (bei Untersuchungen der sprachlichen Gehirnfunktionen das linke) mit einer Klappe abgedeckt und somit eine Informationsquelle vollständig ausgeschaltet. Dann wird auf das rechte Auge eine übergroße Kontaktlinse aufgelegt, in deren Mitte eine winzige Aluminiumröhre etwa von der Größe einer Pupille eingepaßt ist. Diese Röhre enthält eine Linse zur Fokussierung der visuellen Eindrücke und eine freie bewegliche Vorrichtung, die unabhängig von den Bewegungen des Auges die linke Seite der Retina – also den Teil, der

normalerweise Informationen an die linke Großhirnhälfte weiterleitet – abdeckt. Sind Röhre und Augenklappe in der richtigen Lage, dann »sieht« nur die rechte Großhirnhälfte, was der betreffenden Person gezeigt wird.
Sperry und Zaidel haben mit dieser Vorrichtung an Patienten mit einer Kommissurotomie verschiedene sprachliche Tests durchgeführt. In einem einfachen Test spricht der Prüfer ein Wort – etwa das Wort »Pferd« – vor und zeigt dann der Versuchsperson ein Bild mit vier Tieren, darunter auch einem Pferd. Dieses Wort wird mit beiden Großhirnhalbkugeln akustisch, jedoch nur mit der rechten optisch wahrgenommen. Die Versuchspersonen konnten nur mit der linken – also mit der von der rechten Großhirnhälfte kontrollierten – Hand auf das Pferd zeigen. Mit Hilfe komplizierterer Worte und Sätze konnten die Forscher feststellen, daß die rechte Großhirnhalbkugel der linken im Verständnis von Vokabeln nur um zwei Jahre nachstand, in der Handhabung des Satzbaus aber nur das Niveau eines fünfjährigen Kindes erreichte. Diese Ergebnisse stützen die Theorie, daß sich die Funktionen beider Großhirnhalbkugeln bis zum Alter von 5 Jahren gleichmäßig entwickeln und erst dann sich zu spezialisieren beginnen. Das Sprachpotential der rechten Großhirnhalbkugel gibt den Leuten Hoffnung, deren sprachliche Fähigkeiten aufgrund einer durch einen Schlaganfall oder ein Trauma bedingten Schädigung der linken Großhirnhalbkugel verlorengegangen sind. Wenn die Ergebnisse von Sperry und Zaidel in weiteren Untersuchungen bestätigt werden, dann kann man die rechte Großhirnhalbkugel so weit trainieren, daß zumindest einige der verlorengegangenen Fähigkeiten wiederhergestellt werden (Zaidel und Sperry, 1975). Wie aus dieser Arbeit ebenfalls hervorgeht, kann man mit Verfahren, die der Komplexität der Gehirnfunktionen einigermaßen gerecht werden, feststellen, daß die Funktionen der beiden Großhirnhälften spezialisiert, aber keineswegs absolut voneinander getrennt sind.

Kreativität und transzendentales Bewußtsein

Wohl eine der interessantesten Verbindungen zwischen neurophysiologischen Vorgängen und Bewußtseinszuständen ist die Beziehung zwischen den Funktionen der Großhirnhalbkugeln und der Kreativität. Nach der Beobachtung zahlreicher Patienten mit einer Kommissurotomie stellte Joseph Bogen fest, daß ihre Träume, Phantasien und Symbolprozesse sowohl quantitativ als auch qualitativ erheblich nachgelassen hatten (Bogen und Bogen, 1969). Aufgrund dieser Beobachtungen vermutete Bogen, daß für wirklich kreatives Denken die Zusammenarbeit zwischen beiden Großhirnhälften notwendig sei. Eine der wesentlichen Fähigkeiten der rechten Großhirnhalbkugel ist offenbar die Speicherung unähnlicher Informationseinheiten. Diese Fähigkeit zur Speicherung und Verarbeitung unähnlicher Elemente könnte sehr wohl die entscheidende neurophysiologische Grundlage für die Kreativität sein.

Eine der interessantesten Abhandlungen über diese mögliche Verbindung stammt von Albert Rothenberg, einem Psychiater an der Yale University School of Medicine. In einem Artikel mit dem Titel »The Process of Janusian Thinking in Creativity« (1971) definierte Rothenberg das »Janusdenken« als die »Fähigkeit, zwei oder mehr gegensätzliche oder widersprüchliche Gedanken, Konzepte oder Vorstellungen gleichzeitig zusammenzubringen und zu verarbeiten«. Janus war der römische Gott mit den zwei Gesichtern, der gleichzeitig in entgegengesetzte Richtungen schauen konnte. Rothenberg analysierte die Eigenschaft kreativer Einsichten, unähnliche Erfahrungselemente miteinander in Einklang zu bringen. Seine Beobachtungen entsprechen den Angaben von Bogen, Galin und anderen Forschern, die sich mit der dynamischen Wechselwirkung zwischen den beiden Großhirnhälften befaßten. Rothenberg setzte diese Fähigkeit in Beziehung zu kreativen Prozessen in der Kunst, der Literatur, der Architektur, der Wissenschaft und der Mathematik. Die wesentlichen Elemente in allen zitierten Beispielen waren einmal die Notwendigkeit, neue Zusammenhänge zwischen Daten wahrzunehmen, und zum anderen die Fähigkeit der kreativen Person, diese Einsichten klar und deutlich zu artikulieren. Rothenberg schreibt:

> Das gleichzeitige Vorhandensein widersprüchlicher und miteinander im Konflikt stehender Elemente im Bewußtsein des kreativen Menschen ermöglicht neue Integrations- und Lösungsversuche. Das Janusdenken muß diesen Lösungsversuchen mehr als nur den Charakter logischer Absurdität verleihen (Rothenberg, 1971, S. 7).

Einer der berühmtesten Quantenphysiker, Eugene Wigner, weist ebenfalls darauf hin, daß eine Voraussetzung für die Kreativität die Vereinigung von Gegensätzen ist. Wigners Theorie ist unter der Bezeichnung »Erhaltung der Parität« bekannt. Sie besagt im wesentlichen, daß jedes Objekt oder jeder Prozeß sowie dessen exaktes Gegenstück zumindest theoretisch mit der gleichen Wahrscheinlichkeit existieren können. Vielleicht bildet eine solche Erhaltung der Parität eine Voraussetzung für kreative Einsichten, werden doch solche Erfahrungen vielfach als die Erkenntnis der Notwendigkeit charakterisiert, sich auf eine höhere Ebene des Denkens zu begeben, dann nämlich, wenn zwei offensichtlich widersprüchliche Tatsachen gleichermaßen wahr sind. Ein anschauliches, dem Leben entnommenes Beispiel für dieses Prinzip ist die Entdeckung der Doppelhelixstruktur des DNS-Moleküls, welches das Basismolekül der genetischen Replikation ist. Die Struktur des DNS-Moleküls setzt sich nach den Forschungsergebnissen von J. D. Watson und F. H. C. Crick aus zwei ähnlichen, aber räumlich entgegengesetzten Formen zusammen. Zu dieser Entdeckung führte u. a. Watsons Erkenntnis, daß die identischen Ketten in entgegengesetzter Richtung verliefen. Diese Einsicht stellte sich nach einem längeren Zeitraum ein, in dem eine Tiefenanalyse mit Röntgenstrahlenkristallographie und detaillierter Auswertung erfolgte. Der Augenblick der Einsicht selber wird von Watson wie folgt beschrieben:

Als ich am nächsten Morgen als erster in unser Büro kam, räumte ich schnell alle Papiere vom Schreibtisch, damit ich eine genügend große leere Fläche hatte, um durch Wasserstoffbindungen zusammengehaltene Basenpaare zu bilden. Zu Anfang kam ich wieder auf meine alte Voreingenommenheit für die Gleiches-mit-Gleichem-Theorie zurück, aber bald sah ich, daß sie zu nichts führte ... (Später aber sah ich, daß) beide Paare ausgewechselt werden (konnten), ohne daß ihre Glykosidbindungen deshalb aufhörten, in die gleiche Richtung zu weisen. Das hatte die wichtige Folge, daß eine Kette ebensogut Purine wie Pyrimidine enthalten konnte. Zugleich ließ es ziemlich sicher darauf schließen, daß die Skelette der beiden Ketten in entgegengesetzter Richtung verliefen (J. D. Watson, 1973, S. 152, 154).

Der eigentliche Durchbruch erfolgte also, als Watson identische Formen mit räumlich entgegengesetzten Formen in Einklang bringen konnte. Ein weiteres Beispiel aus dem oben zitierten Artikel von Rothenberg ist Arnold Schönbergs Entwicklung der Zwölftonmusik, die zu der sogenannten atonalen Richtung in der modernen Musik führte. Nach eigenen Angaben gelangte Schönberg zu der Zwölftontechnik aufgrund der Entdeckung, daß Konsonanzen und Dissonanzen gleichwertig seien. Seine Äußerung, daß die Dissonanzen lediglich ungewöhnliche Konsonanzen seien, ist ein klares Beispiel für die Integration zweier gegensätzlicher Wahrnehmungsinhalte.

Es darf natürlich unter keinen Umständen versäumt werden, darauf hinzuweisen, daß man auf den wirklich kreativen Akt in zweierlei Hinsicht vorbereitet sein muß: einmal durch die genaue Kenntnis eines Bereichs und zum anderen durch die Kenntnis allgemein anerkannter Fakten, die wichtig sind, sich aber in der einen oder anderen Hinsicht widersprechen. Konflikt und Gegensatz allein machen noch nicht die wesentlichen Elemente der Kreativität aus. Die Kreativität ergibt sich vielmehr aus einer Neuordnung von, oberflächlich betrachtet, ungleichartigen oder trennenden Fakten, die selber zuvor in logischer, rationaler und analytischer Weise erarbeitet worden sind. Die Kreativität erfordert auch nicht den Verzicht auf das rationale Denkvermögen, sondern eine gewisse Demut, was die Macht des Intellekts anbelangt. Eine sehr amüsante Anekdote wird von Bertrand Russell in seinem Buch *Die Philosophie des Abendlandes* zitiert. Bei der Besprechung der vielgerühmten Herrlichkeit der spontanen mystischen Erleuchtung, die einem bei der kreativen Lösung eines Problems widerfährt, zitiert Russell ein Fallbeispiel von William James, der einen Mann beschrieb, der immer unter der Einwirkung von Lachgas ein mystisches Erlebnis hatte. Immer wenn er mit Lachgas betäubt war, kannte er das Geheimnis des Universums, doch sobald er wieder zu sich kam, hatte er es wieder vergessen. Schließlich schrieb er unter gewaltigen Anstrengungen das Geheimnis nieder, noch ehe sich die Vision verflüchtigt hatte. Als er im vollen Besitz seines Bewußtseins war, stürzte er sich auf das, was er niedergeschrieben hatte. Es war der Satz: »Es riecht alles durchdringend nach Petroleum« (S. 144). Mit anderen Worten: nichts anderes als Unsinn. Es hat den Anschein, als ob zum Wesen der Kreativität eine Synthese der Funktionen beider Großhirnhälften gehört.

Empirische Beweise für diese Beobachtungen verdanken wir Marie Malory Hall vom Veterans Hospital in Boston, Massachusetts. Frau Hall und ihre Mitarbeiter führten Untersuchungen an 48 Patienten und einer Patientin durch, die alle rechtshändig waren und unter verschiedenen Schädigungen der linken Großhirnhälfte – angefangen von Tumoren bis hin zu vaskulären Traumen, wie einem Schlaganfall – litten. Bei der Beschreibung der psychologischen Unterschiede zwischen vergleichbaren Schädigungen der linken und der rechten Gehirnseite stellten sie fest, daß jemand mit einer Schädigung der linken Gehirnseite »in eingeengter, trockener und phantasieloser Weise denkt und sich dessen auch schmerzlich bewußt ist« (Hall, Hall und Lavoie, 1968). Eine geschädigte linke Großhirnhalbkugel kann mit einer mächtigen richterlichen Instanz verglichen werden, die sich mehr der Zensur als der Gerechtigkeit verpflichtet fühlt. Sie entspricht offenbar einem ziemlich pedantischen Kritiker, der zwar nicht beschränkt wirkt, dem es aber an Phantasie fehlt. Auf der anderen Seite zeigen Patienten mit vergleichbaren Schädigungen der rechten Großhirnhalbkugel eine Leichtigkeit in der Organisation von Wahrnehmungseindrücken und eine Mitteilsamkeit, die sie unter Umständen nicht mehr im Griff haben. Die Patienten kombinierten häufig einzelne Wahrnehmungseindrücke in unpassender Weise zu ganzen, was zu grotesken oder bizarren statt zu wirklich phantasievollen Gestalten führte. Nach der Interpretation von Ergebnissen eines Rorschach-Tests, den man an einem dieser Patienten durchgeführt hatte, zogen die Forscher den Schluß:

Seine Wachsamkeit ist eingeschränkt, es mangelt ihm an selektiver Aufmerksamkeit. Er überschätzt seine Fähigkeiten maßlos und ist sich dessen nicht bewußt, daß seine Leistungen beeinträchtigt sind. Die mäßigenden Auswirkungen einer Selbstkritik sind kaum zu merken, statt dessen will er als klug erscheinen. Daraus kann man folgern, daß die intakte rechte Großhirnhälfte der Erfinder, der Erneuerer oder der Künstler ist, der bei Erkrankung seine Kräfte überschätzt und die von der linken Großhirnseite kommende Kritik so sehr unbeachtet läßt, daß er sich wiederholt zu lächerlichen Behauptungen versteigt (Hall, Hall und Lavoie, 1968, S. 37).

Es hat also den Anschein, als ob die linke Großhirnhälfte den Logiker und Kritiker, die rechte hingegen den Erneuerer und Künstler repräsentiert. Wenn beide zusammenwirken, ist Kreativität die Folge, doch sind in dieser Hinsicht beide Gehirnhälften aufeinander angewiesen.

Die Ergebnisse der Untersuchungen über die beiden Großhirnhalbkugeln scheinen offensichtlich das Konzept einer Dualität des Bewußtseins zu stützen. Im Gegensatz zu dieser Anschauung steht unsere nahezu universell gültige introspektive Erfahrung einer Einheit des Bewußtseins – das Empfinden einer einzelnen Identität oder eines »Ich«. Vielleicht existiert dieses Empfinden einer einzelnen Identität, noch ehe Informationselemente in der einen oder anderen Großhirnhalbkugel gespeichert werden, und hat unter idealen Umständen Zugang zu beiden. Experimente, in denen die Versuchspersonen mit einem Sinnesorgan andere Reize aufnahmen als mit dem anderen (mit einem Ohr etwas anderes hörten bzw. mit einem

Auge etwas anderes sahen als mit dem anderen), legen nahe, daß in bezug auf manche Elemente die eine Großhirnhälfte über die andere dominiert. Mit speziellen Methoden der Reizdarbietung kann man sogar nachweisen, daß eine in gewisser Hinsicht unabhängige Aktivität beider Großhirnhalbkugeln die allgemeine Leistungsfähigkeit des Gehirns steigern kann. Doch würden die Fortschritte im Verständnis der Wechselwirkungen zwischen Geist und Gehirn durch ein allzu einfaches und dogmatisches Modell der Links-Rechts-Dualität des Gehirns gehemmt werden. Marcel Kinsbourne meint hierzu:

Die überwältigende Mehrheit der bisherigen Untersuchungsergebnisse zeigt, daß eine bestimmte (Problemlösungs-)Strategie von einer Großhirnhälfte effektiver eingesetzt wird als von der anderen. Die beiden Großhirnhalbkugeln des Menschen beherbergen also nicht zwei verschiedene Bewußtseinsformen, sondern unterschiedliche Elemente seines gesamten Repertoires an Problemlösungsstrategien. Wahrscheinlich ist es (im Sinne der Anpassung) am besten, sich nicht nur auf diejenigen, die in einer Hälfte lokalisiert sind, zu beschränken, sondern sich je nach Situation ihrer aller zu bedienen« (Kinsbourne, 1970, S. 10).

Es scheint, als ob jede Großhirnhalbkugel des Menschen sein Gesamtrepertoire an Verhaltensweisen – wenn auch mit qualitativen Unterschieden – in Gang setzen kann. Die Aktivität der Großhirnhälfte, die die Daten in einer bestimmten Situation in minderwertiger Weise verarbeiten würde, wird auf dem Wege über das Corpus callosum unterdrückt. Offenbar gibt es einen noch nicht näher bekannten Mechanismus, der je nach den Erfordernissen der Situation die geistige Kapazität auf den höherwertigen von zwei alternativen Gehirnprozessen überträgt.

Eigentlich dürfte die Erforschung von Situationen, in denen die Notwendigkeit einer verstärkten Zusammenarbeit zwischen den beiden Großhirnhälften besteht, unendlich ergiebiger sein als das weitere Herausisolieren zunehmend minuziöserer Variablen, die dann jeweils der linken oder der rechten

Gehirnhälfte zugeordnet werden. Man hat die Hypothese aufgestellt, daß während des schon seit jeher bekannten transzendenten Erlebens, in denen die Einheit mit dem Universum erfahren wird, die normalerweise asynchrone Aktivität beider Großhirnteile synchron wird. Nach Spekulationen von Galin und Ornstein (1972) stehen beide Großhirnhalbkugeln dann, wenn sie gleiche Gehirnwellen produzieren, in enger Kommunikation. Unter diesen Bedingungen wären der betreffenden Person die Möglichkeiten beider Großhirnhalbkugeln voll verfügbar; sie hätte gleichzeitig Zugang zu ihrer analytischen linken und ihrer synthetisch-ganzheitlichen rechten Hälfte. Unter solchen Umständen könnten die Forscher eventuell auch die neurophysiologische Grundlage für höhere Bewußtseinsformen entdecken. Solche Untersuchungen würden die Hypothese stützen, daß eine stärkere Synchronität zwischen den beiden Großhirnhalbkugeln die Voraussetzungen für einen beiderseitigen Informationsaustausch schaffen könnte, der subjektiv einem »Aha«-Erlebnis oder einer bedeutsamen kreativen Erfahrung entspräche. Vielleicht erweist sich die wissenschaftliche Erforschung der mystischen Erfahrung mit der zunehmenden Annäherung an die elementarsten Eigenschaften des Bewußtseins gar nicht so sehr als das unlösbare Paradoxon, als das sie auf Anhieb erscheinen mag.

4 Hologramme und menschliches Bewußtsein

Im vorhergehenden Kapitel haben wir ein Kommunikationsmodell entworfen, in dem Gehirn und Körper eine vertikale Einheit bilden, und wir haben Forschungsarbeiten über die Funktionen der beiden Großhirnhalbkugeln referiert, die auf eine horizontale Dimension der neurophysiologischen Grundlage des Bewußtseins hinweisen. Wir wenden uns nun einem der bedeutendsten neueren Bereiche der wissenschaftlichen Erforschung des Bewußtseins zu, in dem sich die Neurophysiologie, die Psychologie, Untersuchungen über Bewußtseinszustände, die klassische Newtonsche Physik sowie die gegenwärtige Quantenphysik vereinigen. In diesem, seinen Grundzügen nach ganzheitlich orientierten Forschungsbereich werden multidimensionale Modelle des Bewußtseins überprüft. Ich meine den Bereich, der zu unseren Betrachtungen die holographischen Modelle des Bewußtseins beisteuert. Das Wort *Holograph* leitet sich von den griechischen Wörtern *holos* (ganz) und *graphein* (schreiben) ab. Ein *Hologramm* ist ein Bild, in dem das Ganze in jedem seiner Teile erkenntlich ist, so wie sich die genetischen Informationen für den gesamten Körper in jeder Körperzelle verschlüsselt wiederfinden. Dieses und andere Merkmale des Hologramms charakterisieren einen der ergiebigsten Forschungsansätze, die jemals beschritten wurden, um in die Rätsel der Wechselwirkungen zwischen Geist und Körper einzudringen.

Die Hologrammtheorie wurde ursprünglich Ende der Vierzigerjahre von dem Physiker und Nobelpreisträger Dennis Gabor im Rahmen des Versuchs entwickelt, die Qualität der elektronenmikroskopischen Photographie zu verbessern. Erst die Erfindung des Lasers zwanzig Jahre später machte es tatsächlich möglich, ein Hologramm zu erzeugen, das ein dreidimensionales, durch Rekonstruktion des Lichtwelllenfelds produziertes Bild ist. Hier eine kurze Zusammenfassung des dabei ablaufenden Prozesses: Von einem Laser wird kohärentes Licht, d. h. Licht von annähernd derselben Frequenz, ausgesandt, das auf einen halb versilberten Spiegel trifft. Ein Teil dieses kohärenten Laserlichts, ein »Richtstrahl«, passiert den teilweise versilberten Spiegel direkt und fällt auf eine photographische Platte. Ein anderer Teil des Laserlichts wird auf einen dreidimensionalen Gegenstand abgelenkt, der photographiert werden soll, etwa auf eine Schachtel. Nachdem das Licht auf die Schachtel abgelenkt worden ist, wird es von ihr weg auf die photographische Platte reflektiert. Das von der Schachtel reflektierte Licht bildet mit dem Laserlicht, das direkt durch den teilweise versilberten Spiegel projiziert wurde, ein Interferenzmuster, das auf der photographischen Platte festgehalten wird. Damit ist die erste Phase der Erzeugung eines Hologramms von einem dreidimensionalen Gegenstand beendet. Bis zu diesem Punkt weicht das benutzte Verfahren nur wenig von einem standardphotographischen Verfahren ab. Die wirkliche Bedeutung des auf diese Weise gebildeten Interferenzmusters wird erst in der zweiten Phase deutlich, wenn die photographische Platte mit gewöhnlichem Licht oder Laserlicht illuminiert wird. Wenn das Licht durch die Platte passiert, wird eine Wellenfront erzeugt, und das dabei entstehende Bild erscheint dem Beobachter am fernen Ende der Platte als ein volles, dreidimensionales Abbild des ursprünglichen Gegenstands.

Wie wir noch sehen werden, haben viele Aspekte dieser dreidimensionalen Photographiertechnik tiefgehende Implikationen für die holographische Theorie der Wechselwirkungen zwischen der Funktionsweise des Gehirns und dem Bewußtsein. Eine solche Parallele läßt sich beispielsweise in einem Modell der Funktionsweise des Gedächtnisses finden. Es gibt zwei wichtige Merkmale des Hologramms, die eine solche Parallele nahelegen. Wenn das Laserlicht nur einen kleinen Teil des Hologramms illuminiert, sieht der Beobachter immer noch das vollständige dreidimensionale Bild, aber mit weniger deutlichen Einzelheiten. Wird ein kleiner Teil der photographischen Platte herausgeschnitten, sieht der Beobachter ebenfalls noch das gesamte dreidimensionale Objekt, diesmal aber in abgeschwächter Intensität. Wir können diese Eigenschaften der Holographie sinnvoll auf Fälle übertragen, in denen Schlaganfallpatienten davon sprechen, daß sie vollständige, aber weitgehend verblaßte Erinnerungen haben. Außerdem eignet sich die Hologrammforschung auch für die Klärung so grundlegender neurophysiologischer Probleme wie der Frage, wie weit die Gehirnfunktionen auf spezifische anatomische Bereiche beschränkt und wie weit sie über die gesamte Großhirnrinde ausgebreitet sind. Es gibt schon seit langem Auseinandersetzungen darüber, ob die Gehirnfunktionen auf bestimmte Bereiche festgelegt oder mehr diffus organisiert sind. Ein holographisches Modell kann dieses Dilemma lösen, da es gleichzeitig sowohl lokalisierte Funktionen als auch die freie Beweglichkeit von Informationen, die überall im Gehirn gespeichert sind, beschreibt (Eccles, 1973). Das Hologramm dient auch als ein neurophysiologisches Modell, in dem die Gehirnfunktionen potentiell auf jede Gehirnzelle verteilt werden können, wobei aber bestimmte anatomische Bereiche auf bestimmte Aspekte spezialisiert sind und diese herausheben, andere Potentiale in diesen Bereichen hingegen latent ruhen. Sollte diese Vorstellung sich als richtig erweisen, so könnte man eventuell innovative Methoden ersinnen, um diese latenten Informationen bei Patienten mit traumatischen Hirnschädigungen zu aktivieren und ihnen auf diese Weise zumindest einen Teil ihrer verlorengegangenen Funktionen wiederzugeben.

Die Anwendung der Lasertheorie auf die Funktionsweise des Gehirns vermittelt eventuell auch Einsichten in die Gedächtnis- und Assoziationsprozesse. Es hat den Anschein, als ob die Fähigkeit des Gehirns, ein Informations-Bit mit einem anderen zu verknüpfen, eine Analogie in einem Hologramm findet, das durch von zwei Gegenständen zurückgeworfenes Laserlicht entsteht. Bei diesem Verfahren wird das von jedem Objekt reflektierte Licht zum Richtstrahlenbündel für das andere Objekt. Wenn dann einer der ursprünglichen, auf der photographischen Platte dargestellten Gegenstände mit dem gleichen, im selben Winkel einfallenden Laserlicht wieder erleuchtet wird, taucht der andere Gegenstand ebenfalls auf, und es entstehen zwei getrennte Bilder. Dieser Zusammenhang zwischen holographischen Bildern kann als ein nützliches Modell für die begriffliche Erfassung der neuronalen assoziativen Fähigkeiten im Gehirn dienen. Die Verschlüsselung von Informationen des Ganzen in jedem seiner untergeordneten Teile besitzt Analogie zu dem schon früher erwähnten Verschlüsselungsprozeß, durch den alle DNS- bis RNS-Informationen für den gesamten Organismus im Kern jeder einzelnen Zelle dieses Organismus enthalten sind. So können bereits Spuren vom innersten Kern der Zellstruktur Einsicht in solche pragmatischen klinischen Probleme vermitteln, wenn die Intuition mit der strengen wissenschaftlichen Beobachtung Hand in Hand geht.

Die ersten holographischen Modelle in der Psychophysik

Man kann sagen, daß holographische Modelle des Gehirns in den Zwanzigerjahren mit den Arbeiten von Karl Lashley eingeführt wurden, über die er in seinem umfangreichen, 1929 veröffentlichten Werk *Brain Mechanisms and Intelligence* berichtete. Die ursprüngliche Frage, der sich Lashley zuwandte, betraf eines der grundlegendsten Probleme der Neurophysiologie, nämlich: Wie weit sind bestimmte psychische oder physiologische Funktionen in spezifischen Bereichen des Gehirns lokalisiert? Aus Experimenten scheint hervorzugehen, daß grob betrachtet spezielle Funktionen tatsächlich in speziellen Hirnregionen lokalisiert sind. Andere, ebenso zuverlässige Daten weisen aber darauf hin, daß massive Schädigungen solcher eng umschriebener Bereiche häufig die mit ihnen verknüpften Funktionen nicht vollständig beeinträchtigen. Lashley konzentrierte sich in seinen Experimenten auf die Gedächtnisfunktion des Gehirns. Er wies nach, daß trotz Entfernung großer Anteile der Großhirnrinde einer Laborratte ihr Gedächtnis weiterhin intakt blieb, wenn auch je nach Umfang des entfernten Gewebes in mehr oder weniger getrübter Form. Lashley folgerte aus diesen Experimenten, daß jede Erinnerung in jedem Teil der Großhirnrinde der Ratte gespeichert ist und daß die Intensität der Erinnerung von der Gesamtzahl der funktionsfähigen Großhirnrindenzellen abhängt. Die Gedächtnisfunktion schien in Abhängigkeit von zwei Faktoren zu variieren: vom anatomischen Ort der gespeicherten Informationen und von ihrem Ausmaß an Redundanz.

Lashley widmete sich auch der Frage, wie sich die bioelektrischen Signale des Gehirns so kombinieren können, daß eine stabile visuelle Wahrnehmung entsteht. Auf der Grundlage seiner Forschungen stellte er die Theorie auf, daß manche Teile von den unzähligen sich überlappenden Wellen, die durch die Entladungen von Milliarden nicht zusammenhängender Neuronen produziert werden, sich gegenseitig aufheben, andere hingegen sich gegenseitig verstärken; es werden sogenannte Interferenzmuster gebildet. Stabile Interferenzmuster, die sich über die gesamte Großhirnrinde ausbreiten, machen die Informationen der Wahrnehmungssysteme und des Gedächtnisses aus. Er zog den Schluß, daß die Stabilität der visuellen Wahrnehmung aufgrund eines Interferenzmusters der Wellen erzeugt wird, die von den Nervensignalen ausgehen, und daß die visuelle Wahrnehmung analog zu der Erzeugung des Hologramms mit Hilfe einer photographischen Platte funktioniert, die Gabor zwei Jahrzehnte später beschreiben sollte.

Lashleys Theorie gibt keine Methode an, wie man aus dem verwickelten Kaleidoskop gespeicherter Informationsmuster spezifische Elemente reaktivieren kann. Erst der Physiker Gabor ermittelte, daß es zur Aussortierung bestimmter Informations-Bits aus einem Hologramm eine einzelne konstante Wellenform, eine Richtwellenform, geben muß. Diese Wellenform darf sich weder im Hinblick auf Frequenz noch auf Phase ändern, so daß sie keine Interferenz innerhalb sich selber schafft und auch nicht Teil der Zufallsaktivität der Interferenzmuster wird. Durch dieses Erfordernis blieb die Hologrammtheorie so lange problematisch, bis in den Sechzigerjahren der Laserstrahl erfunden wurde. Die Erfindung des Lasers gab den Forschern in der Physik die Möglichkeit, den kohärenten und stabilen Richtstrahl zu konstruieren, den Gabor im Sinne hatte. Seit dieser Zeit gewann auch die Vorstellung, daß ein ähnliches Phänomen auch im neuropsychologischen Bereich organisierende Funktion besitzt, erheblich an Glaubwürdigkeit.

Holographische Modelle der Erinnerungsfunktion

In letzter Zeit ist es hauptsächlich Karl H. Pribram von der Stanford-Universität, der die Funktionsweise des Gehirns mit einem holographischen Modell beschreibt. Er begann mit seinen Forschungen Anfang der Fünfzigerjahre. In seinen frühen Arbeiten konzentrierte er sich auf die Gehirnfunktionen, wobei er sich vor allen Dingen experimenteller Methoden wie chirurgischer Eingriffe und Aufzeichnungen elektrophysiologischer Vorgänge bediente. Im einzelnen erforschte er die Funktionen der frontalen Anteile der Großhirnrinde vom Primaten, nahm Messungen der Aufmerksamkeit anhand der Augenbewegungen vor und untersuchte die Auswirkungen von Nahrungsentzug und bestimmten pharmakologischen Wirkstoffen auf die Motivation. Einer der Hauptbeiträge Pribrams zur Entwicklung einer holographischen Theorie der Funktionsweise des Gehirns war seine Erkenntnis, daß sich Hologramme in nahezu unendlicher Anzahl schichten lassen, ohne daß auch nur ein Bit an spezifischer Information verlorengeht. Aufeinanderfolgende holographische Bilder, die auf einer einzigen dicken photographischen Platte übereinander geschichtet werden, hätten also den Effekt, daß in einem Kubikzentimeter Milliarden von Informations-Bits gespeichert sind. Pribram erkannte darin eine Analogie zum Gehirn, innerhalb dessen relativ engen Grenzen eine Unmenge an Informationen gespeichert ist.

Sich der Einschränkungen, aber auch des Werts von Analogien zu den Funktionen biologischer Gehirne immer bewußt erforscht Pribram in produktiver Weise die Bereiche, in denen die Kybernetik, die Holographie und die Neurophysiologie der Gehirnprozesse zusammentreffen. Ausgehend von einem Modell, in dem das Gehirn als ein höchst komplexer Computer konzipiert wird, nimmt Pribram in seinem Buch *Language of the Brain: Experimental Paradoxes and Principles in Neuropsychology* eine sehr detaillierte Analyse der informationsverarbeitenden Prozesse im Gehirn vor. Nach den in diesem Buch dargestellten Forschungen sind die Hologramme, die sich am besten für das Verständnis der Hirnfunktionen eignen, solche, die sich mathematisch in Form von Fourierschen Gleichungen fassen lassen. Die Fourierschen Gleichungen werden am ehesten verständlich, wenn man sich eine kontinuierlich oszillierende Welle vorstellt, etwa eine der EEG-Frequenzen, auf die wir im nächsten Kapitel zu sprechen kommen werden. Die Fouriersche Analyse ist ein Verfahren, mit dem man eine solche zusammengesetzte Welle in ihre Teilkomponenten zerlegen und umgekehrt eine solche Welle aus ihren Teilkomponenten aufbauen kann. Solche mathematischen Transformationen, die für die Analyse der Gehirnaktivität von grundlegender Bedeutung sind, bilden auch einen wesentlichen Aspekt der Hologrammtheorie.

Die Fourierschen Transformationsgleichungen haben ein einzigartiges Merkmal, aus dem sich ableitet: »Jeder Prozeß, der durch die räumliche Fourier-Gleichung ausgedrückt wird, kann einfach durch sein Wiederauftreten in einem zweiten Stadium verschlüsseln und im folgenden wieder entschlüsseln« (Pribram, 1971, S. 149). Dieses Prinzip weist auf die Eigenschaft des Hologramms hin, das Ganze in jedem seiner Teile gespeichert zu haben, so daß jeder Teil imstande ist, das Ganze hervorzubringen. Es überrascht übrigens, wie sehr sich dieses Konzept in den mystischen Äußerungen des Dichters William Blake wiederfindet, der »das Universum in einem Sandkorn und die Ewigkeit in einer Stunde« wahrnahm. Die Eigenschaften von Raum und Zeit sind in den holographischen Gehirnmodellen vollkommen elastisch und weisen verblüffende Parallelen mit den Erfahrungen von Personen während einer Bewußtseinsveränderung auf.

Mit Hilfe der Fourierschen Transformationsgleichung und zwei der Laserphysik entliehenen Konzepten wird das verwirrende Problem der langfristigen Speicherung und Reaktivierung von Erinnerungen lösbar. Nach Pribrams Theorie vollzieht sich das Erinnern in Form eines zweistufigen Prozesses. Ein Reiz – ein Geräusch, ein Geruch oder eine Vorstellung – aktiviert die Kurzzeitgedächtnisprozesse. Durch diese Prozesse resoniert er dann in der unendlichen Komplexität der im Gehirn gespeicherten Hologramme, bis eine Assoziation im Langzeitgedächtnis ausgelöst wird. Diese Entsprechnung zwischen einem unmittelbaren Sinnesreiz und dem Bruchstück einer gespeicherten Erinnerung setzt die Reaktivierung der vollständig gespeicherten Erinnerung in Gang. Man rufe sich ins Gedächtnis zurück, daß sich nach der holographischen Theorie das ganze Bild in jeder seiner Teilkomponenten wiederholt, d. h. es herrscht vollkommene Redundanz auf vielen Ebenen. Deshalb kann jedes Muster oder jede Anordnung von Mustern im Langzeitgedächtnis von allen anderen selektiv und mit unendlicher Leichtigkeit aktiviert werden. So wie die Erinnerung aufgrund einer Art Fourierischer Transformation auf nahezu unendlich kleinen Raum verschlüsselt wurde, so kann dieselbe Erinnerung durch eine exakte Umkehrung der gleichen Fourierschen Transformation entschlüsselt werden und eine bestimmte dimensionale Ganzheit erlangen. Auf dem Weg über diese holographischen Transformationen kann eine höchst komplexe, zugleich aber auch äußerst plastische Erinnerung aus einer unendlichen Anzahl von Möglichkeiten schnell reaktiviert werden. Natürlich handelt es sich hier um eine höchst idealisierte Modellvorstellung; im wirklichen Leben beeinflussen auch noch andere Variablen wie Alter, Geschlecht, Reizintensität, Situationsbedingungen, Umweltfaktoren u. a. den Erinnerungsprozeß.

Die ungewöhnliche Fähigkeit zu bildhaften Vorstellungen – allgemein als photographisches Gedächtnis bekannt – läßt sich ebenfalls mit Hilfe der holographischen Theorie interpretieren. Diejenigen, die diese Fähigkeit besitzen, sind imstande, eine große Anzahl visueller Informationen in extrem kurzer Zeit in ihr Gedächtnis aufzunehmen. Solche Personen sind unter der Bezeichnung Eidetiker bekannt (abgeleitet von dem griechischen Wort *eidetikos*, d. h. sich auf bildhafte Vorstellungen oder Wissen beziehend). Die Forscher Daniel Pollen und Michael Tractenberg testeten eine Person, die über eidetische Kräfte verfügte. Sie hieß Elizabeth und war zufällig Professorin für bildene Kunst an der Harvard-Universität (*Nature* vom 12. Mai 1972). In ihren Experimenten leiteten die beiden Wissenschaftler das EEG und das EOG (Elektrookulogramm) ihrer Versuchsperson ab. Sie stellten dabei fest, daß Sehvermögen und Alphablockade normal ausgeprägt waren; wenn sie sich aktiv der Außenwelt zuwandte, machten sich im EEG Wellen mit höherer Frequenz bemerkbar. In solchen Phasen, während sie mit ihren Augen einen Gegenstand oder eine Buchseite abtastete, behauptete sie, daß sie sich eine eidetische Vorstellung aufbaute. Während sie sich aber mit geschlossenen Augen ihre eidetische Vorstellung vergegenwärtigte und sie in allen Einzelheiten wiedergab, trat ihr Alpha-Rhythmus besonders stark hervor. Selbst wenn sie ein eidetisches Bild von einer Seite aus Goethes *Faust* auf eine 6 Meter entfernte Leinwand »projizierte«, und dabei den Text dieser Seite ablas, trat ihr Alpha-Rhythmus stärker hervor, als wenn sie eine wirkliche Druckseite aus der gleichen Entfernung ablas – obwohl die Amplitude der Alpha-Wellen bei geschlossenen Augen nur ein Drittel der Amplitude der Alpha-Wellen bei geöffneten Augen betrug. Die EOG-Ableitungen zeigten, daß sie ihre Augen viel weniger bewegte, wenn sie von ihrem eidetischen Bild ablas, als wenn sie von einer wirklichen Seite ablas. Forderte man sie außerdem auf, sich ein eidetisches Bild so nahe an ihre Augen wir möglich zu bringen, drehte sie die Augen im geschlossenen Zustand nach innen, so als ob sie ein wirkliches Bild näher an ihre Augen bringen würde. Pollen und Tractenberg nehmen eine Verbindung zwischen diesen Untersuchungsergebnissen und einem von Pollen entworfenen holographischen Erinnerungsmodell an. Die ganze im Erinnerungshologramm gespeicherte Szene kann anhand nur eines winzigen Bits dieses Hologramms reproduziert werden, wobei diese Erinnerung als recht blaß beschrieben wird (wie auch unsere Erinnerungen gewöhnlich recht blaß sind). Dennoch wird – wie Pollen und Tractenberg bemerken – dieses Erinnerungsbild so lebendig wie in der ursprünglich wahrgenommenen Szene, wenn das ganze Hologramm verarbeitet wird. Möglicherweise haben Eidetiker irgendwie Zugang zu sehr großen Bereichen von Erinnerungshologrammen. Diese Annahme wird sich vielleicht in weiteren Untersuchungen bestätigten. Es ist denkbar, daß Eidetiker eine Fähigkeit zu gezielter Konzentration – wie in der Meditation – entwickelt haben, die wie ein kohärenter geistiger Laser wirkt, der mit großer Genauigkeit detaillierte Informationen rekonstruieren kann.

Andere Daten, die ein holographisches Modell des Gehirns glaubwürdig erscheinen lassen, stammen aus der Forschungstätigkeit eines Zoologen aus dem amerikanischen Bundesstaat Indiana, Paul Pietsch. In zahlreichen neurophysiologischen Untersuchungen des Gedächtnisses bediente man sich der Methode der Abtragung, d. h. der chirurgischen Entfernung von Teilen des Gehirns von Versuchstieren, um zu bestimmen, welche Gehirnaktivitäten man dadurch beeinträchtigen würde. Die Ergebnisse solcher Experimente mit Laborratten wiesen darauf hin, daß das Gedächtnis intakt bleibt, solange auch nur ein kleiner Teil des Gehirns intakt bleibt. Diese Daten sprechen zwar für ein holographisches Modell der Funktionsweise des

Gehirns, legen es aber nicht zwingend nahe. Es könnte nämlich ebensogut der Fall sein, daß das Speicherungssystem des Gehirns so beschaffen ist, daß sich alle Informationen – einschließlich aller Metaprogramme – in jedem einzelnen Gehirnteil abrufen lassen. Demgegenüber wären nach dem Hologramm-Modell die Informationen in einem Mustersystem verschlüsselt, das unabhängig ist von spezifischem Gehirngewebe bzw. spezifischen lokalisierten Funktionen. Ist dies der Fall, sollte es möglich sein, das Gehirngewebe ohne Entfernung vollständig zu zerstören, ohne dadurch die normale Funktionsweise des Gehirns zu beeinträchtigen.
Pietsch überprüfte diese Hyptohese in einer Serie von Experimenten an Salamandern. Diese Tiere verfügen über eine außergewöhnliche Fähigkeit zur Selbstregeneration und geben dadurch den Forschern die Möglichkeit, ein einmalig einfaches Gehirn-Körper-Modell zu studieren. Wird einem Salamander eine Fleischwunde beigefügt bzw. wird ein Bein oder der Schwanz amputiert, so dauert der Selbstheilungsprozeß bzw. die vollständige Regeneration des abgetrennten Körperteils nur wenige Tage. Salamander haben auch ein auffälliges Freßverhalten: sie fressen nahezu unaufhörlich Fleisch, insbesondere Röhrenwürmer. Da man vermutet, daß das Freßverhalten vom prämedullaren Teil des Gehirns gesteuert wird, konzentrierte sich Pietsch in seinen Experimenten auf diesen Bereich. Er ging von der Annahme aus, daß sich jede Veränderung in den Gehirnfunktionen unmittelbar in einer Veränderung des Freßverhaltens bemerkbar machen müsse. In seinen Experimenten entfernte Pietsch auf chirurgischem Wege Teile der Medulla seiner Versuchstiere, schnitt sie in kleine Stücke, zerhackte sie und setzte dieses Gewebe dann wieder in das Gehirn ein. Nach einer Erholungsphase von wenigen Wochen zeigten die Salamander wieder ihr normales Freßverhalten.
Mit anderen Worten: trotz ultraradikaler Eingriffe in das Gewebe des Gehirns blieben dessen Funktionen intakt. Pietsch fragte sich, ob es denn überhaupt möglich sei, dieses Ergebnis

anders als mit Hilfe eines holographischen Modells zu erklären. Eine Möglichkeit wäre, daß das Freßverhalten bei Salamandern von einem anderen Teil des Zentralnervensystems – von der Wirbelsäule – oder gar von einem anderen Körperteil gesteuert wird. Pietsch beschloß als nächstes, ausfindig zu machen, ob der prämedullare Teil des Gehirns das Freßverhalten auch tatsächlich steuert.

Ist das Programm für das Freßverhalten auf eine holographische Struktur zurückzuführen, die mit dem Gehirngewebe in Wechselwirkung steht, nicht aber darauf begrenzt ist, und bleibt das Freßverhalten auch nach radikalen chirurgischen Eingriffen unverändert, dann kann es nur geändert werden, indem man das gesamte Gehirn durch ein anderes Gehirn mit einer anderen Programmierung dieses Verhaltens ersetzt. Wäre außerdem dieses Programm in einem anderen Körperteil des Salamanders lokalisiert, dann dürfte das Einsetzen eines fremden Gehirns keine Auswirkungen auf das Freßverhalten haben. Die Wahl des Salamanders erwies sich auch hier wiederum als sehr klug, da zu seinen Regenerationsmechanismen eine ungewöhnlich große Fähigkeit zur Aufnahme körperfremden Gewebes gehört. Pietsch entschied sich bei seinen Transplantationen für das Gehirn der Kaulquappe, da diese im Gegensatz zum wurmfressenden Salamander Pflanzenfresser ist. Nach der Gehirntransplantation fraßen die Salamander mit den Kaulquappengehirnen die Algen auf der Oberfläche von Röhrenwürmern, nicht aber die Würmer selber, die – wie erinnerlich – zu den Hauptnahrungsmitteln des Salamanders zählen. Mit dieser Serie von erfindungsreichen Experimenten gelang Pietsch der Nachweis, daß das Programm für das Freßverhalten sehr wohl im Gehirn lokalisiert ist und daß es außerdem nach Art eines Hologramms verschlüsselt ist. Aus diesen Experimenten läßt sich der Schluß ziehen, daß die geistigen Funktionen vom Gehirngewebe zwar gesteuert, aber nicht ausschließlich bestimmt werden. Man kann zwar nicht die an Salamandern gewonnenen Ergebnisse direkt auf den Menschen übertragen, doch scheinen sie – im Licht der gesamten Literatur über die Holographie gesehen – auf eine deutlich ausgeprägte Unabhängigkeit zwischen Geist und Gehirn hinzuweisen.

Langsame Potentialschwankungen

Karl Pribrams holographisches Modell beinhaltet in bezug auf die Funktionsweise von Neuronen ein Konzept, das von der herkömmlichen Vorstellung von der Funktionsweise des Nervensystems abweicht. Vor etwa drei Jahrzehnten löste Sir Charles Sherrington ein drängendes Problem der neurologischen Forschung, indem er die Hypothese aufstellte, daß die Nervenzellen nicht in einem kontinuierlichen Netz miteinander »verdrahtet«, sondern durch ganz dünne Abstände voneinander getrennt seien. Den Punkt, an dem sie beinahe einander berühren, nannte er »Synapse«. Die elektrischen Ladungen wandern durch das Neuron oder die Nervenzelle bis zu ihrem Endpunkt an der Synapse. Hat sich nach und nach ein genügend großes elektrisches Potential aufgebaut, so bilden sich an der Synapse chemische Überträgersubstanzen, die in den »synaptischen Spalt« eintreten. Auf diese Weise werden die elektrischen Impulse des Nervensystems durch chemische Moleküle weitergetragen. Hat sich das Neuron entladen, schaltet es ab und bleibt in einem Ruhezustand, bis es wieder entladen wird. In jedem Augenblick »feuern« unzählige Neuronen gleichzeitig und erzeugen eine ziemlich starke elektrische Aktivität, die mit Hilfe eines Elektroenzephalographen registriert werden kann und auf diese Weise das Elektroenzephalogramm (EEG) ergibt. Diese Darstellung sollte verdeutlichen, wieso ein von außen oder auch von der Innenseite des Schädels abgeleitetes EEG nur einen großen Durchschnittswert für die tatsächliche Aktivität des Nervensystems liefert. Die oben skizzierte, recht einfache Vorstellung von der bioelektrischen und biochemischen Arbeitsweise des Gehirns hat sich bis zum heutigen Tage behauptet. Seit Ende der Vierzigerjahre haben Neurophysiologen die Existenz von Synapsen mit Hilfe von Elektronenmikroskopen unzählige Male bestätigt. Die Vorstellung, daß elektrische Entladungen die Abstände zwischen den Neuronen nach dem Alles-oder-Nichts-Prinzip überspringen, gilt als unbestreitbare Tatsache. Dieses Konzept hat aber auch durch neuere Untersuchungen in der Physik und der Neurophysiologie Verfeinerungen erfahren, die Pribram in sein holographisches Modell integrierte. Diese Untersuchungen haben gezeigt, daß im einzelnen Neuron auch in Abwesenheit von übertragenen Nervenimpulsen rhythmische Energieschwankungen festzustellen sind. Es handelt sich dabei um schwache, kurzwellige, und langsame elektrische Impulse zwischen den Synapsen. Die Untersuchungsergebnisse machen deutlich, daß die einzelnen Neuronen nicht »Aus« oder »An« sind, sondern sich in ständiger, unterschiedlich starker Aktivität befinden. Die gegenwärtige Konzeption zieht also zwei Aktivitäten des Neurons in Betracht: (1) Das Neuron entlädt sich, wenn seine elektrische Ladung durch Erregungsübertragung genügend hoch geworden ist; diese Entladung erfolgt nach dem Alles-oder-Nichts-Prinzip. (2) An den Verbindungsstellen zwischen den Neuronen treten abgestufte minimale Potentialveränderungen auf, die kontinuierlich stärker und schwächer werden. Diese zweite Eigenschaft des Nervensystems trägt zu einem Schlüsselkonzept in den theoretischen Überlegungen Pribrams bei, denn diese ständig auf- und abschwellenden schwachen Potentiale können durch nahezu unendlich kleine Energiemengen beeinflußt werden. Dadurch wird ein Modell ermöglicht, das begreiflich macht, wie die unsichtbaren Phänomene des Bewußtseins mit diesen kaum merklichen physikalischen Eigenschaften des Gehirns in Wechselwirkung treten können. Sowohl Physiker als auch Neurophysiologen haben ein solches Modell in seinen Einzelheiten entworfen (eine innovative Theorie des Physikers Evan Harris Walker wird später in diesem Kapitel dargestellt). An dieser Stelle soll die Bemerkung genügen, daß das Hologramm-Modell eine Konvergenz der Funktionen von Gehirn und Bewußtsein in Form einer gegenseitigen Beeinflussung annimmt.

Der Nachweis von langsamen Potentialschwankungen in der Gehirnaktivität läßt ein alternatives neurophysiologisches Modell psychischer Prozesse zu, dem nicht so enge Grenzen gesetzt sind wie einem Modell, das von einer relativ groben Aktivität auf der Basis binärer weitergeleiteter Nervenimpulse ausgeht. Die neu entdeckten Phänomene innerhalb des einzelnen Neurons sind von einer Größenordnung, durch die sie eventuell als Überträger der feinen Bewußtseinsprozesse in Betracht kommen. Eine andere Implikation des Pribramschen Modells ist die, daß diese außerordentlich schwachen Potentialveränderungen extrem stark auf das die Nervenzellen umgebende chemische Medium und möglicherweise auch auf andere elektromagnetische Frequenzen, die aus der weiteren Umgebung stammen, reagieren (Adey, 1975). Die Hologrammtheorie macht, mit anderen Worten, verständlich, wie Drogen oder spontan auftretende Störungen des biochemischen Gleichgewichts das Verhalten beeinflussen: indem sie nämlich – wie geringfügig auch immer – das chemische Medium des Gehirns modifizieren, beeinflussen sie die kontinuierlichen langsamen Potentialschwankungen. Das holographische Modell liefert auch verwandten Theorien Material, die Umwelteinflüsse – wie etwa circadiane oder andere, auf dem 24-Stunden-Tag aufbauende natürliche biologische Rhythmen (Luce, 1971) und auch die Aktivität elektrischer Felder, die in der Nähe von Kraftwerken erzeugt werden (Becker, 1973) – mit Veränderungen in der Funktionsweise des Nervensystems in Beziehung bringen. Diese langsamen Potentialschwankungen können sich auch als ein Verbindungsglied zwischen Eigenschaften des Zentralnervensystems und der Meditation sowie dem Biofeedback erweisen, da sowohl Meditationsübungen als auch das Biofeedbacktraining mit Gehirnwellen niedriger Frequenz einhergehen, die in etwa mit der Frequenz der an den neuronalen Verbindungsstellen beobachteten langsamen

Potentialveränderungen vergleichbar sind. Die länger anhaltende und kohärente Niedrigfrequenzaktivität des Gehirns wirkt sich zweifellos tiefgreifend auf die Übertragung nervöser Impulse aus, und vielleicht hängen gerade diese niedrigen Frequenzen eng mit den nachfolgenden Bewußtseinszuständen zusammen. All dies bleibt vorerst reine Spekulation, doch werden diese Beobachtungen durch zahlreiche Untersuchungsergebnisse gestützt.

Das Realitätskonzept der modernen Wissenschaft – eine Neufassung des Maya?

Die Hologrammtheorie hat noch aus einem anderen wesentlichen Grund Bedeutung: Es scheint nämlich, als ob holographische Modelle des Gehirns mit den neuesten Konzeptionen der gegenwärtigen Quantenphysik übereinstimmen und durch sie gestützt werden. Sobald Neurologen den synaptischen Spalt erforschen, haben sie es mit Phänomenen der gleichen Größenordnung wie in der modernen Physik zu tun. Auch für den Neurologen – wie für den Physiker und den Philosophen – besteht im Hinblick auf die Objektivität der Beobachtung physikalischer Dimensionen des Bewußtseins die Einschränkung, die in der Unschärferelation ausgedrückt ist: Beobachtungsgegenstand und Beobachter sind nicht mehr durch Raum und Zeit voneinander getrennt. So schreibt Karl Pribram:

> Wir nehmen ein physikalisches Universum wahr, das sich nicht allzusehr vom grundlegenden Aufbau des Gehirns unterscheidet... Denn die Wissenschaft ist aus einem Stück, und zu einem vollen Verständnis der Phänomene können wir nicht nur mit Hilfe von Entwicklungen gelangen, die lediglich durch eine Disziplin ermöglicht werden. Dies gilt besonders für die Wahrnehmung, in der das beobachtende Subjekt dem beobachteten Objekt begegnet und umgekehrt (1974, S. 10).

Tatsächlich sind das Gehirn und seine Funktionen ein wesentlicher Aspekt der Umwelt, die beobachtet wird. Es gibt nichts, was getrennt von allem übrigen beobachtet werden kann.
Eine Konzeption dieser Wechselwirkung zwischen Beobachter und Beobachtungsgegenstand stammt von Pribram und dem Quantenphysiker David Bohm, die beide die Begriffe »explizieren« und »implizieren« gebrauchen. Beide Theoretiker weisen darauf hin, daß die wissenschaftliche Analyse extrinsische Eigenschaften der physikalischen Welt expliziert, beispielsweise in Form der Schwerkraftgesetze. Neben diesem Erkenntnisweg gibt es die Erforschung der intrinischen oder subjektiven psychologischen Eigenschaften. Beide Sphären sind mit Hilfe der ihnen eigenen Beobachtungsregeln zugänglich, und die Wechselwirkung zwischen beiden bestimmt die Dynamik der individuellen Wahrnehmungen. Mit anderen Worten: Wir können nichts über unsere Realitätskonstruktionen aussagen, wenn wir nicht beide Wege der Erkenntnis in Betracht ziehen. In der Physik versuchte man dieser Erkenntnis gerecht zu werden, indem man nicht nur den experimentellen Beobachtungen, sondern jedem Aspekt des Gesamtfelds – einschließlich dem Beobachter – Rechnung trug.
Auf der elementarsten Ebene von Geist und Materie – auf der Ebene der synaptischen Funktionen und Quantenladungen – wird die Vorstellung von einem transzendenten, einheitlichen Prinzip unmittelbar deutlich. Auch hier macht die Hologrammtheorie begreiflich, wie eine diesem Prinzip gerechte Funktionsweise des physikalischen Gehirns aussehen könnte. Die holographische Theorie fordert die Existenz sowohl diskreter Ereignisse – wie sie etwa die nervösen Impulse sind – als auch kontinuierlicher Ereignisse, wie wir sie in Form präsynaptischer, postsynaptischer und dendritischer langsamer Potentialschwankungen kennengelernt haben. Dies ist genau analog zu Niels Bohrs Komplementaritätsprinzip, das die Existenz *diskreter* Ereignisse (Teilchenzustände) und *kontinuierlicher* Ereignisse (Wellenfunktionen) postuliert, um alle in der Quantenphysik beobachteten Phänomene erklären zu können. Am

wichtigsten ist aber, daß sowohl in den holographischen Bewußtseinsmodellen als auch in den quantenphysikalischen Materiekonzeptionen diese zwei Eigenschaften des Diskreten und Kontinuierlichen zwei besondere und voneinander abhängige Fälle eines umfassenderen Ganzen sind. Niels Bohr, der sich gewisser Parallelen zwischen seinen physikalischen Konzeptionen und der chinesischen Philosophie bewußt war, wählte – als er 1947 zum Ritter geschlagen wurde – für den Mittelpunkt seines Wappenschildes das chinesische Symbol des *Tai-chi.* Eine äußerst anschauliche Darstellung dieser Philosophie ist das taoistische Symbol des Yin und Yang, die (auch) das Diskrete und das Kontinuierliche repräsentieren. Nach Capra (1977) sind sie

> ... zwei komplementäre, d. h. sich ergänzende Beschreibungen derselben Realität, jede davon ist nur teilweise richtig und hat einen begrenzten Anwendungsbereich. Für die volle Beschreibung der atomaren Wirklichkeit werden beide Bilder benötigt, und beide sind in den vom Unsicherheitsprinzip gegebenen Grenzen anzuwenden.

Da einzelne Ereignisse auf der Quantenebene direkter Beobachtung nicht zugänglich und deshalb letztlich nicht erkennbar sind, mußte sich die Physik zunehmend auf statistische und wahrscheinlichkeitstheoretische Modelle der physikalischen Realität stützen. Nach der »Kopenhagener Schule« bilden die Wellengleichungen von Schrödinger (1935) und de Broglie (1964) die besten Annäherungen an die durchschnittlichen Wahrscheinlichkeiten des zufälligen Auftretens bestimmter Einzelphänomene oder Ereignisse. Die Naturwissenschaft entwirft also ein Wahrscheinlichkeitsmodell der Wirklichkeit und kein absolutes Bild. Parallel dazu konstruieren die Gehirnprozesse eines einzelnen Menschen ständig Wahrscheinlichkeitsmodelle der Realität und nicht absolute Abbilder. Die »Realität« ist das Ergebnis der Wechselwirkung zwischen Beobachter und Beobachtungsgegenstand und beide sind getrennte Aspekte eines größeren Ganzen.

In mehr formaler Hinsicht ist die Realität eine Funktion von

Wahrscheinlichkeiten und nicht von Notwendigkeiten. Dies läßt sich am deutlichsten mit Hilfe der mathematischen Statistik veranschaulichen. Die Statistik basiert auf Zufallsverteilungen, die durch ausschlaggebende mathematische Gesetze von Ordnung und Form bestimmt werden. Stellt man bestimmte Ereignisse graphisch dar und ermittelt man über einen längeren Zeitraum ihre durchschnittliche Häufigkeit, so ergibt sich in der Regel eine glockenförmige »Normalverteilung«, bei der die häufigsten Ereignisse in der Mitte und die anderen, weniger häufigsten Ereignisse nach den seitlichen Enden der glockenförmigen Kurve hin repräsentiert sind. In der Mathematik spricht man hier von einer Gaußschen Verteilung. Wichtig ist, daß durchschnittliche Häufigkeiten zufälliger Ereignisse eine symmetrische Verteilung ergeben. Obwohl wenig – wenn überhaupt etwas – über das Auftreten einzelner Ereignisse ausgesagt werden kann, ist es doch möglich, aus der Verteilung der einzlenen Ereignisse bestimmte Tendenzen oder generelle Auftretensmuster zu ermitteln.
Die Quantenphysik und praktisch alle Wissenschaften gehen davon aus, daß es bestimmte Symmetrien gibt, die zufällige Ereignisse ordnen (Weinberg, 1974). Dieses Konzept spielt eine entscheidende Rolle bei der Bestimmung der Grundgesetze von den Eigenschaften der Materie und ist auch ein Schlüsselkonzept für die Betrachtung der Eigenschaften des menschlichen Bewußtseins, durch die Informationen zu einem umfassenden Abbild der Wirklichkeit geordnet werden. Praktisch alle psychologischen Erkenntnisse stützen die Theorie, daß die Wahrnehmung das Ergebnis der Wechselwirkungen zwischen der physikalischen Struktur des Gehirns und einer Wahrscheinlichkeitsverteilung von Ereignissen in der äußeren Umwelt ist. Insofern als Wahrnehmungsstrukturen innerhalb des Gehirns von der Programmierung und Verteilung von Hologrammen abhängen, werden bestimmte Wahrnehmungen aus einer unendlichen Anzahl von Möglichkeiten durch die spezifischen Hologramme im Gehirn eines einzelnen Menschen von vornherein ausgelesen. Die Wahrnehmung von

Ereignissen, die in den seitlichen Enden der Gaußschen Normalverteilung repräsentiert sind, ist zwar nicht unmöglich, aber schlicht unwahrscheinlich. Normalerweise nehmen wir das wahr, was auch die anderen wahrnehmen; die meisten Menschen neigen also dazu, nur das am häufigsten auftretende Muster von Ereignissen wahrzunehmen, das mit der Zeit immer wahrscheinlicher wird, sich selber verstärkt und rasch subjektiv und sozial in Form des durchschnittlichen Bewußtseinszustands institutionalisiert wird. In einem veränderten Bewußtseinszustand aber werden die Metaprogramme der individuellen Hologramme so geändert, daß die Wahrscheinlichkeit der Wahrnehmung von Ereignissen an den Rändern der Gaußschen Kurve stark zunimmt.

Es sei mit Nachdruck darauf hingewiesen, daß es nichts in den Naturwissenschaften, der Mathematik und der Wahrscheinlichkeitstheorie gibt, was das Konzept von veränderten Zuständen der Wahrnehmung von vornherein ausschließt. In der Tat läßt vieles mehrfache Konstruktionen der Realität sogar notwendig erscheinen. Der Biologe R. Thom hat es ebenfalls als notwendig bezeichnet, die Wahrnehmung dieser unwahrscheinlichen Ereignisse zu berücksichtigen, und speziell für diesen Zweck mathematische Modelle entwickelt. In seinem Buch *Stabilité Structurelle et Morphogenese* (1972) beschreibt er eine Art vorübergehend stabiles Phänomen, das aus einem stark fluktuierenden Feld auftaucht; ein solches Phänomen nennt er »Katastrophe«. Unabhängig davon, wie unstabil oder flüchtig diese »Katastrophen« auch sein mögen, müssen sie doch von bestimmten mathematischen Symmetrien bestimmt sein, die noch unentdeckt sind. Diese Phänomene mit niedriger Auftretenswahrscheinlichkeit können den Weg zu einem vollständigeren Verständnis allgemeiner biologischer und psychischer Prozesse weisen. Die Forschung kann sich nicht mehr auf die üblicherweise auftretenden Ereignisse beschränken, nur weil sie sich am leichtesten beobachten lassen. Trotz der potentiellen Schwierigkeiten bei der Beobachtung weniger üblicher Ereignisse muß jede umfassende Beschreibung der

Wirklichkeit sie in Betracht ziehen. Der Physiker David Bohm weist darauf hin, daß sich die besten Gelegenheiten für die Beobachtung ungewöhnlicher Ereignisse in den Wechselwirkungen zwischen Hochfrequenz- und Hochenergieteilchen nuklearer Reaktionen oder in der näheren Umgebung der galaktischen schwarzen Löcher bieten. In den Wissenschaften ist es normal, daß zum Zwecke eines umfassenden Verständnisses häufig beobachteter Phänomene auch die Variationen, Abweichungen und Änderungen dieser Phänomene sorgfältig geprüft werden. So wie Mikrodaten einer Größenordnung, die noch unterhalb der Größenordnung der Quanten liegt, zum besseren Verständnis der physikalischen Gesetze beitragen, so können auch die Merkmale veränderter Bewußtseinszustände dazu dienen, den gesamten Bereich des menschlichen Bewußtseins zu erweitern und zu erhellen.

Ebenfalls wichtig für eine Wissenschaft vom Bewußtsein ist eine weitere Beobachtung im Hinblick auf die Unsicherheit einzelner Ereignisse innerhalb einer Gaußschen Verteilung. »Unsicherheit« wird gewöhnlich als »Unvorhersagbarkeit« oder »Zufälligkeit« interpretiert und hat den Charakter des Negativen. In der Wissenschaft müßten Begriffe wie »Zufall« oder »Unbestimmtheit« eigentlich fehl am Platze sein, da jeder absolut unbestimmbare Prozeß letztlich nicht erkennbar ist und nicht mit Hilfe festgelegter wissenschaftlicher Gesetze beschrieben werden kann. Es trifft aber ebenfalls zu, daß die Unbestimmtheit in der wissenschaftlichen Forschung einen sehr positiven Aspekt hat, ist es doch die Unsicherheit, die allen kreativen Neuerungen Raum läßt. Gerade dem Unerwarteten, dem zufälligen Ereignis oder dem Zusammentreffen seltener Umstände verdanken wir tiefe Einsichten und neuartige Entdeckungen. Kurz: Zufällige oder unvorhersagbare Ereignisse, die aufgestellten Gesetzen widersprechen, ermöglichen Neuerungen und so etwas wie Freiheit. Wird das Konzept des Bewußtseins aus der wissenschaftlichen Betrachtung ausgeklammert, dann ist Unsicherheit verständlicherweise etwas Negatives, da sie bedeutet, daß der Mensch ein passiver

Beobachter in einem ihm letztlich unbegreiflichen Universum ist. Andererseits: Ist das Universum eine konstruierte Wechselwirkung zwischen Beobachter und Beobachtungsgegenstand, dann wird die Unsicherheit genau zu dem Faktor, der es dem Menschen ermöglicht, sein Bewußtsein als aktiven Teil des gesamten Universums einzusetzen. Lincoln Barnett schreibt in seinem Buch *The Universe and Dr. Einstein* (1947), daß in der Natur offenbar ordnende mathematische Prinzipien wirksam sind. Einstein hatte es poetischer ausgedrückt: er sagte: »Gott spielt nicht Würfeln mit dem Universum«.

Es scheint, als ob die Wahrscheinlichkeitsverteilungen von Ereignissen in der physikalischen Welt mit den holographischen Wahrnehmungsprogrammen im Gehirn des Beobachters in Wechselwirkung stehen und auf diese Weise eine Konstruktion mit der Bezeichnung »Realität« produzieren. Eine solche Definition von Realität besagt, daß solche Konstruktionen alle flüchtig und illusorisch sind. Es ist schon interessant, daß ausgerechnet die Mathematik auf ein Merkmal der Realität verweisen sollte, das den vergänglichen Inhalten des persönlichen Bewußtseins – zusammengefaßt als *Maya* (Sanskrit: Illusion) bezeichnet – entspricht, die in allen Meditationslehren beschrieben werden. Vielleicht sind die letzten, über die Unschärferelation hinausgehenden symmetrischen Funktionen, nach denen die Mathematiker suchen, Beschreibungen solcher menschlicher Bewußtseinsaspekte, wie Wille und Absicht (Staal, 1975). Die mystische Literatur der ganzen Welt ist voll von Informationen, die für die Aufstellung von Modellen in diesem Bereich relevant sein könnten.

Quantenpsychophysik

Die holographischen Modelle des menschlichen Bewußtseins erfordern, daß die Neurophysiologen Ereignisse der gleichen Größenordnung in Betracht ziehen, wie sie auch für die in der Quantenphysik untersuchten Ereignisse gilt. Wie schon früher erwähnt gibt es keinen Aspekt der Naturwissenschaften, der von vornherein die Erforschung der Wechselwirkungen zwischen Neurophysiologie und den Phänomenen des Bewußtseins ausschließt. Im Gegenteil, in den fortgeschrittensten wissenschaftlichen Bereichen – einschließlich der Mathematik, der Physik und der Neurologie – scheint es sogar zunehmend notwendig zu sein, die Existenz solcher nichtphysikalischer Einheiten zu postulieren. Diejenigen Forscher, die versucht haben, in die letzten Geheimnisse der Wechselwirkung zwischen Geist und Materie einzudringen, konzentrierten sich auf Quantenereignisse innerhalb sowie im Umkreis der Neuronen des Gehirns.

Schon in den Anfängen der Entwicklung der quantenmechanischen Theorie erkannte man, daß die Heisenbergsche Unschärferelation einen direkten Bezug zum philosophischen Problem des freien Willens herstellt. Niels Bohr meinte, daß bestimmte Schlüsselpunkte in den Regulierungsmechanismen des Gehirns so empfindsam und so fein ausgewogen sein könnten, daß nur quantenmechanische Modellvorstellungen ihnen gerecht werden dürften. Diese könnten auch als die physikalischen Mechanismen betrachtet werden, durch die der einzelne Mensch seinen Willen ausübt (Bohr, 1934). Ein anderer Physiker, Sir Arthur Eddington, prüfte die Möglichkeit, daß der Geist das Gehirn innerhalb der durch die Heisenbergsche Unschärferelation gesteckten Grenzen kontrollieren würde. Diesen Gedanken hat er allerdings zu guter Letzt verworfen, da er den Einfluß des Geistes als zu schwach betrachtete, um auf das physikalische Gehirn einwirken zu können (Eddington, 1935). Dabei ging er jedoch vom neurologischen Wissen in der Mitte der Dreißigerjahre aus und dachte bei seinen Spekulationen an ein Objekt von der Größe eines Neurons oder einer Nervenzelle.

Nervenzellen haben zahlreiche Ausläufer und Fortsätze, wobei gewöhnlich ein Fortsatz länger ist als die anderen. Dieser Fortsatz ist das Axon, das die elektrische Erregung vom Zellkörper zu ihrem Endpunkt, dem »Endknopf«, leitet.

Dieser »Endknopf« befindet sich in unmittelbarer Nähe zu anderen Zellen. Ist die angrenzende Zelle ebenfalls ein Neuron, dann ist der Ort der gegenseitigen Beeinflussung die Synapse. Der Zwischenraum zwischen zwei Neuronen wird synaptischer Spalt genannt. Sehr wichtig ist, daß dieser synaptische Spalt 200 bis 300 A° (Angström) breit ist (1 Angström = 1 Millionstel eines Zentimeters). Wir haben es also hier mit Größenordnungen zu tun, die in den Bereich der Quantenphysik fallen. Gegenwärtig gilt die Theorie, daß die Übertragung von nervösen Impulsen über den synaptischen Spalt hinweg mit Hilfe von chemischen Neurotransmittern erfolgt. Dabei läuft folgender Prozeß ab: Ein nervöser Impuls erreicht den »Endknopf«. Er setzt »Päckchen« von Neurotransmittern frei, die unendlich viel kleiner als 200 A° sind und in einem Teil des präsynaptischen Elements, den sogenannten synaptischen Bläschen, gespeichert sind. Eigentlich ist der an den Synapsen ablaufende Prozeß noch nicht genau geklärt, denn die feinst ausgewogene, höchst flüchtige synaptische Aktivität wird erst jetzt Gegenstand quantenphysikalischer Untersuchungen. An den Verbindungsstellen zwischen den Neuronen treten kontinuierlich ab- und zunehmende schwache Potentiale auf. Diese Potentiale lassen sich durch nahezu unendlich kleine Energiemengen in der Größenordnung von Quantenereignissen beeinflussen. Interessanterweise erwartete man in den Anfängen der elektronenmikroskopischen Erforschung der Großhirnrinde eine besondere synaptische Organisation in Bereichen, die mit höheren Funktionen zu tun haben. Man nahm an, daß solche Zellen irgendwelche Eigenschaften hätten, die man beispielsweise nicht in Zellen des Rückenmarks finden würde. In den letzten Jahren ist man aber zu dem Schluß gelangt, daß es im gesamten Nervensystem nur eine einzige Grundform von Synapsen gibt. Tatsächlich sind alle Synapsen in ihren wesentlichen Merkmalen und ihrer Art der Übertragung chemischer Substanzen gleich. Es scheint keine entscheidenden Unterschiede zwischen den Teilen des Nervensystems zu geben, die – wie das Rückenmark – die autonome Aktivität steuern, und solchen, die – wie die Großhirnrinde – mit Denkprozessen, Vorstellungen und anderen Bewußtseinsphänomenen »höherer Ordnung« in Verbindung zu bringen sind.

Auf die Konvergenz von Quantenphysik und innovativen Meßtechniken in der Neurophysiologie eingehend wies der Neurologe John C. Eccles darauf hin, daß das im präsynaptischen Element eingebettete synaptische Bläschen eine Kugel von ca. 400 A° im Durchmesser ist, und daß nach der Auffassung von Eddington die Unschärferelation auf ein Objekt dieser Größe angewendet werden könne. Dieser hatte berechnet, daß eine Unsicherheit in der Position eines solchen Objekts von ungefähr 50 A° in einer Millisekunde besteht. Dieser Wert ist äußerst bedeutsam, da 50 A° in der Größenordnung liegen dürften, die für die Wechselwirkungen zwischen dem Bewußtsein und den neurophysiologischen Gehirnmechanismen gelten könnte. Eccles meint: »Es ist daher möglich, daß der erlaubte Verhaltensspielraum eines synaptischen Vesikels (Bläschens) für die wirksame Tätigkeit der postulierten ›Willenseinflüsse‹ auf die aktive Großhirnrinde adäquat ist« (S. 173). Neurophysiologen und Physiker sind nun mit vielen Einzelheiten der Aktivität von Nervenzellen vertraut. Viele meinen, daß die synaptischen Bläschen, die langsamen Potentialschwankungen und die Fourierschen Transformationen die Schlüsselprinzipien sind, durch die der Geist wirksam wird. Experimentelle Forschungen von Eccles und anderen Neurologen haben Daten ergeben, die sehr differenzierte Vorstellungen darüber zulassen, wie das flüchtige Bewußtsein auf die statische Materie einwirkt. Diese Forscher nehmen unsagbar feine Wechselwirkungen zwischen nahezu unendlich kleinen Energiefeldern im Quantenbereich an.

In den neuen Konzeptionen der Funktionsweise des Gehirns wird dieses nicht mehr mit einer Maschine, auch nicht mehr mit einem hochentwickelten Computer verglichen. Stattdessen wird die Wirksamkeit von »räumlich-zeitlichen Kraftfeldern« postuliert. Eccles schreibt hierzu:

...Hier wird nun die Hypothese aufgestellt, daß diese Raum-Zeit-Felder von »Einflüssen« vom Willen in einer gewollten Handlung auf das Gehirn übertragen werden. Benutzt man die eindrückliche Terminologie Ryles (1949), so betätigt der »Geist« eine »Maschine«, die nicht aus Seilen und Rollen, Ventilen und Röhren besteht, sondern aus mikroskopisch kleinen räumlich-zeitlichen Aktivitätsmustern des Neuronennetzes, das aus den synaptischen Verbindungen von Milliarden von Neuronen gewoben ist, und auch betätigt er nur Neurone, die sich nur für einen Augenblick sehr nahe an einem exzitatorischen Schwellenwert befinden. Es könnte sein, daß das die Art von Maschine ist, die ein »Geist« betätigen kann, wenn wir mit »Geist« ein »Agens« bezeichnen, dessen Wirkung selbst mit den feinsten physikalischen Meßgeräten nicht meßbar ist (Eccles, 1970, S. 175).

Ein »Geist«, der entkommen ist und der Entdeckung durch physikalische Meßgeräte innerhalb der Grenzen der Unschärferelation entgehen dürfte, wäre sicherlich ein Anlaß zur Verzweiflung, wenn sich die Erforschung des Bewußtseins auf physikalische Beobachtungen von Vorgängen im Gehirn beschränken müßte. Glücklicherweise ist aber der Geist zur Selbstbeobachtung fähig. Auf diese Weise sprengt er die Grenzen physikalischer Untersuchungsmethoden und ermöglicht einen anderen Weg zu seiner Erforschung, nämlich das systematische Studium der Phänomenologie des Bewußtseins. In diesem Zusammenhang verdient die Theorie des Quantenphysikers Evan Harris Walker vom NASA Electronics Research Center in Cambridge, Massachusetts, besonderes Interesse. In einem Artikel in der Zeitschrift »Mathematical Biosciences« stellte er mathematische Gleichungen vor, die seiner Ansicht nach die Quantenaktivität im synaptischen Spalt beschreiben. Diese Quantenereignisse sollen die bewußte Wahrnehmung hervorrufen. Seine Grundthese lautet, daß eine Wechselwirkung zwischen neurophysiologischen Vorgängen und Bewußtseinszuständen innerhalb gewisser grundlegender mathematischer Einschränkungen möglich ist. Bezugnehmend auf den präzisen Mechanismus der Neurotransmitteraktivität weist er beispielsweise auf ein in der Physik bekanntes Phänomen hin, bei dem ein Elektron ein Hindernis durch einen

»Tunnel« durchquert. Dieses »Tunnelphänomen« findet sich in der präsynaptischen Membran am synaptischen Spalt und bewirkt, sobald eine Änderung des hochempfindlichen Potentials eingetreten ist, einen starken Elektronenfluß. Walker schreibt: »Es wäre unter den am synaptischen Spalt herrschenden Bedingungen, unter denen sich elektrische Impulse offenbar über Strecken von höchstens 200 A° ausbreiten, in der Tat überraschend, wenn das quantenmechanische Tunnelphänomen nicht auftreten würde« (1970, S. 159). Walker postuliert zudem, daß diese »Tunnelphänomene über kurze Strecken« mit »Tunnelphänomenen über lange Strecken« zusammenwirken, wobei sich im letzteren Fall elektrische Impulse im Gehirn über Strecken von mehreren Zentimetern ausbreiten. Er leitet dann Gleichungen für unterschiedliche Geschwindigkeiten informationsverarbeitender Prozesse ab, die für drei Bewußtseinszustände gelten: für die unbewußte Aktivität, für das aktive Gehirn und für einen Zustand der Aufmerksamkeit, in dem zwischen Alternativen gewählt werden muß und Entscheidungen zu fällen sind.
Die Theorie Walkers ist in Form komplexer mathematischer Formulierungen ausgedrückt, die sich nicht ohne weiteres in verbale Metaphern übertragen lassen. Trotz der Gefahr, den komplexen mathematischen Zusammenhängen kaum gerecht zu werden, lassen sich Walkers Schlußfolgerungen wie folgt kurz zusammenfassen: (1) Das Bewußtsein ist ein reales und zugleich nichtphysikalisches Phänomen. (2) Das Bewußtsein ist mit dem physischen Gehirn auf dem Weg über quantenmechanische Wellenfunktionen verbunden. (3) Das Gehirn ist ein logisches Instrumten, das für einen Teil seiner informationsverarbeitenden Aktivität einen bestimmten physikalischen Prozeß anwendet, der nur mit quantenphysikalischen Begriffen angemessen beschrieben werden kann. Am wichtigsten ist aber (4): Die Vorgänge im Gehirn werden von einer höheren Ordnung bestimmt. Eine solche höhere Ordnung wird in der Physik »verstecke Variable« genannt, und diese ist gleichbedeutend mit dem Bewußtsein.

Natürlich ist es gegenwärtig noch nicht möglich, Walkers Theorie zu beurteilen. Sie stellt aber dennoch einen bemerkenswert einschneidenden Versuch dar, mathematische und quantenphysikalische Prinzipien auf das Phänomen des Bewußtseins anzuwenden. Die Arbeit Walkers hat den Rang einer der ersten umfassenden Bemühungen um eine Definition des Prozesses, durch den nach Sir John Eccles der Wille physikalisch wirksam wird. Eccles: »Die neurophysiologische Hypothese ist daher die, daß der ›Wille‹ die Raum-Zeit-Aktivität des Neuronennetzwerkes modifiziert, indem es räumlich-zeitliche ›Kraftfelder‹ anwendet, die durch die einzigartige Detektorfunktion der aktiven Großhirnrinde wirksam werden« (1975, S. 172). Eccles setzte dann den Willensakt mit einem unbekannten Agens gleich, das im Einklang mit der neurologischen Aktivität des Gehirns wirksam ist. In seinem Buch *Neurophysiological Basis of Mind* schrieb er:

> Es ist eine psychologische Tatsache, daß wir die Fähigkeit besitzen, unsere Handlungen durch die Ausübung unseres »Willens« zu kontrollieren oder zu modifizieren, und im praktischen Leben nimmt jeder geistig gesunde Mensch an, eine solche Fähigkeit zu besitzen. Durch die Stimulation der Motorrinde (am freigelegten Gehirn von Patienten, die einer Gehirnoperation unterzogen werden) ist es zwar möglich, bei einem bei Bewußtsein befindlichen Menschen komplizierte motorische Handlungen hervorzurufen. Eine solche Person sagt aber, daß sie dabei ein ganz anderes Empfinden hat als dann, wenn sie eine Bewegung machen »will« ... Es gab also die Erfahrung, eine Handlung »gewollt« zu haben, die unter anderen Bedingungen (bei Reizung der Motorrinde) fehlte (Eccles, 1953).

Das Grundproblem, das durch solche Beobachtungen aufgeworfen wird, lautet: Was ist der Wille und wie wird er ausgeübt? Es ist der Wissenschaft erstmals möglich, solche Fragen objektiv anzugehen, nämlich mit Hilfe der formalen, systematischen Konstrukte der holographischen und quantenmechanischen Gehirnmodelle. Wir können beispielsweise die Frage stellen, ob geistige Vorstellungen möglicherweise das phänomenologische Korrelat zu »Raum-Zeit-Feldern« oder zu »quantenmechanischen Langstreckentunnelprozessen«

sind. Die moderne Physik hat ein sehr differenziertes Gehirnmodell beigesteuert, in dem die Entladung jedes einzelnen Neurons direkt und indirekt zur Erregung oder Hemmung Millionen anderer Neuronen innerhalb der sehr kurzen Zeit von 20 Mikrosekunden beiträgt. Dank der quantenmechanischen Konzeption der Funktionsweise des Gehirns kann man sich jetzt vorstellen, wie unbeobachtbare psychische Faktoren auf diese Prozesse in entscheidender Weise Einfluß nehmen können.

Solange der Körper als feste Materie, der Geist hingegen als etwas Ätherisches angesehen wurde, erschien die Möglichkeit von Wechselwirkungen zwischen beiden unwahrscheinlich; daß eine unbeobachtbare geistige Vorstellung ein größeres physisches Organ beeinflussen könnte, galt als absurd. Als aber die moderne Biophysik den Nachweis erbrachte, daß der Körper ein flüchtiges, fluktuierendes, elektromagnetisches Feld ist (Cohen, 1975) – genauer gesagt: eine unendlich verkettete Serie von Feldern innerhalb von Feldern –, entstand ein Modell der Geist-Körper-Beziehungen, nach dem die physikalisch unbeobachtbaren Merkmale des Bewußtseins in tiefgreifender Form auf physikalische Prozesse einwirken können. Diese Beobachtungen sind sehr wichtig für die Betrachtung von psychosomatischen Störungen und Zuständen der Gesundheit und stellen auch einen elementaren Aspekt der Wissenschaft vom Bewußtsein dar.

Die holographischen Modelle haben psychologischen Konzepten der geistigen Vorstellung und Vorstellungskraft – einschließlich der für veränderte Bewußtseinszustände charakteristischen inneren Wahrnehmungen – einen neuen Aufschwung gegeben. So sagt Pribram:

Die neuere Verhaltensforschung hat dem Vorstellungsvermögen eine wissenschaftliche Grundlage verliehen. Neurologische Forschungen und Einsichten aus Wissenschaften, die sich mit Datenverarbeitung befassen, haben die Maschinerie verständlich gemacht, die diesen der Beobachtung sich entziehenden, einen Geist hervorbringenden Prozeß bewirkt ... Jedes Modell der Wahrnehmungsprozesse muß daher sowohl die Bedeutung der geistigen Vorstellung – ein Prozeß, der einen erheblichen Teil der subjektiven Erfahrung eines Menschen ausmacht – als auch die Tatsache berücksichtigen, daß es Einflüsse auf das Verhalten gibt, von denen wir nichts wissen (Pribram, 1971, S. 104).

In den eigenen Vorstellungen, Empfindungen und Gefühlen (Emotionen) schlägt sich die persönliche Grundeinstellung zur eigenen Person, zu anderen und zur Welt als Ganzes nieder. In Kapitel 6 werden wir sehen, wie es möglich ist, daß die Aufmerksamkeit und Empfindsamkeit gegenüber den eigenen Vorstellungen und Empfindungen – allgemeiner ausgedrückt: die psychosomatische Selbstbewußtheit – wesentliche Faktoren für die Gesundheit bzw. für Erkrankungen sind. In Kapitel 7 werden wir die Möglichkeit erforschen, daß es auch im Tod ein Element der Selbstbestimmung gibt.

Wir wissen nun, daß sich Prozesse im Quantenbereich nicht beobachten lassen, in ihrer Organisation aber Analogie zu geistigen Prozessen besitzen. Die moderne Physik, die am weitesten entwickelte Wissenschaft unseres Zeitalters, unterstützt die Erforschung der nichtphysikalischen Eigenschaften des Bewußtseins. Es muß deshalb wie Ironie anmuten, daß dieser Forschungsansatz von den meisten gegenwärtigen Psychologen als »unwissenschaftlich« abgetan wird. Die Physik zögert nie, die Existenz einer unbeobachtbaren Variable zu postulieren, wenn eine solche als die einzige Möglichkeit der Interpretation von Tatsachen erscheint. In der Quantenphysik wimmelt es nur so von unbeobachtbaren Variablen – beispielsweise der Elektromagnetismus, die Schwerkraft, die Photonen, die virtuellen Teilchen und viele andere mehr (siehe Kapitel 2). Man kann deshalb mit Fug und Recht erwarten, daß Konstrukte wie Geist, Aufmerksamkeit, Bewußtsein und Wille einen ebenso guten Dienst im Fall der Wechselwirkungen zwischen Gehirn und Bewußtsein leisten, d. h. daß sie theoretische Problemlösungsversuche auf diesem Gebiet hilfreich unterstützen. Niels Bohr betrachtete sein Komplementaritätsprinzip als ein generelles philosophisches Prinzip, das sich auch auf die Beziehungen zwischen Geist und Materie anwenden ließe,

entwickelte aber keinen systematischen Ansatz in dieser speziellen Hinsicht.
Die frühe Einsicht Sir Arthur Eddingtons – daß die Materie in Verbindung mit dem Geist ein Verhalten der Materie bewirke, das in direktem Gegensatz zu dem von der Physik postulierten zufälligen Verhalten steht (Eddington, 1939) – besitzt nach wie vor Gültigkeit. Die Annahme von Wilder Penfield, daß das Bewußtsein und das physische Gehirn zwei voneinander getrennte, aber in Wechselwirkung stehende Größen seien, scheint immer wahrscheinlicher. Der britische Neurologe Cyril Burt hat dieser Auffassung, die mittlerweile von nicht wenigen Neurophysiologen akzeptiert wird, mit den folgenden Worten prägnant Ausdruck verliehen:

Ein Vergleich der spezifischen mikroneuralen Situationen, in denen Bewußtsein entsteht bzw. nicht entsteht, legt nahe, daß das Gehirn das Bewußtsein nicht erzeugt, sondern eher als Sender und Empfänger sowie als Detektor fungiert, d. h. seine Aktivität ist zwar offensichtlich eine notwendige, aber unmögliche eine hinreichende Bedingung für das bewußte Erleben (Burt, 1968).

Dieses Zitat läßt den Gedanken von Aristoteles wieder aufleben, daß der Geist »an den Körper gebunden« ist, und deutet damit die gewaltigen philosophischen Implikationen der gegenwärtigen Forschung an. Wenn man in die Geheimnisse der psychosomatischen Wechselbeziehungen eindringen will, muß man sich an die beobachtbaren, empirischen Daten der Neurophysiologie halten, aber auch ihre Grenzen im Hinblick auf die Erklärung der Bewußtseinsphänomene erkennen. Zu oft wurde das Bewußtsein auf eine passive Begleiterscheinung des Erfahrensprozesses reduziert oder ihm lediglich eine minimal aktive Rolle bei der Auslese von Reizen zugesprochen. Jetzt ist es notwendig geworden, das Bewußtsein als ein aktives Organisationsprinzip zu postulieren, das die verschiedenen Funktionen des physischen Gehirns gezielt und zweckmäßig koordiniert und das auf der Quantenebene wirksam ist, auf der Geist und Materie untrennbar miteinander verknüpft sind.

Nach Auffassung des Molekularbiologen Gunther S. Stent (in seinem Artikel »Limits to the Scientific Understanding of Man«) wird es Forschern immer mehr zur Pflicht, sich dem Konzept eines einheitlichen Prinzips des »Selbst« anzunähern. Zu diesem Zweck ist die Phänomenologie des Geistes, wie sie sich in den meditativen Traditonen darstellt, höchst instruktiv. Im nächsten Kapitel werden wir sehen, daß diese Daten notwendige Ergänzungen zu den sonst rätselhaften Beobachtungen über die elektrische Gehirnaktivität sind. Jeder Mensch empfindet so etwas wie ein einheitliches Prinzip seines Seins, und jeder entwickelt, darauf aufbauend, seine eigene Weltanschauung und seinen eigenen Lebensstil. Welch großartige Entdeckung, daß sowohl die Wissenschaft als auch ureigenste Empfindungen eine gemeinsame Grundlage haben können!

5 Biofeedback und Meditation

Wir haben gesehen, daß es theoretische Überlegungen und experimentelle Ergebnisse gibt, die auf eine unentwirrbare Wechselbeziehung zwischen dem Bewußtsein und den biologischen Funktionen des Körpers und des Gehirns hinweisen. Viele der Untersuchungen, die wir bisher zitiert haben, hätten lediglich akademischen Wert, gäbe es nicht das verbreitet angewandte Biofeedbacktraining und ein gleichermaßen großes Interesse an den therapeutischen Aspekten der Meditation. Die Entwicklung des Biofeedback ist ein klares Beispiel für die Konvergenz von östlicher und westlicher Wissenschaft. In ihr vereinigen sich Erkenntnisse von alten Meditationslehren mit Daten, die mit der am höchsten entwickelten biomedizinischen Technologie des 20. Jahrhunderts gewonnen wurden. Durch diese Begegnung zwischen dem Alten und dem Neuen, den östlichen und den westlichen Disziplinen, kam es nicht nur zu einem neuen Aufleben philosophischer Betrachtungen, sondern auch zu einer Reihe bedeutsamer pragmatischer Neuerungen in der psychologischen und medizinischen Behandlung. Diese Neuerungen werden in diesem und im nächsten Kapitel besprochen. Unser Hauptanliegen bleibt es aber, den Weg zu einer Wissenschaft vom Bewußtsein zu weisen. Indem wir die Entwicklung des Biofeedback zurückverfolgen und auf seine Ähnlichkeiten mit alten Meditationsformen eingehen, können wir weitere deutliche Verbindungen zwischen der Neurophysiologie und den Phänomenen des menschlichen Bewußtseins herstellen.

Das Biofeedbacktraining basiert auf zwei grundlegenden Prinzipien. Das eine ist das biologische Feedbackprinzip, das besagt, daß sich jede neurophysiologische Funktion eines Menschen, die kontinuierlich überwacht, mit Hilfe elektronischer Geräte verstärkt und dann diesem Menschen über einen seiner fünf Sinne rückgemeldet werden kann, von ihm unter willentliche Kontrolle bringen läßt. Das zweite Prinzip ist von dem Psychophysiologen Elmer E. Green treffend formuliert worden:

> Jede Veränderung im physiologischen Zustand geht mit einer bewußten oder unbewußten Veränderung im geistig-emotionalen Zustand einher, und umgekehrt wird jede bewußte oder unbewußte Veränderung im geistig-emotionalen Bereich von einer entsprechenden Änderung im physiologischen Bereich begleitet (Green, Green und Walters, 1969).

Beide Prinzipien zusammen machen die Notwendigkeit deutlich, daß bei der Untersuchung einzelner Bewußtseinszustände sowohl neurophysiologische als auch phänomenologische Daten berücksichtigt werden müssen. Ein Überblick über die neurophysiologische Forschung enthüllt aber, daß nur sehr wenige Untersucher diese Faktoren in Betracht gezogen haben, hauptsächlich weil man sie bis heute noch nicht als bedeutsame Variable erkannt hat. Die gegenwärtigen wissenschaftlichen Paradigmata schließen die Untersuchung psychologischer Bewußtseinsfaktoren aus der neurophysiologischen Forschung eher aus, weil sie sich mit den derzeit existierenden Verfahren und Instrumenten nicht ohne weiteres messen lassen. Diese willkürliche Beschränkung kann dem Fortschritt auf dem Gebiet der konventionellen Neurophysiologie schaden. Sicherlich besteht eine der hartnäckigsten Schwierigkeiten bei der Erforschung der neurophysiologischen Korrelate von Bewußtseinszuständen – also in dem interdisziplinären Bereich, der Psychophysiologie genannt wird – nach wie vor darin, daß die Forscher dazu neigen, sich einzig und allein auf statistische Korrelationen zwischen mehreren physiologischen Indizes wie etwa zwischen den EEG-Werten, der Herzschlagrate und der Muskelaktivität zu stützen. Nach einem umfassenden Überblick über wichtige Untersuchungen in der Neurophysiologie zieht Laverne C. Johnson den Schluß:

Durch das häufige Fehlen von Korrelationen zwischen physiologischen Variablen ist es schwer, ein einfaches psychophysiologisches Modell zu konzipieren, das uns gestattet, allgemeingültige Aussagen über die Bedeutung und das wahrscheinliche Reaktionsmuster einzelner Variablen für den Fall zu machen, wenn die Versuchsperson von einem Zustand in den anderen übergeht, ja sogar auch dann, wenn sie im selben Zustand verbleibt. Der multivariate Ansatz wird sich für unsere Bemühungen vermutlich als hilfreich und vielleicht sogar als notwendig erweisen, ist aber allein nicht ausreichend (Johnson, 1970).

Die gleichzeitige Betrachtung verschiedener Bewußtseinszustände und ihrer neurophysiologischen Begleiterscheinungen ist wesentlich für den Nachweis, daß die biologische Materie und geistige Prozesse wie Aufmerksamkeit, Wille und Weltanschauung sich gegenseitig beeinflussen. Sie ist ebenfalls wichtig, um diese nicht greifbaren geistigen Prozesse in feststellbare und quantifizierbare Indizes für die neurophysiologische Funktionsweise des einzelnen Menschen zu übertragen. In der Tat gibt es zunehmend Hinweise darauf, daß ein produktiverer Forschungsansatz darin bestehen würde, statt physiologische Indizes für die Definition eines Bewußtseinszustands zu verwenden, zunächst einen solchen Zustand zu definieren und dann die physiologischen Meßwerte zu interpretieren. Bei mehreren Beispielen in diesem Kapitel werden die experimentellen Daten erst verständlich, wenn man die Philosophie oder die geistige Einstellung der Versuchspersonen berücksichtigt.

Noch einmal sei – bezugnehmend auf die Diskussion der Objektivität in Kapitel 2 – darauf hingewiesen, daß dies ein zweischneidiges Schwert ist, das sowohl die untersuchte als auch die untersuchende Person trifft. Mit anderen Worten: Der Einfluß der persönlichen Paradigmata schafft im eigenen Wahrnehmungssystem unausweichlich eine Voreingenommenheit, die in keiner wissenschaftlichen Untersuchung übersehen werden kann. Hier ein Beispiel: Während eines Symposiums, das 1971 am Everett A. Gladman Memorial Hospital in Oakland, Kalifornien, abgehalten wurde und an dem 70 Ärzte teilnahmen, demonstrierte der Meditationsmeister Jack

Schwarz seine Fähigkeit, Blutungen und Schmerzen mit seinem Willen zu kontrollieren. Schwarz stieß eine dicke, unsterilisierte Stricknadel durch seinen linken Bizeps und durchbohrte dabei die Oberarmarterie. Während die Nadel in seinem Körper steckte, forderte Schwarz einen Arzt auf, seinen Puls zu fühlen, während er sich bemühte, seinen Herzschlag zu beschleunigen. Nach zwei Versuchen teilte der Arzt Schwarz mit, daß sich sein Puls gegenüber dem ursprünglichen Wert von 72 Schlägen pro Minute nicht geändert habe. Dieser Teil der Demonstration schien somit mißlungen zu sein. Kurze Zeit später entfernte der Meditationsmeister die Nadel und kontrollierte mit seinem Willen die durch den Stich entstandene Blutung (diese Demonstration konnte ich später in eigenen Laborversuchen unter besser kontrollierten Bedingungen bestätigen). Etwas anderes, gleichfalls Wichtiges fand noch am selben Tag im Auditorium statt, obwohl es mir erst mehrere Wochen später bewußt wurde. Ich erhielt einen Brief von einem Kardiologen, Charles R. Ayers, in dem er mir mitteilte, daß eine durch die Oberarmarterie durchgebohrte dicke Nadel den peripheren Puls in diesem Arm blockiert haben dürfte, so daß sich dieser nicht feststellen ließ. Er wies auch darauf hin, daß ein häufiger Fehler beim Fühlen eines schwachen Pulses darin besteht, daß derjenige, der den Puls nimmt, seinen eigenen Puls in den Fingerspitzen spürt. Rückblickend betrachtet dürfte aller Wahrscheinlichkeit nach der Arzt seinen eigenen Puls, der konstant auf seinem normalen Niveau blieb, gemessen haben. Egal, ob diese Erklärung zutrifft oder nicht – im Hinblick auf die Ereignisse jenes Tages ist doch festzuhalten, daß keiner der anwesenden 70 Ärzte zu jenem Zeitpunkt auf die beschriebene Problematik hinwies. Ihre Ausbildung hatte eine geistige Einstellung, ein persönliches Paradigma, geschaffen, durch das sie von vornherein geneigt waren, die willentliche Kontrolle einer Arterienblutung als etwas Unmögliches zu betrachten. Aufgrund dessen wurden begleitende Einzelheiten wie die Blockierung des peripheren Pulses noch nicht einmal bemerkt. Hier haben wir es mit einem

Beispiel für ein Phänomen zu tun, das sich überall – in wissenschaftlichen Versuchen wie auch im alltäglichen Leben – feststellen läßt: Die Erwartungen bestimmen die Beobachtungen, und diese wiederum verstärken die ursprünglichen Erwartungen. Angesichts dessen, daß sich die Einflüsse persönlicher Paradigmata unmöglich ganz ausschalten lassen, haben diejenigen, die die neurophysiologischen Begleiterscheinungen des Bewußtseins erforschen, die Pflicht, besonders eindringlich auf Voreingenommenheiten und Einstellungen sowohl der Experimentatoren als auch der Versuchspersonen und ihre Auswirkungen auf die Bedingungen und Ergebnisse des Experiments zu achten.

Die willentliche Kontrolle autonomer Funktionen (also unwillkürlicher neurologischer und physiologischer Prozesse) ist von fortgeschrittenen Schülern des Zen und des Yoga vermutlich schon seit den ersten Jahren des Bestehens dieser Disziplinen geübt worden. Die modernen Neuerungen auf dem Gebiet der psychophysiologischen Meßtechniken haben es ermöglicht, diese paradoxen Zustände der autonomen Kontrolle experimentell nachzuweisen und die damit einhergehenden Bewußtseinszustände zu erforschen. Die psychischen Prozesse aber, mit denen ein Mensch die willentliche Steuerung einer bis dahin autonomen Funktion erzielt, sind nach wie vor praktisch unbekannt. Unabhängig davon, worin sie bestehen, ist es wahrscheinlich, daß sie an die grundlegendsten Fragen der Wechselbeziehungen zwischen Geist und Materie rühren und daß in Zukunft zu ihrer Erhellung Beobachtungen aus dem wissenschaftlichen Bereich der Quantenphysik bis hin zu Aussagen der buddhistischen Philosophie herangezogen werden.

Es gibt im wesentlichen drei Hindernisse, die sich bisher einer intensiven Untersuchung des Phänomens der willentlichen Kontrolle autonomer Funktionen in den Weg gestellt haben: (1) Im Labor sind Bewußtseinszustände, die für eine solche autonome Kontrolle charakteristisch sind, außerordentlich schwierig zu messen und auszuwerten, weil sie sich selten auf

Aufforderung herbeiführen lassen und ihr spontanes Auftreten nur von sehr kurzer Dauer ist. (2) Die wenigen Personen, die eine willentliche Kontrolle autonomer Funktionen längere Zeit aufrechterhalten können, sind nicht fähig oder auch nicht willens, diesen Prozeß in einer Form zu verbalisieren, die für die westliche Psychologie verständlich ist. (3) Am wichtigsten ist aber, daß das vorherrschende Paradigma der gegenwärtigen Wissenschaft die Berücksichtigung nur subjektiv erfahrbarer Phänomene als wissenschaftlich nicht relevant abtut. Trotz dieser Hindernisse haben die Grundlagenforschung zum Biofeedback und dessen klinischen Anwendungsmöglichkeiten den pragmatischen Wert meditativer Übungen demonstriert. Solche pragmatischen Anwendungen sind zwar nicht unbedingt das Ziel der Meditation, doch stellen sie einen eindrucksvollen, auf empirischer Basis ruhenden Nachweis der Gültigkeit Jahrtausende alter Meditationslehren dar.

Die Selbstregulierung und die Paradigmata der Meditation

Die frühesten Untersuchungen über die willentliche Kontrolle von Funktionen des autonomen Nervensystems wurden in Indien an Personen durchgeführt, die verschiedene Formen von Yoga praktizierten. Die französische Kardiologin Thérése Brosse reiste 1934 nach Indien, um die Behauptung der Yogis zu überprüfen, sie könnten ihren Herzschlag kontrollieren. Die physiologischen Messungen, über die sie später (1946) berichtete, stellten den ersten Versuch der westlichen Wissenschaft dar, die Kluft zwischen Ost und West zu überbrücken. Der Weltkrieg unterbrach diese historische Entwicklung, und erst Jahre später reisten zwei französische Kardiologen, Das und Gastaut (1955), nach Indien, um Forschungen an Personen anzustellen, die das Kriya Yoga praktizierten. Mit Hilfe eines Elektroenzephalographen zur Messung der Gehirnwellen stellten sie bei diesen Yogis während der Meditation eine starke

Betaaktivität mit Wellen hoher Amplitude fest. Betawellen bis zu 40 Hz (Zyklen pro Sekunde) und mit einer Amplitude von 30–50 Mikrovolt gingen mit einer allmählichen Beschleunigung des Herzrhythmus einher. Zudem machten die beiden Kardiologen die Beobachtung, daß verschiedene Reize, wie laute Geräusche, die während der Meditation erzeugt wurden, nicht die erwarteten Potentialspitzen im EEG produzierten. Dieser mit der Meditation verbundene Zustand der hochgradigen Aktivierung konnte in nachfolgenden Untersuchungen nicht bestätigt werden. Im Gegenteil, die Ergebnisse dieser Untersuchungen legten nahe, daß der Zustand während der Meditation als ein Zustand mit niedrigem Aktivierungsniveau charakterisiert werden kann, in dem laut EEG Alphawellen (7–13 Hz) dominieren. Diese widersprüchlichen Resultate schafften zunächst Verwirrung, konnten aber in den letzten Jahren geklärt werden, als man nämlich im Westen zu der Erkenntnis gelangte, daß die verschiedenen Meditationslehren – von denen im Osten eine ganze Anzahl bekannt sind – verschiedene Formen der Meditation praktizieren lassen, die ihrerseits mit unterschiedlichen EEG-Mustern einhergehen. Angesichts dieser verspäteten Erkenntnis bedürfen die Resultate von Das und Gastaut einer erneuten Auswertung, wobei man die Philosophie zu berücksichtigen hat, die hinter der meditativen Technik des Kriya Yoga steht. Statt zu versuchen, einen Zustand passiver Gelöstheit – das Klischeebild vom Ziel jeder Meditation – herzustellen, konzentrierten die Schüler des Kriya Yoga ihre Aufmerksamkeit auf innere Visionen und bemühten sich aktiv um das Erwecken der sogenannten Kundalinienergie. Nach ihren Vorstellungen löst sich im Verlauf der Meditation diese Energie von ihrem Sitz im unteren Ende des Rückgrats und steigt durch die Wirbelsäule in das Gehirn empor, wo sie einen Zustand der Ekstase entfacht (Das und Gastaut, 1955). Berücksichtigt man dieses Paradigma des Kriya Yoga, so wird das EEG nicht nur verständlicher, sondern scheint auch zu bestätigen, daß der erwünschte ekstatische Zustand – in diesem Fall eine hochgradige Aktivierung

– erreicht worden ist. Rückblickend zeigt diese prototypische Untersuchung, daß die Philosophie und die subjektiven Erfahrungen der meditierenden Person berücksichtigt werden müssen, wenn man die neurologischen und physiologischen Indizes in einer verständlichen Weise interpretieren will.

1957 führten zwei amerikanische Neurologen, B. K. Bagchi und M. A. Wenger, eine ehrgeizige Untersuchung an 45 indischen Yogis durch. Diese Untersuchung erfolgte an den verschiedensten Orten, angefangen von Universitätslaboratorien bis hin zu einer Berghöhle im Himalaya. Besonderes Interesse verdiente das Ergebnis, daß bei einem Yogi keine »Alphablockierung« auf einen äußeren Reiz niedriger Intensität, wie etwa auf ein klopfendes Geräusch im Abstand von ein bis zwei Metern, auftrat. Die Alphablockierung ist der im EEG feststellbare Wechsel von Alphawellen mit hoher Amplitude und niedriger Frequenz zu Betawellen mit niedriger Amplitude und hoher Frequenz. Eine solche Alphablockierung ist die Reaktion auf einen äußeren Reiz. Sie gilt als ein autonome Funktion des Zentralnervensystems. Die Reize bewirkten auch keine Veränderung der – an der Handfläche gemessenen – elektrischen Leitfähigkeit der Haut (auch psychogalvanische Reaktion oder kurz PGR genannt), die normalerweise als Reaktion auf einen äußeren Reiz automatisch zunimmt. Diese Daten wurden zwar nur bei einer Versuchsperson durch objektive Messungen ermittelt, doch wurden sie durch die Aussagen zweier anderer Versuchspersonen gestützt. Aus diesen Ergebnissen ließ sich entnehmen, daß die Funktionen des autonomen Nervensystems durch eine bestimmte Philosophie und der aus dieser Philosophie abgeleiteten Meditationsform beeinflußt werden konnten. Obwohl diese Pionierstudie keine definitiven Ergebnisse brachte, wies sie doch die Richtung für das allgemeine Vorgehen bei der wissenschaftlichen Erforschung der Yogi-Disziplinen. Dem Beispiel dieser Untersuchung folgend planten Bagchi und Wenger andere Studien, in denen sie sich in erster Linie auf die Kontrolle der kardiovaskulären Funktionen und erst in zweiter Linie auf die parallel laufenden EEG-Muster konzentrierten. Diese Experimente verdienen besondere Beachtung, teilweise wegen ihrer Ergebnisse und teilweise, weil sie die großen Schwierigkeiten aufzeigen, denen Wissenschaftler bei dem Versuch begegnen, die Kontrolle autonomer Funktionen nachzuweisen und den diese Kontrolle herbeiführenden Prozeß zu erfassen.

1961 und 1963 führten Forschungsteams unter der Leitung von Wenger, Bagchi und B. K. Anand eine Reihe von Experimenten an vier Yogis durch, die von sich behaupteten, daß sie ihre kardiovaskulären Funktionen kontrollieren könnten. Drei Yogis sagten, sie könnten ihren Herzschlag zum vollkommenen Stillstand bringen, einer sagte, er könne seinen Herzschlag verlangsamen. Die Untersucher stellten fest, daß drei der Yogis ihren Herzrhythmus verlangsamen konnten, aber nicht indem sie mit ihrem Willen die autonomen Funktionen kontrollierten, sondern indem sie das Valsalva-Manöver durchführten. Zu diesem Zweck werden die quergestreiften Muskeln des Nakkens und des Bauchs angespannt, um den Vagusnerv zusammenzudrücken und auf diese Weise die Blutzufuhr von den Venen in die Brust zu verringern. Ein Yogi aber war tatsächlich in der Lage, deutlich seinen Herzschlag zu verlangsamen und seinen Blutdruck zu senken, ohne dabei das Valsalva-Manöver oder andere erkennbare Mittel zu Hilfe zu nehmen. Diese Versuchsperson konnte auch die Vagusleitung zum Vorhofsinusknoten stimulieren und unterbrechen und auf diese Weise einen »Sinusknotenrhythmus« herstellen. Elektrokardiographische und plethysmographische Aufzeichnungen (bei den letzteren handelt es sich um Aufzeichnungen der Fingerpulstätigkeit) zeigten, daß das Herz trotz der Rhythmusveränderungen ständig in Aktion blieb. Gleichzeitig fiel im EEG das Fehlen der Alphawellen auf.

Dieses Ausmaß an Kontrolle der Herzfunktionen wurde in neuerer Zeit von Elmer E. Green in seinen Experimenten mit Swami Rama, einem 45jährigen indischen Yogi, bestätigt (Green, Ferguson, Green und Walter, 1970). Swami Rama konnte 17 Sekunden lang ein Vorhofflattern von 300 Schlägen pro Minute erzeugen; unklar blieb aber, ob diese Ergebnisse auch tatsächlich auf den »Solarplexusverschluß«, den der Swami nach seinen eigenen Angaben benutzte, zurückgeführt werden konnten. Trotz uneinheitlicher Resultate, was das vollständige Aussetzen des Herzschlags anbelangte, konnte der Swami seine Fähigkeit demonstrieren, die kardiovaskulären Funktionen zu kontrollieren, indem er nämlich auf Befehl den Herzschlag beschleunigte oder verlangsamte.

Bis zum heutigen Tag gibt es nur sehr wenige andere Untersuchungen, in denen eine Kontrolle der Herzfunktion mit Hilfe autonomer Manipulationen eindeutig festgestellt werden konnte. Dazu gehören: (1) die Fallstudie eines Hinduyogi, Sri Ramananda, in der während des Experiments kontrolliert wurde, ob er das Valsalva-Manöver benutzte oder nicht (Satyanarayanamurthi und Sastry, 1958); (2) das Fallbeispiel eines dänischen Flugzeugmechanikers, der am Lindsay Municipal Hospital in Lindsay, Kalifornien, untersucht wurde (McClure, 1959); (3) klinische Untersuchungen zur Regulierung und Ausgleichung von Tachykardie (Engel, 1967); und (4) Beispiele für eine mäßig ausgeprägte Beschleunigung und Verlangsamung des Herzschlags als Reaktion auf subjektive Gedanken (Schwartz, 1971). Obwohl diese Untersuchungen noch methodische Schwächen zeigen und ihre Ergebnisse nicht immer überzeugen, demonstrieren sie doch, daß ein gewisser Grad an willentlicher Kontrolle der kardiovaskulären Funktionen möglich ist, auch wenn jenes Maß an Kontrolle, was die Yogis für sich beanspruchen, nicht eindeutig nachgewiesen ist.

Aufbauend auf den Untersuchungen von Bagchi und Wenger führten mehrere andere Forscher in den frühen Sechzigerjahren Experimente mit definitiveren Resultaten durch. Unter diesen wären vor allen Dingen die Untersuchungen von Anand, G. S. Chhina und B. Singh (1961) zu nennen, die die Gehirnwellenaktivität von Baj-Yogis während des *Samadhi* beobachteten. Das *Samadhi* oder die absolute Wonne und Erfüllung wird als das Endresultat einer Meditationsform angesehen, bei der man das Bewußtsein auf verschiedene

Punkte im Scheitel des Schädels konzentriert. Die Gehirnwellenaktivität der Yogis wurde vor und während der Meditation überwacht. Zwei Yogis wurden ablenkenden äußeren Reizen ausgesetzt, und zwar starkem Licht, einem lauten Knall, der Berührung mit einer heißen Glasröhre und der Berührung mit einer vibrierenden Stimmgabel. Während der Meditation trat bei keinem der Yogis auf diese äußeren Ablenkungen hin eine Alphablockierung auf, im Gegenteil, die Alphawellen blieben weiterhin vorherrschend und nahmen sogar noch an Amplitude zu. Wenn man außerdem die Yogis in der oben genannten Weise stimulierte, während sie nicht meditierten, trat im EEG nicht die übliche Gewöhnungsreaktion auf, die darin besteht, daß jeder weitere Reiz immer weniger Veränderungen im EEG bewirkt. Diese Gewöhnungsreaktion gilt als eine bei jedem Menschen auftretende Reaktion des autonomen Nervensystems. Mit anderen Worten: Auf jeden Reiz folgte jedesmal eine Reaktion von gleicher Intensität; bei den Yogis zeigte sich keine Gewöhnung oder Adaptation im Falle der Reizwiederholung. Diese Ergebnisse waren insofern hochinteressant, als die EEG-Aufzeichnungen darauf hinwiesen, daß die Yogis ihr Ziel, jedes Ereignis in der Umwelt gleich intensiv wahrzunehmen und gleich zu werten, erreicht hatten.
Man wird hier wiederum an die Notwendigkeit erinnert, bei jedem Versuch, die psychophysiologischen Funktionen eines Menschen zu verstehen, die subjektive Zweckgerichtetheit und die Philosophie hinter seinem Verhalten – kurz: seine Absicht und seinen Willen – zu berücksichtigen. Dies ist ein äußerst wichtiges Ergebnis, das bedeutsame Auswirkungen auf neuere Untersuchungen im verwandten Bereich der psychosomatischen Medizin gehabt hat. Es scheint, als ob diese frühen Studien immer wieder offenbarten, daß es eine deutliche und nachweisbare Wechselwirkung zwischen den Absichten eines Menschen und seinem gesamten neurophysiologischen System gibt. Auf diese Weise gewann der schwer faßbare Begriff des Willens in der sich nun entwickelnden Wissenschaft vom Bewußtsein eine neue Bedeutung. Aufgrund dieser Daten, die

sich seit Mitte der Fünfzigerjahre häufen, haben Psychologen und Ärzte nach und nach die kritische Bedeutung persönlicher philosophischer und psychischer Faktoren für die eigene Gesundheit oder Krankheit erkannt. In der klinischen Praxis wird heute wohl nirgends mehr geleugnet, daß das negative Zusammenwirken von geistigen und körperlichen Faktoren zu Krankheit, ihr positives Zusammenwirken zu Gesundheit und Wohlergehen führt. Überraschende Leistungen im Hinblick auf die Kontrolle autonomer Funktionen, die es mit den Leistungen von Yogis ohne weiteres aufnehmen können, werden jeden Tag auch an »gewöhnlichen Sterblichen« demonstriert. Was einst Mythos und Gerücht war, ist heute zu einem wesentlichen Aspekt der modernen Medizin geworden.

Ein anderes Ergebnis der Untersuchung von Anand, Chhina und Singh legte nahe, daß die Alphawellen des Gehirns der Faktor sein könnten, der die willentliche Kontrolle der autonomen Funktionen vermittelt. Sie leiteten das EEG zweier Yogis ab, die eine Hand 45 bis 55 Minuten lang in eiskaltes Wasser tauchen konnten. Es stellte sich heraus, daß vor und während dieses Experiments die Alphaaktivität unverändert anhielt. Normalerweise würde der heftige Kältereiz eine Alphablockierung im EEG bewirken. Die Tatsache, daß eine solche Blockierung nicht auftrat, war ein weiterer Beweis für eine hochentwickelte Fähigkeit zur Regulierung der eigenen autonomen Aktivität.

Als Folge dieser und anderer Ergebnisse begann sich das Interesse auf die Bedeutung einer ausgeprägten Alphaaktivität zu konzentrieren. Eine frühere Untersuchung des japanischen Psychiaters A. Kasamatsu (Kasamatsu u. a., 1957) zog dabei erneut die Aufmerksamkeit auf sich. In dieser Untersuchung wurden die EEGs von 4 Personen abgeleitet: von einem Zenmeister, einem Meister des Yoga und von zwei Kontrollversuchspersonen, deren EEG-Basiswerte denen der beiden anderen Versuchspersonen ähnlich waren. Nach Angaben von Kasamatsu und seinen Mitarbeitern herrschten in den EEGs des Zen- und des Yogameisters 17 Minuten nach Beginn der

Meditation Alphawellen vor; die EEGs der beiden Kontrollpersonen blieben unverändert. Wie sie weiter berichteten, wurde die Alphaaktivität der beiden Meister während ihrer Meditation auch durch Händeklatschen oder Glockengeräusche kaum beeinflußt, doch wurden keine objektiven Aufzeichnungen zum Nachweis dieser Beobachtung gemacht. Im Gegensatz dazu war bei den beiden Kontrollpersonen als Reaktion auf äußere Reize der gleichen Intensität eine Alphablockierung festzustellen. Diese kleine Untersuchung scheint also den Gedanken zu untermauern, daß die Alphaaktivität im Gehirn das Bindeglied zwischen der philosophischen Einstellung einer meditierenden Person und ihrer Fähigkeit zur Regulierung der eigenen autonomen Reaktion sein könnte.

Auf diesem Experiment aufbauend führten Kasamatsu und T. Hirai (1966) eine intensive Untersuchung an 48 Schülern des Rinzai- und des Soto-Zen durch. Diese Untersuchung über EEG-Korrelate von veränderten Bewußtseinszuständen, die durch Meditation herbeigeführt werden, hat bis zum heutigen Tag die eindeutigsten Ergebnisse gebracht. Kasamatsu und Hirai stellten mehrere wichtige Aspekte der Meditation und der Kontrolle autonomer Funktionen zusammen: (1) Im EEG dieser Zenschüler dominierten Alphawellen. (2) Die These, daß die tiefe Entspannung durch Schläfrigkeit hervorgerufen wurde, konnte zurückgewiesen werden, da man zum Vergleich auch EEG-Aufzeichnungen in Anfangsphasen des Schlafs vornahm. (3) Die Alphaaktivität hielt auch bei geöffenten Augen an. (4) Es gibt keine EEG-Ähnlichkeiten zwischen hypnotischer Trance und dem Zustand während der Zenmeditation. (5) Während und nach der Zenmeditation zeigte sich bei den Zenschülern keine Gewöhnung an ein klickendes Geräusch, das zwanzig Male hintereinander ertönte. (6) Bei den Zenschülern mit der längsten Meditationspraxis wurden im EEG rhythmisch wiederkehrende Thetawellen (4–7 Hz) beobachtet. (7) Je länger die Meditationspraxis war, desto stärker war auch die im EEG registrierte Bewußtseinsveränderung. (8)

Die Bewertung der meditativen Fähigkeiten des Schülers durch einen Meister stimmte direkt mit dem im EEG beobachteten Ausmaß an Alpha- und Thetaaktivität überein. Interessant ist, wenn man die Schüler des Kriya Yoga in der Untersuchung von Das und Gastaut mit den Zenschülern in der Untersuchung von Kamamatsu und Hirai vergleicht: Die ersteren zeigten *keine Reaktionen* auf Reize, bei den letzteren hingegen wurde *keine Gewöhnung* an Reize festgestellt (d. h. sie reagierten auf einen mehrere Male wiederholten Reiz jedes Mal mit der gleichen Intensität) Dies ist ein weiterer Hinweis auf die Wechselwirkung zwischen philosophischen Systemen und psychophysiologischen Indizes: Die Kriya-Yogis versuchen nämlich, die Stimulation durch die Außenwelt auszuschalten, wohingegen die Lehre des Zen dazu auffordert, sich jedem Aspekt der phänomenalen Welt zu öffnen und ihn voll wahrzunehmen. Diese sehr ungleichen Philosophien wirkten sich jeweils entsprechend auf die neurophysiologischen Funktionen ihrer Adepten aus. Wie schon früher bemerkt, ist dieser Beweis für die Wechselwirkung zwischen der persönlichen Philosophie und den physiologischen Funktionen für die Erforschung der neurophysiologischen Begleiterscheinungen des Bewußtseins von größter Wichtigkeit. Zudem offenbarte sich im Thetarhythmus bei den Zenschülern mit längerer Meditationspraxis ein weiteres unschätzbares Bindeglied zwischen Untersuchungen über Meditation, Kreativität, veränderte Bewußtseinszustände, Biofeedback und autonome Kontrolle. Es hat den Anschein, als ob sowohl der Alpha- als auch der Thetaaktivität eine vermittelnde Rolle zwischen Gehirnfunktionen und bestimmten Bewußtseinsveränderungen zukommt. Diese Möglichkeit werden wir später im Abschnitt über die Forschung zur Bedeutung des Thetarhythmus eingehender erörtern.

Die meisten der referierten Untersuchungen werden im allgemeinen auch in der Literatur zur Biofeedbackforschung zitiert, doch bilden sie nur einen kleinen Teil einer großen Zahl von Untersuchungen über die physiologischen Vorgänge während der Meditation und in veränderten Bewußtseinszuständen. 1970 war Yoshiharu Akishige vom Zeninstitut der Komazawa-Universität in Tokio, der viele dieser Untersuchungen zusammenstellte, in der Lage, über 300 Artikel mit den verschiedensten Themen – angefangen von Rorschachtests an Zenpriestern (Koga und Akishige, 1970) bis hin zu Untersuchungen der Atemvorgänge während der Zenmeditation (Matsumoto, 1970) – anzuführen. Es ist traurig, aber wahr, daß diese umfangreiche Forschungsliteratur zum Thema Meditation westlichen Wissenschaftlern weitgehend unbekannt ist. Glücklicherweise gibt es jetzt Anzeichen für eine Änderung dieser Situation, haben doch die alten Meditationspraktiken und das moderne Biofeedback vieles gemeinsam. Die westlichen Wissenschaften – insbesondere die Biowissenschaften und die Psychologie – können nur profitieren, wenn sie diese reichhaltigen Informationsquellen entdecken.

Der Alpharhythmus

Parallel zu den Meditationsexperimenten in den Sechzigerjahren liefen die Pionieruntersuchungen auf dem Gebiet des Biofeedback, die von Joe Kamiya, der damals an der Universität von Chicago tätig war, geleitet wurden. Die Versuchspersonen, die sich freiwillig zur Verfügung gestellt hatten, waren gewöhnliche Leute ohne spezielle Kenntnis oder Erfahrungen mit irgendeiner der Disziplinen zur Übung des Geistes. Sie sollten einfach raten, ob sie im Augenblick Alphawellen im Gehirn produzierten oder nicht. Der Experimentator, der von seinen Versuchspersonen das EEG ableitete und es ständig überwachte, sagte ihnen dann immer, ob sie richtig geraten hatten. Die Versuchspersonen waren auf diese Weise recht schnell in der Lage, die Zahl ihrer »Treffer« zu erhöhen, bis sie mit überzufälliger Wahrscheinlichkeit angeben konnten, ob ihr Gehirn gerade Alphawellen produzierte oder nicht. Mit anderen Worten: sie hatten offensichtlich gelernt, die mit der Alphaaktivität einhergenden subjektiven Empfindungen zu erkennen.

Als nächstes wollte Kamyia feststellen, ob die Versuchspersonen lernen konnten, das Auftreten von Alpharhythmen zu kontrollieren. Zu diesem Zweck gab er ihnen die Anweisung, Alphawellen zu produzieren, sobald ein einzelner Ton erklang, und die Alphaaktivität zu unterdrücken, sobald zwei Töne hintereinander erklangen. Diese Phase des Experiments verlief ebenfalls erfolgreich. Kamyia entwickelte dann eine Methode, bei der das EEG in der Gegenwart länger anhaltender Alphaaktivität einen Dauerton erzeugte. Die Versuchspersonen wurden in zwei Gruppen eingeteilt. Eine Gruppe wurde instruiert, das Erklingen des Tones ganz zu verhindern (also keine Alphawellen zu produzieren), die andere Gruppe hingegen sollte den Ton so lange wie möglich anhalten lassen. Nach 12 Übungsdurchgängen waren die meisten Versuchspersonen mit Hilfe der Rückmeldung (des »Feedback«) durch den konstanten Ton in der Lage, bei sich Alphawellen je nach Belieben zu erzeugen oder zu unterdrücken. Damit hatte Kamyia (1962) zum ersten Mal in der Geschichte der westlichen Psychologie demonstriert, daß man die Alphaaktivität im Gehirn mit seinem Willen kontrollieren kann, wenn man die Möglichkeit hat, die eigene EEG-Aktivität ständig zu überwachen. Befragte man die Versuchspersonen nach ihren subjektiven Erfahrungen, beschrieben sie den mit der Alphaaktivität einhergehenden Zustand (den »Alphazustand«) als eine Art entspannte Wachsamkeit, in der sie sich gelöst und wohl fühlten und keinerlei geistige Vorstellungen hatten. Außerdem bemerkten sie, daß es zur Aussetzung des Alpharhythmus lediglich notwendig war, irgendeine geistige Anstrengung zu unternehmen, wie etwa ein Problem zu lösen oder sich im Geiste irgendwelche Dinge zu vergegenwärtigen. Natürlich hat man, seitdem Kamyia mit dieser Pionierstudie die Biofeedbackforschung einleitete, eine Menge mehr über den Alphazustand in Erfahrung gebracht. Bevor wir aber auf diese

Ergebnisse eingehen, erscheint es zweckmäßig, einen kurzen Überblick über das Forschungsgebiet als Ganzes zu geben.
Unmittelbar im Anschluß an Kamyias Untersuchungsberichte konzentrierte sich ein großer Teil der Biofeedbackforschung darauf, optimale Methoden für die Übung der Kontrolle der eigenen Gehirnwellenaktivität zu entwickeln. Die neueren Untersuchungen lassen sich in zwei große Gruppen einteilen: (1) Untersuchungen zum klinischen Biofeedback, wobei man das Biofeedback auf Probleme in der psychosomatischen Medizin anwendet und der Beschreibung der psychodynamischen Prozesse, mit denen die willentliche Kontrolle erzielt wird, nur sehr wenig Beachtung schenkt, und (2) Untersuchungen, in denen man diese intrapsychischen Prozesse *an sich* zu erfassen versucht, um die Dynamik der Wechselwirkungen zwischen psychischen und neurophysiologischen Aspekten des menschlichen Bewußtseins zu entdecken.
Im Bereich des klinischen Biofeedback wurde sehr häufig vom elektromyographischen Feedback (Feedback der Muskelspannung) Gebrauch gemacht, das bei den verschiedensten Störungen und Krankheiten eingesetzt wird, etwa bei Spannungskopfschmerzen, Lähmungen nach einem Schlaganfall, Herzerkrankungen und Abweichungen der Körpertemperatur. Die Forschung zum elektroenzephalographischen Feedback konzentrierte sich auf subjektive Zustände bei verschiedenen Formen der Gehirnwellenaktivität. Hier sind vor allen Dingen die Arbeiten von Barry Sterman zu nennen, der herausfand, daß manche epileptischen Patienen lernen konnten, ihre Anfälle durch Steigerung ihres sensumotorischen Rhythmus zu kontrollieren oder zu hemmen. Andere klinische Anwendungsbereiche des Biofeedback sind: der verringerte systolische Blutdruck bei essentieller Hypertonie, Schmerzen verschiedenster Art, Herztätigkeit und Blutdruck, Tachykardie, Migränekopfschmerzen und Schlafstörungen. Es gibt noch zahlreiche andere Anwendungsmöglichkeiten des Biofeedback, die aber nicht vollständig an dieser Stelle aufgeführt werden können. Einen Überblick über die Biofeedbackforschung und ihre

klinische Anwendung gibt der jährlich erscheinende Sammelband *Biofeedback and Self-Control.*
Im Gegensatz zu dieser eindrucksvollen und wachsenden Zahl klinisch orientierter Untersuchungen gibt es nur sehr wenige Forschungsprojekte, in denen man sich festzustellen bemüht, wie diese willentliche Kontrolle autonomer Funktionen eigentlich erfolgt. Will man nämlich das Biofeedback in seiner pragmatischen Bedeutung voll ausschöpfen, dann wird es zunehmend notwendig, die psychophysiologischen und phänomenologischen Prozesse, die zu dieser willentlichen Kontrolle führen, klar zu definieren.
Eines der innovativsten Forschungsprojekte zum Thema neurophysiologische Substrate des Bewußtseins verbindet sich mit den Namen Thomas Mulholland und Erik Peper, die den Zusammenhang zwischen der visuellen Wahrnehmung und der Alphaaktivität untersuchten. Die Verarbeitung der visuellen Informationen erfolgt im Scheitel- und Hinterhauptslappen, also in der unteren hinteren Hälfte der Großhirnrinde. Da die Alphawellen herkömmlicherweise von diesem Punkt abgeleitet werden, ist es wahrscheinlich, daß die kortikale Verarbeitung der visuellen Reize auf die Alphaproduktion Einfluß hat. Dies wurde durch die erwähnten Berichte der Versuchspersonen Kamyias nahegelegt, und aus früheren Versuchen war hervorgegangen, daß die Alphaaktivität schwächer wurde, wenn die Versuchspersonen visuelle Vorstellungen bei geschlossenen Augen hatten oder auf akustische Reize reagierten (Mulholland, 1969). Mulholland und Peper stellten fest, daß die Abschwächung oder Blockierung der Alphaaktivität nicht einfach auf visuelle Aufmerksamkeit zurückzuführen sei, sondern auf ganz bestimmte okulomotorische Prozesse wie Fixierung, Linsenakkodomation und die Vorgänge bei der visuellen Konzentration auf einen sich bewegenden Punkt (Mulholland und Peper, 1971). Dieses Ergebnis war von großer Bedeutung, da es demonstrierte, daß die visuelle Reizung *an sich* nicht ausreicht, um eine kontinuierliche Desynchronisation, d. h. gemischte Muster von Alphawellen,

die vom Scheitel- oder Hinterhauptslappen abgeleitet wurden, zu bewirken. Kurz, es bewies, daß der Alpharhythmus auch bei geöffenten Augen beibehalten werden konnte; ein einfaches aufmerksames »Offenhalten« der Augen und ein nicht fokussiertes Mitgehen der Augen mit einem sich bewegenden Ziel führten nicht zu einer Alphablockierung oder Desynchronisation. Die Autoren zogen aus diesen Ergebnissen den Schluß, daß eine Gleichsetzung von visueller Reizung oder geistigen Vorstellungen mit der Alphablockierung den wahren Sachverhalt viel zu sehr vereinfacht.

Die Alphaproduktion und die phänomenologischen Entsprechungen des Alphazustands haben sich als ein Forschungsbereich von hochgradiger Komplexität erwiesen. Die Alphadominanz läßt sich nicht mit Hilfe einer Reihe ganz bestimmter Erlebensmerkmale charakterisieren. Diese dem neuesten Stand entsprechende Schlußfolgerung stimmt mit den Ergebnissen der früheren Meditationsforschung überein, in denen eine Vielfalt unterschiedlicher subjektiver, visueller und somatischer Begleitphänomene der Alphadominanz festgestellt wurde. Noch wichtiger ist, daß die neueren Forschungsarbeiten über die Alphaaktivität Beziehungen offengelegt haben, die gleichermaßen für die Meditation, das Biofeedback und die autonome Selbstregulierung gelten. Im einzelnen wurde nachgewiesen, daß (1) während der Meditation eine starke Alphaaktivität vorherrscht; (2) Versuchspersonen auch im Fall einer verminderten Sinnesreizung – etwa in einem schalldichten und abgedunkelten Raum – eine starke Alphaaktivität produzieren können, und (3) ein bestimmter Grad an autonomer Kontrolle zwar mit einer erhöhten Alphaaktivität einhergeht, aber die genaue Beziehung zwischen der Kontrolle der Alphaaktivität und der autonomen Kontrolle physiologischer Prozesse weiterhin unklar bleibt. Bis heute gibt es nur sehr wenige Experimente, in denen man diesen vielsagenden Ergebnissen weiter nachgegangen ist. Wie wirkt sich die Alphadominanz auf andere physiologische Funktionen aus? Ist die Alphaaktivität die Schwelle zur willentlichen Kontrolle des subjektiven Erlebens? Es gibt nur wenige Untersuchungen, in denen man zur Lösung dieser entscheidenden Fragen daranging, mehrere neurophysiologische Funktionen gleichzeitig zu überwachen und sie mit Erlebensbeschreibungen der betreffenden Personen in Beziehung zu bringen.

Ein weiteres Thema neuerer Untersuchungen über die gesteigerte Alphaaktivität und ihre Beziehung zum subjektiven Erleben ist die sogenannte »paradoxe« oder »reizbedingt erhöhte« Alphaaktivität. Die Produktion einer EEG-Frequenz wie etwa der Alphawellen wird am häufigsten in der Form gemessen, daß man feststellt, wie lange innerhalb eines vorher festgelegten Zeitintervalls (ausgedrückt in Prozent) eine Versuchsperson diese Frequenz produziert. In den oben erwähnten Untersuchungsberichten wurde die auf Sinnesreize erfolgende Alphablockierung beschrieben oder darauf hingewiesen, daß eine solche Blockierung nicht auftrat, wenn solche Reize – wie während tiefer Meditation – nicht zur zentralnervösen Verarbeitung zugelassen werden. Nun aber wurde in einer Reihe anderer Untersuchungen eine erhöhte Alphaaktivität unter bestimmten Reizbedingungen festgestellt; dieses Phänomen wurde als paradoxe oder reizbedingt erhöhte Alphaaktivität bezeichnet (Kreitman und Shaw, 1965). Schon 1940 bemerkte C. W. Darrow eine Zunahme an Alphaamplitude und -frequenz, wenn die Versuchsperson einen Reiz erwartete oder leichte Furcht verspürte. Darrow (1947) und später M. Williams (1953) mutmaßten, daß »Reize, die eine plötzliche Mobilisierung der reaktiven Mechanismen bewirken«, auch die Alphaaktivität erhöhen könnten. Vereinzelte Beispiele für eine durch Reize herbeigeführte Erhöhung der Alphaaktivität wurden auch von anderen Untersuchern registriert; sie gingen aber nicht weiter darauf ein, weil diese Beobachtungen ihre eigentlichen Absichten nicht weiter berührten. 1957 stellte P. F. Werre fest, daß das Lösen von Problemen mit geöffneten Augen bei annähernd einem Drittel seiner Versuchspersonen zu einer verstärkten Alphaaktivität führte, und S. A. Lorens sowie Darrow (1962) machten die Beobachtung, daß zwar die

Dauer der Alphaaktivität (in Prozent) ihrer Versuchspersonen deutlich abnahm, während sie im Geiste Multiplikationsaufgaben durchführten, daß es aber auch Versuchspersonen gab, bei denen sich genau das Gegenteil bemerkbar machte.
Diese Berichte über die anomale Alphaaktivität zogen nur wenig die Beachtung auf sich, bis Mitte der Sechzigerjahre N. Kreitman und J. C. Shaw eine Reihe von Experimenten durchführten. Acht freiwillige Versuchspersonen erhielten verschiedene Rechenaufgaben, die sie mit geöffneten oder geschlossenen Augen lösen mußten, während gleichzeitig ihr EEG abgeleitet wurde. Kreitman und Shaw konnten nachweisen, daß

> ... die Steigerung des Alpharhythmus sich von der Alphablockierung nur in quantitativer, nicht aber in qualitativer Hinsicht unterscheidet. Wie sich herausstellte, ging die Steigerung des Alpharhythmus häufiger mit taktiler als mit visueller Reizung einher und ... obwohl visuelle Vorstellungen – wie auch die eigentliche Aktivität des Sehens selbst – mit einer Verringerung der Alphatätigkeit parallel zu laufen scheinen, gilt dieser Zusammenhang nur im Schnitt oder ist lediglich als Trend mit zahlreichen und quantitativ erheblichen Abweichungen zu werten (Kreitman und Shaw, 1965).

Aus dieser und anderen Untersuchungen geht also klar hervor, daß die Steigerung der Alphaaktivität nicht immer von einem Zustand der geistigen »Leere«, der »frei schwebenden« Aufmerksamkeit und der tiefen Entspannung begleitet wird, sondern auch durch einen leichten Grad der Aktivierung hervorgerufen werden kann.
Die hier aufgeführten Forschungsprojekte enthalten reichliche Belege für die komplexe Bedeutung der Alphagehirnwellen und sollten Forscher wie Laien davor warnen, zu früh eine endgültige Klassifizierung der Inhalte und Indizes des mit der Alphaaktivität einhergehenden Bewußtseinszustandes vorzunehmen. Die Frage, ob die Alphaproduktion mit Hilfe des Biofeedback und die Alphaproduktion während der klassischen Meditation gleichzusetzen sind, kann nicht beantwortet werden, doch sei an dieser Stelle vermerkt, daß die intensive

geistige Übung in der Meditation zweifellos weitaus feinere Bewußtseinszustände miteinbezieht, als man mit irgendwelchen neurophysiologischen Indizes messen kann. Alle meditierenden Personen behaupten übereinstimmend, daß für alle meditativen Praktiken sowohl ein System zur Interpretation intrapsychischer Phänomene als auch bestimmte Körperhaltungen und -übungen erforderlich sind. Im Vergleich dazu bietet das Biofeedback die Möglichkeit, die mit einer bestimmten Gehirnwellenaktivität einhergehenden intrapsychischen Zustände zu erleben, jedoch noch kein umfassendes System zur Interpretation solcher Erlebnisse. Es ist auch darauf hinzuweisen, daß neurophysiologische Indizes für veränderte Bewußtseinszustände nicht gleichzusetzen sind mit dem Gesamterleben der Person, die sich in einem solchen Zustand befindet. Für die Herbeiführung länger anhaltender Bewußtseinsveränderungen, wie in der Meditation und bei kreativen Prozessen höherer Ordnung, ist eine intensive und langjährige geistige Schulung notwendig. Viele unscheinbare Veränderungen in der geistigen Verarbeitung von Gedanken, Vorstellungen und Gefühlen werden offenbar nicht von neurophysiologischen Vorgängen begleitet. Das Fehlen eindeutiger Zusammenhänge kann natürlich auf die Grenzen der heutigen neurophysiologischen Meßtechniken zurückzuführen sein, doch unabhängig davon geben neurophysiologische Meßwerte nur einen begrenzten Anteil des Gesamtspektrums des menschlichen Bewußtseins wieder.

Der Thetarhythmus

Die Thetawellenaktivität hat sich ebenfalls als ein Untersuchungsgegenstand erwiesen, der die Neugier der Forscher reizte. Die Thetawellen sind ein noch schwerer faßbares und flüchtigeres Phänomen als die Alphawellen. Im normalen Wachzustand ist eine Dominanz von Thetawellen viel seltener

als die Alphadominanz. Die Erforschung der Thetawellen (4–7 Hz) ist deshalb begrenzter und hat noch widersprüchlichere Ergebnisse als die Erforschung der Alphaaktivität gebracht. Es gibt nur eine einzige Beobachtung über den Thetarhythmus, die von vielen Seiten bestätigt worden ist: Die Thetadominanz geht mit Schläfrigkeit einher und gilt nachweislich als die im EEG vorherrschende Frequenz während des ersten Schlafstadiums und des Einschlafens. Abgesehen von dieser übereinstimmenden Beobachtung erschöpft sich das Ergebnis von zwanzig Jahren sporadischer Erforschung des Thetarhythmus lediglich in einer langen Liste mit höchst ungleichartigen Phänomenen, die offensichtlich alle mit der Thetaaktivität des Gehirns einhergehen.
Die Aktivität von Thetawellen und Deltawellen (0.5–4 Hz) ist häufiger im EEG von sehr kleinen Kindern als im EEG von Erwachsenen festzustellen. Im Laufe der kindlichen Entwicklung nehmen diese Rhythmen proportional zur Zunahme der Alphaaktivität bis zum Alter von 10 bis 11 Jahren ab. Danach konsolidiert sich das für Erwachsene normale EEG-Bild der Betadominanz. Eine auffallende Thetaaktivität bei Kindern ist als ein Zustand des Übergangs von der Deltadominanz des Säuglingsalters zur Betadominanz der frühen Adoleszenz betrachtet worden. Über ein bestimmtes Lebensalter hinaus hat man ein Vorherrschen der Thetaaktivität als Anzeichen für Störungen des Reifeprozesses angesehen und mit einer mangelnden Großhirnrindenreifung in Beziehung gebracht (Hill, 1952). In zahlreichen Untersuchungen, vor allen Dingen in Untersuchungen der Thetaaktivität des Schläfenlappens, hat sich ergeben, daß die Thetaaktivität mit einer Vielzahl verschiedener neurologischer und psychopathologischer Störungen einhergeht, etwa mit der Neigung zu unkontrollierten Wutausbrüchen, mit psychopathischem Verhalten und mit starker Feindseligkeit (gemessen mit Hilfe des Bender-Gestalttests). Eine starke Thetaaktivität wurde auch im EEG überführter Mörder und in der Anfangsphase epileptischer Erkrankungen festgestellt. Abgesehen von diesen pathologi-

schen Störungen wurde eine erhöhte Thetaaktivität auch noch in den folgenden Fällen ermittelt: (1) nach länger andauernder sensorischer Deprivation; (2) bei der Schwelle für das Erkennen emotional geladener Wörter; (3) im Zustand der Wachsamkeit bei normaler Sinnesreizung; (4) bei der Beschäftigung mit einer angenehmen Tätigkeit; (5) bei hypnagogischen und hypnopompischen Vorstellungen, d. h. bei statischen Vorstellungen, die gewöhnlich beim Einschlafen und beim Aufwachen auftreten; (6) in Phasen ungewöhnlicher Kreativität bei Malern, Schriftstellern und Musikern, und (7) während tiefer Zenmeditation. Gegenwärtig gibt es keine allgemein anerkannte Theorie, die diese Vielzahl unterschiedlicher Thetaphänomene erklären kann. Ein ausführlicher Überblick und eine Neuinterpretation der psychopathologischen Zustände in Verbindung mit der Thetaaktivität finden sich in meinem Buch *Consciousness: East and West* (Pelletier und Garfield, 1976). Die Erörterungen in diesem Buch bauen vor allen Dingen auf der Tatsache auf, daß Personen mit langer Meditationspraxis häufig berichten, daß sie zwecks Erlangung und Aufrechterhaltung autonomer Kontrolle quasihypnagogische Vorstellungen manipulieren.

Eines der verblüffendsten Ergebnisse der Thetaforschung besteht darin, daß die Thetaphänomene eine geheimnisvolle Beziehung zwischen der Kreativität und pathologischen Phänomenen, zwischen Genie und Wahnsinn, vermuten lassen. Wie Barbara Brown in ihrem Buch *New Mind, New Body* (1975) meint, schält sich als gemeinsamer Nenner der verschiedenen Forschungsergebnisse zunehmend die Unfähigkeit von Personen mit erhöhter Thetaaktivität heraus, ihre Aufmerksamkeit zu konzentrieren und die Dinge in der Außenwelt nach ihrer Bedeutung zu ordnen. Brown behauptet, daß die erhöhte Thetaaktivität mit Schwierigkeiten beim Lösen von Problemen, beim Sortieren und Einordnen eingehender Informationen und beim Reaktivieren gespeicherter Informationen in Verbindung zu stehen scheint. Diese Hypothese mag zwar einige Ergebnisse, insbesondere die Beziehungen zwischen psychopathologischen Phänomenen und der Thetaaktivität, erklären, eignet sich aber nicht für die Deutung der Thetaphänomene, die in der neueren Forschung die meiste Aufmerksamkeit auf sich ziehen, nämlich die bewußte und oft sehr kreative Herbeiführung dieser Gehirnwellen. A. C. Mundy-Castle teilte die Thetarhythmen in die folgenden vier Gruppen ein:

THETA I – Diese Thetarhythmen werden durch das Öffnen der Augen bzw. durch geistige Aktivität unterdrückt. Sie sind aber keine Varianten des Alpharhythmus. Wie THETA IV tritt THETA I bei normalen Erwachsenen selten auf.

THETA II – Diese Thetarhythmen werden durch nichtemotionale Wahrnehmungs- bzw. Vorstellungstätigkeit verstärkt und scheinen mit Gefühlsänderungen in keinerlei Beziehung zu stehen.

THETA III – Diese Thetarhythmen variieren während emotionaler Tätigkeiten. Sie sind die klassischen Thetarhythmen, die am häufigsten von Theoretikern wie W. Grey Walter (1963) besprochen werden.

THETA IV – Diese Thetarhythmen stellen Varianten langsamer Alphawellen dar.

Nach dieser vorläufigen Einteilung (Mundy-Castle, 1957) ist THETA II der Typus, dem Untersucher in den Bereichen der Meditation und des Biofeedbacks die meiste Aufmerksamkeit gewidmet haben.

Die meisten der neueren Untersuchungen über die kreativen Aspekte der hypnagogischen und hypnopompischen Thetaaktivität wurden von Elmer und Alyce Green von der Menningerstiftung in Topeka, Kansas, durchgeführt. Vor der Forschungsarbeit der Greens gab es nur ein Experiment, das für diesen Bereich von Bedeutung war, nämlich das weiter oben beschriebene Experiment der japanischen Untersucher Kasamatsu und Hirai, die bei Schülern mit zwanzig Jahren oder mehr Praxis in Zenmeditation eine Thetaaktivität feststellten. Die Tatsache, daß diese kontrollierte Thetaaktivität nicht in der hypnotischen Trance oder im Zustand der Schläfrigkeit auftrat, war eine bedeutsame Entdeckung, schien doch nach den Ergebnissen vorangegangener Untersuchungen eine länger anhaltende Thetaaktivität mit einem Zustand wachen Bewußtseins unvereinbar. Diese Entdeckung war auch ein erster Hinweis darauf, daß die kontrollierte Produktion von Thetawellen eine positive kreative Funktion besitzt, im Gegensatz zu den psychopathologischen Merkmalen einer unkontrollierten Thetaaktivität. Die Untersuchungen der Greens von der Menningerstiftung bildeten nun den ersten konzentrierten Versuch, den Zusammenhang zwischen der kontrollierten Thetaaktivität und hypnagogischen sowie hypnopompischen Vorstellungen zu erforschen. Ihr noch laufendes Forschungsprogramm stellt auch den umfassendsten Ansatz zu einer Definition der psychophysiologischen Parameter veränderter Bewußtseinszustände dar. Zwar wurde bereits in mehreren früheren Forschungsprojekten (Barratt, 1956; Costello und McGregor, 1957; Drever, 1958; Mundy-Castle, 1957; Oswald, 1957; Slatter, 1960; Walter und Yeager, 1957) der Versuch gemacht, Verbindungen zwischen physiologischen Indizes und Merkmalen des Erlebens empirisch abzusichern, doch schlug er immer fehl. Nun erfolgten diese Untersuchungen vor der Entwicklung des Biofeedback, welches erst ermöglichte, sehr flüchtige physiologische Indizes zeitlich zu stabilisieren und damit gründlicher zu erforschen. Die Greens waren unter den ersten, die Biofeedbackübungen entwickelten, und sie hatten auch die Idee, die elektronischen Möglichkeiten mit Elementen des autogenen Trainings von Johannes Schultz zu kombinieren (siehe ihr seit 1978 deutsch vorliegendes Buch *Biofeedback, eine Möglichkeit zu heilen*).

Die Greens begannen ihre Arbeit 1969 mit sieben Universitätsstudenten. In Pilotstudien, in denen sie mit Hilfe des elektromyographischen (EMG-) Feedback (Feedback der Muskelspannung) tiefe Entspannung herbeiführten, wiesen sie nach, daß die tiefe muskuläre Entspannung selbst schon einen zunehmend hohen Anteil von Alphawellen im EEG bewirkte. Obwohl die Gehirnwellenaktivität jeder Versuchsperson überwacht wurde, wurden die Alpharhythmen selbst nicht rückgemeldet. Ein anderes bedeutsames Ergebnis war, daß die Alphaaktivität am stärksten bei den Versuchspersonen zunahm, die über einen hohen Anteil an Alphawellen (über 20%) bei geschlossenen Augen verfügten. Versuchspersonen hingegen, bei denen die Alphatätigkeit weniger als 20% ausmachte, wenn sie die Augen geschlossen hatten, zeigten eine sehr viel geringere Zunahme der Alphatätigkeit. Die Greens stellten außerdem fest, daß einige ihrer Versuchspersonen hypnagogische Vorstellungen hatten, wenn im EEG Thetarhythmen und Alpharhythmen niedriger Frequenz erschienen. Aufgrund des Zusammenhangs zwischen Thetarhythmen und hypnagogischen Vorstellungen führten die Greens Experimente mit drei anderen Versuchspersonen (einem Physiker, einem Psychiater und einem Psychologen) durch, die über eine Meditationspraxis von 15 bis 30 Jahren verfügten (Green, Green und Walters, 1970). In diesem Experiment wollten sie sich auf die länger anhaltende Thetaaktivität konzentrieren, da einzelne Berichte und Untersuchungsergebnisse eine Verbindung zwischen den hypnagogischen Vorstellungen des Thetazustands und der Kreativität nahelegten. Nun ist es leider auch für geübte Personen äußerst schwierig, über längere Zeit Thetawellen zu produzieren, ohne dabei schläfrig zu werden, und dieser Umstand schien die nähere Erforschung des Thetazustands ernsthaft zu behindern. Um festzustellen, ob die Produktion von Thetawellen gelernt werden kann, trainierten die Greens zehn andere Erwachsene mit Hilfe von Biofeedback darauf, eine länger anhaltende Alpha- und insbesondere Thetaaktivität zu produzieren. Jede Versuchsperson nahm einmal im Monat an insgesamt sieben Trainingssitzungen teil. Wie sich zeigte, waren manche Versuchspersonen in der Lage, Thetawellen so lange zu produzieren, bis sich bei ihnen die für den Thetazustand typischen Erlebnisse bemerkbar machten, die normalerweise in lebhaften Vorstellungen vom hypnagogischen Typ und in spontanen Kindheitserinnerungen bestehen. Die Schwierigkeiten, den Thetazustand längere Zeit aufrecht-

zuerhalten und zu überwachen, sind aber bis heute noch nicht vollständig überwunden.
In neuerer Zeit haben sich die Greens einem erfolgreicheren Vorgehen für die Erforschung veränderter Bewußtseinszustände zugewandt, nämlich der intensiven Untersuchung einzelner Personen, die in der Produktion der Alpha- und Thetaaktivität geübt sind. Eine ihrer ersten Versuchspersonen, der Yogameister Swami Rama aus Rishikesh in Indien, zeigte die Fähigkeit, längere Zeit über Alpha-, Theta- und Deltawellen zu produzieren und dabei wach zu bleiben. Nach den Worten von Swami Rama war er in der Lage, Thetawellen zu produzieren, indem er »das Bewußte zur Ruhe brachte und das Unbewußte hervorteten ließ« (Green, 1971). Eine Hauptschwierigkeit dieses Experiments lag darin, daß der Swami seine bildlichen Vergleiche dafür, wie er den Thetazustand erreichte und andauern ließ, nicht in die Sprache der westlichen Psychologie übertragen konnte.
Anhand der verschiedenen subjektiven Beschreibungen der kontrollierten Thetaaktivität definieren die Greens die Merkmale dieses Zustands in vielerei Hinsicht wie P. McKellar und L. Simpson, die ihn mit lebhaften, der bewußten Kontrolle entzogenen, originellen und rasch wechselnden Vorstellungen in Verbindung bringen. Die Greens entdeckten, daß sich der Thetazustand durch quasihypnagogische Vorstellungen charakterisieren läßt, in denen sich unbewußte Prozesse dem wachen Ich häufig in Form von Symbolen, Worten oder Gestalten offenbaren. Diese Merkmale weisen auf eine nach innen gerichtete abstrakte Aufmerksamkeit, ein »Abtasten der Innenwelt«, hin. Die Greens gaben dem die Bezeichnung »Tagträumerei«. Diese Tagträumerei »ist abzugrenzen von dem Zustand der Aufmerksamkeit, der normalerweise mit der Tätigkeit peripherer Sinnesorgane, dem Abtasten der Außenwelt und dem Lösen konkreter Probleme einhergeht. Zwischen tiefen Tagträumen und manchen traumähnlichen Zuständen scheint es keine einfachen Unterscheidungskriterien zu geben« (Green u. a., 1970).

Andere Forscher haben ebenfalls eine Beziehung zwischen hypnagogischen Vorstellungen und künstlerischer sowie wissenschaftlicher Kreativität bemerkt. Stanley Krippner und sein Mitarbeiter (1970) nennen die folgenden Beispiele, in denen die bewußte Manipulation von Vorstellungen zu kreativen Einsichten und Entdeckungen führte: (1) die Entdeckung des Bohrschen Atommodells; (2) Loewis Durchbruch im Zusammenhang mit der chemischen Übertragung nervöser Impulse; (3) Howes Erfindung der Nähmaschine, und (4) die Träumereien Descartes. In diesen und vielen anderen Fällen berichteten die betreffenden Personen, daß quasihypnagogische Vorstellungen die Quelle ihrer Inspiration waren. Nach anderen Untersuchungsergebnissen stellten sich bei nicht informierten Versuchspersonen folgende Erlebnisse ein: archetypische Vorstellungen und spontane, lebhafte Erinnerungen an Ereignisse aus der frühen Kindheit; dramatische Veränderungen im Körpergefühl und tiefgehende integrative Erlebnisse, sowie vereinzelte parapsychologische Phänomene wie etwa präkognitive Wahrnehmungen. Der Thetarhythmus scheint demnach ein Verbindungsglied zwischen dem wachen Bewußtsein und unterbewußten Vorstellungen und Assoziationen zu sein; in dieser Funktion könnte er ein unschätzbares Hilfsmittel zur Erforschung der verborgenen Grundlagen geistiger Phänomene werden. Diese Untersuchungen weisen auch darauf hin, daß die kontrollierte Produktion der Thetaaktivität eine wichtige Technik für die Erforschung der Bewußtseinsphänomene sein kann. Eine noch interessantere Aufgabe wäre, die Antwort auf die Frage zu finden, welche Rolle die Thetaaktivität bei der willentlichen Kontrolle autonomer Funktionen spielt. Beim gegenwärtigen Stand der Biofeedbackforschung in diesem Bereich ist es aber immer noch nicht möglich, die Alpha- bzw. Thetaproduktion in eine eindeutige Beziehung mit der autonomen Kontrolle zu bringen.

Dennoch kann man aufgrund dieser Forschungsergebnisse ein Kontinuum des Bewußtseins annehmen, das auf neurologischen Indizes für die Aufmerksamkeitsrichtung beruht. Die

Betawellen (13 Hz bis Unendlich) gehen mit nach außen gerichteter Aufmerksamkeit einher, der Alphaaktivität (7–13 Hz) entspricht ein Schwellenzustand der Passivität oder relativen Empfänglichkeit für Reize, wohingegen die Thetarhythmen (4–7 Hz) auf eine bewußte, innerliche Konzentration auf intrapsychische Prozesse hinzuweisen scheinen. Das einzigartige Zusammenwirken bewußter und unbewußter Prozesse im Alpha/Theta-Abschnitt des Kontinuums scheint erhebliche kreative Kräfte freizumachen. In diesem Zustand scheint die betreffende Person in der Lage zu sein, auf eine paradoxe Weise, die man mit kontrollierter freier Assoziation vergleichen kann, ihr Bewußtsein auf unbewußte Vorstellungen zu konzentrieren. Diese Fähigkeit zur Konzentration auf unbewußte Prozesse ermöglicht kreative Problemlösungen, wobei zuvor nicht verfügbare Information aus dem Unterbewußten nutzbar gemacht werden. Trotz dieser Möglichkeiten aber hat die Erforschung des Thetarhythmus seit nunmehr über zwanzig Jahren nur spärliche Ergebnisse hervorgebracht.
Das Modell eines Bewußtseinskontinuums, das von extrem nach außen bis zu extrem nach innen gerichteter Aufmerksamkeit reicht, ist das Thema von Religionen, Philosophen, Mystikern und Wissenschaftlern aller Zeiten gewesen. Beim gegenwärtigen Stand des Einblicks in die Dinge bleiben mehrere entscheidende Fragen zu der Beziehung zwischen neurophysiologischen Vorgängen des Gehirns und Bewußtseinsphänomenen ungeklärt, doch haben wir zumindest begonnen, ihre Dimensionen genauer zu umreißen. Aus den oben angeführten Untersuchungen über die Selbstregulierung autonomer Funktionen können wir mehrere Schlußfolgerungen ziehen: *Erstens* lassen sich Alpha- und insbesondere Thetazustände des Bewußtseins nur mit Schwierigkeiten herbeiführen, aufrechterhalten und beschreiben. *Zweitens* sind die psychophysiologischen Begleiterscheinungen des Alphazustands nach wie vor nicht eindeutig geklärt, obwohl sich die meisten Untersuchungen gerade auf den Alpharhythmus konzentriert haben. *Drittens* wird die Erforschung des Thetazustands erst

seit kurzer Zeit und in minimalem Umfang betrieben, sie hat bisher nur spärliche Ergebnisse hervorgebracht und man weiß außerdem nicht, wie man jemandem beibringen kann, Thetawellen lange genug zu produzieren, um diese Gehirnwellenaktivität und ihre psychophysiologischen Begleiterscheinungen auszuwerten. *Viertens* gibt es praktisch keine Untersuchung, in der zwischen den psychophysiologischen Parametern des Alphazustands und des Thetazustands angemessen differenziert wird; die Definition dieser Bewußtseinzustände hat bestenfalls tautologischen Charakter, da der einzige Hinweis darauf, daß sie nicht identisch sind, sich auf ihr unterschiedliches EEG-Bild stützt. *Fünftens* gibt es nur einige wenige und nicht eindeutige Anzeichen dafür, daß diese Zustände subjektiv unterschiedlich erlebt werden; diese Annahme wurde bisher in keiner intensiven klinischen Studie empirisch abgesichert. *Sechstens* und letztens wurde in keiner Untersuchung eindeutig demonstriert, daß die Alpha- oder Thetaproduktion die willentliche Kontrolle autonomer Funktionen vermittelt. Dies sind die Fragen, die in der gegenwärtigen Biofeedbackforschung noch offenstehen. Ihre Beantwortung in den nächsten Jahren wird die von uns angestrebte Wissenschaft vom Bewußtsein ein gewaltiges Stück näherrücken lassen.

Experimentelle Studien an Meditationsexperten

In einem meiner Forschungsprojekte am Langley Porter Neuropsychiatric Institute der University of California School of Medicine in San Francisco im Sommer 1974 versuchte ich, eine Reihe verschiedener psychophysiologischer Korrelate der Alpha- und Thetadominanz zu überwachen und festzustellen, ob sie bei der Vermittlung der willentlichen Kontrolle von Blutungen und Schmerzen eine Rolle spielten. Eine meiner Versuchspersonen war der holländische Meditationsexperte Jack Schwarz, der sich das Meditieren selber beigebracht und

mit dem schon Elmer Green eine informelle Studie durchgeführt hatte. Im Labor der Greens an der Menningerstiftung waren psychophysiologische Indikatoren für Streß, wie die psychogalvanische Hautreaktion, die Muskelaktivität und das EEG, überwacht worden, während sich Schwarz eine dicke Stricknadel durch seinen linken Bizeps stieß und dann mit seinem Willen ein Bluten der Stichwunde verhinderte. Der Umstand, daß während dieser Aktion Alphawellen dominierten, sowie andere Daten ließen darauf schließen, daß die Versuchsperson keine Schmerzen empfand. In einer anderen unveröffentlichten Untersuchung von Erik Peper wurden ähnliche Phänomene beobachtet: Eine der Versuchspersonen Pepers zeigte keine Blutung und empfand keine Schmerzen, während sie sich durch beide Wangen eine zugespitzte Fahrradspeiche stieß. Eine andere Versuchsperson, ein 31jähriger koreanischer Karateexperte, bohrte sich durch eine Hautfalte des Vorderarms eine zugespitzte Fahrradspeiche und hob dann mit ihr einen etwa 12 kg schweren Eimer mit Wasser hoch, ohne Anzeichen von Schmerzen oder einer Blutung zu zeigen (Pelletier und Peper, 1977a und 1977b). Die psychophysiologischen Daten, die von Green, Peper und anderen Untersuchern ungewöhnlicher Personen zusammengetragen wurden, enthielten zwar zahlreiche Anregungen, waren aber nicht eindeutig.
In meinen 1974 durchgeführten Experimenten wurden mehrere neurophysiologische Indizes an Schwarz überwacht. Unter anderem wurden zwei EEG-Meßwerte, zwei Meßwerte für die psychogalvanische Hautreaktion, drei EMG-Meßwerte (Meßwerte für die Muskelaktivität), ein Elektrokardiogramm sowie Atemfrequenz und Atemmuster in der Brust und im Unterleib erhoben. Die Beschreibung der Versuchsperson dessen, was während des Experiments subjektiv in ihr vorging, diente als Quelle für die phänomenologischen Daten (Pelletier, 1974). Während mehrerer längerer Sitzungen im Verlauf einer Woche wurde mit dem Meditationsexperten Alpha- und Thetafeedback durchgeführt, wobei man gleichzeitig alle der neurophy-

siologischen Korrelate überwachte. Aus den Korrelationsdaten ging klar hervor, daß der Alpha- und der Thetazustand in der Tat verschieden voneinander sind.
In einer anderen Phase des Experiments stieß sich Schwarz eine dicke unsterilisierte Stricknadel durch den linken Bizeps und die linke Oberarmarterie. Auch dabei wurden alle oben genannten neurophysiologischen Indizes überwacht. Wie aus den Aufzeichnungen hervorging, empfand Schwarz offenbar keine Schmerzen und zeigte auch keine objektiven neurophysiologischen Anzeichen einer Schmerzreaktion. Die Aufzeichnungen machten auch deutlich, daß er die Blutungen an den Einstichstellen mit dem Willen verhindert konnte. Während der Aktion dominierten im EEG Alphawellen (abgeleitet vom linken Hinterhaupts-, Scheitel- und Schläfenlappen).
Ein zusätzliches bedeutsames Ergebnis betraf die Atmung. Während im EEG Alphawellen dominierten, waren Brust- und Bauchatmung gleich; Ein- und Ausatem dauerten gleich lange. Die thetadominante Atmung hingegen war dadurch charakterisiert, daß die Bauchatmung stärker ausgeprägt war als die Brustatmung und mit kurzem schnellen Einatem sowie langsamem längeren Ausatem einherging. Diese Muster der Atmungsaktivität könnten in der klinischen Biofeedbackpraxis äußerst wichtige Bedeutung erlangen: man könnte die Patienten instruieren, ihre eigene Atmung als Feedback für die Aufrechterhaltung der Alpha- oder Thetodominanz zu verwenden. In meiner eigenen Arbeit hat sich die Technik der Atemüberwachung am nützlichsten beim Thetafeedback erwiesen, da der Thetazustand so flüchtig ist, daß schon das Erklingen des hörbaren Feedbacktons, der die Gegenwart der Thetaaktivität anzeigt, die Aufmerksamkeit ablenkt und die Thetaaktivität stört. Untersuchungen an einzelnen Meditationsexperten, die immer fesselnd sind, bringen den größten Erfolg, wenn man durch sie die Fähigkeiten solcher Einzelpersonen in Vorgehensweisen umsetzen kann, die – dank der technischen Möglichkeiten des Biofeedbacks – für alle erlernbar sind.

Während des ganzen Experiments bestätigte sich immer wieder die Notwendigkeit, die Wechselwirkung zwischen dem Erleben der Versuchsperson und ihren neurophysiologischen Vorgängen in Betracht zu ziehen (Pelletier und Peper, 1977). Die Ergebnisse waren nur verständlich, wenn man die subjektiven und objektiven Faktoren gleichzeitig berücksichtigte. Diese und andere Untersuchungen über Meditation und Biofeedback erhärten die Beobachtung von Laverne C. Johnson, daß multivariate physiologische Analysen in diesem Forschungsbereich notwendig, aber nicht hinreichend sind. Diese neueren Arbeiten stellen eine Ergänzung der früheren Meditationsforschung dar, in der man die Erfahrung machte, daß neurophysiologische Indizes mehrdeutig oder nicht interpretierbar bleiben, wenn keine Informationen über die Paradigmata der Meditationslehre, an die sich die meditierende Person hält, zur Verfügung stehen. Die meisten der früheren Untersuchungen konzentrierten sich auf die psychophysiologische Entspannung während tiefer Meditation; diese tiefe Entspannung wird aber selten, wenn überhaupt, in die alltäglichen Aktivitäten mitübernommen. Heutzutage gehen Forscher, die an der psychosomatischen Selbstregulierung und den klinischen Anwendungsmöglichkeiten der daran beteiligten Prozesse interessiert sind, der Frage nach, wie weit der in der tiefen Entspannung erreichte Zustand der Streßlosigkeit in der normalen Aktivität erhalten bleibt.

Nach Jack Schwarz's eigenen Beschreibungen ist seine Meditationslehre eine Form des Yoga, die als Karma Yoga bekannt ist. Es ist der »Weg des Handelns« (Schwarz, 1977), der darin besteht, daß man in jeder alltäglichen Beschäftigung voll aufgeht, gleichzeitig aber in einem Bewußtseinszustand verharrt, in dem man für alles empfänglich ist. Die elektroenzephalographischen und psychophysiologischen Indizes scheinen diese Beschreibung zu bestätigen. Der Alphazustand von Jack Schwarz ließ sich als »paradox« (siehe oben) charakterisieren, insofern als eine hochgradige physiologische Aktivierung von einem EEG-Muster begleitet wurde, dem ein neurologischer

Zustand tiefer Entspannung entspricht. Es sei ganz besonders hervorgehoben, daß dieses neurophysiologische Muster des Karma Yoga-Paradigma offenbar unbegrenzt und ohne Beeinträchtigung der normalen Funktionen aufrechterhalten werden kann. Damit scheint das Karma Yoga eine Meditationsform zu sein, die zum vorherrschenden Lebensstil in der westlichen Kultur, der die Bedeutung des Handelns hervorhebt, sehr gut paßt.

Eine ganz bedeutsame Wechselwirkung zwischen psychologischen und physiologischen Indizes zeigte sich bei den Gelegenheiten, als Schwarz seine Fähigkeit demonstrierte, Blutungen und Schmerzen mit seinem Willen zu beherrschen. Die Zeitpunkte dieser Demonstrationen waren vorher von den Experimentatoren willkürlich festgelegt worden, wobei man sich an die Behauptung von Schwarz hielt, er brauche dafür keine besondere Vorbereitung. Diese spontanen Demonstrationen der willentlichen Beherrschung von Blutungen und Schmerzen sind ein weiterer Anhaltspunkt für die Gültigkeit der Vorstellung des Karma Yoga, wonach sich die meditierende Person ständig in einem Zustand »aktiver Passivität« befindet. Ein solcher Zustand ist auch von Elmer E. Green erkannt worden. Er sagt: »Ein Guru der höchsten Stufe braucht für ungewöhnliche Demonstrationen weder zu üben noch sich darauf vorzubereiten, da er – wie es heißt – ständig mit seinem Geist seinen Körper beherrscht« (Green, 1973). Jack Schwarz zeigte diesen Grad spontaner autonomer Kontrolle bei drei verschiedenen Gelegenheiten. Die Bedeutung dieser Demonstration liegt wiederum darin, daß sich eine autonome Kontrolle sehr wohl auf Dauer herstellen läßt. Dies eröffnet die Möglichkeit, daß man Blutungen nach einer Operation oder nach einem Unfall mit seinem Willen zum Stillstand bringen lernt oder daß man einen hohen Blutdruck bzw. andere abweichende autonome Funktionen ausgleicht, während man gleichzeitig seinen alltäglichen Verrichtungen nachgeht.

Probleme und Möglichkeiten

Will man Informationen und Verfahrensweisen aus Experimenten mit Meditationsexperten auf »gewöhnliche« Menschen übertragen, so ist großes Fingerspitzengefühl erforderlich. Die experimentellen Vorgehensweisen und ihre Ergebnisse müssen mit strenger Sorgfalt ausgewertet werden, ehe man darangeht, Forschungen an Personen aus dem Bevölkerungsdurchschnitt zu betreiben. In Anbetracht der gegenwärtigen Begeisterung, was die Biofeedbackforschung und ihre Anwendungsmöglichkeiten angeht, scheint eine Mahnung zur Vorsicht geboten zu sein. Das Biofeedback ist kein Allheilmittel. Es ist kein unkritischer Ersatz für medizinische Maßnahmen in Form gezielter medikamentöser Behandlung oder wichtiger chirurgischer Eingriffe. Eventuelle Störungen von Organtätigkeiten sollten in Betracht gezogen werden, ehe man Biofeedback im Fall von Unterleibsbeschwerden anwendet, die möglicherweise auf eine Blinddarmentzündung zurückzuführen sind, oder im Fall eines durch plötzliche Streßverringerung bewirkten Insulinschocks. Schlecht überwachte experimentelle oder klinische Untersuchungen zur willentlichen Kontrolle von Blutungen oder Schmerzen wären für die Versuchspersonen selbstverständlich riskant, und Versuche zur Kontrolle der Herzaktivität könnten tödlich ausgehen, Die Rückmeldung der Gehirnwellenaktivität ohne vorherige Aufklärung könnte bei Personen mit Neigung zu »petit mal«-Anfällen solche Anfälle auslösen; die gezielte Herbeiführung von veränderten Bewußtseinszuständen legt ihrerseits wiederum die Verantwortung auf, die Versuchsperson vorher so aufzuklären, daß sie ihre Erlebnisse in einer sinnvollen und nicht beeinträchtigenden Weise verarbeiten kann. Man braucht die mit der Erforschung des Biofeedbacks und veränderter Bewußtseinszustände verbundenen Gefahren nicht hochzuspielen; dieser Bereich der Forschung ist genauso anfällig für Mißbräuche und Fehlinterpretationen wie jeder andere Forschungsbereich auch, in dem mit Menschen gearbeitet wird. Was aber von Forschern und

Laien gleichermaßen anerkannt werden sollte, ist der Umstand, daß abgesehen von der gegenwärtigen Begeisterung das Biofeedbacktraining in der Tat eine höchst wirksame Technik ist, die nur von geschulten Personen mit Vorsicht eingsetzt werden sollte.

Die Biofeedback- und Meditationsforschung läuft auf die Entwicklung einer ganzheitlich orientierten Forschungs- und Behandlungskonzeption hinaus. Das Biofeedbacktraining und die Meditation sind insofern ganzheitlich, als sie im einzelnen die Kräfte zur Selbstregulierung von Geist, Körper und Umwelt wecken. Eine ganzheitlich orientierte Medizin, Forschung oder Psychotherapie würde danach streben, die körperlichen, emotionalen, geistigen und transsubjektiven, d. h. jenseits des Bewußtseins liegenden Aspekte gleichzeitig in Betracht zu ziehen. Daß diese Funktionen in untrennbarer Weise ganzheitlich integriert sind, ist eine der herausragendsten Annahmen der Bewußtseinsforschung. Weiter bedarf die Wechselbeziehung zwischen Versuchsperson und Experimentator bzw. zwischen Patient und Arzt einer sorgfältigen Berücksichtigung, insbesondere wenn sich die Versuchsperson bzw. der Patient in einem Bewußtseinszustand befinden, in dem sie sehr sensibel und beeinflußbar sind. Die Erwartungen des Experimentators können sich in Untersuchungen über Biofeedback oder veränderte Bewußtseinszustände kritisch bemerkbar machen. Die Versuchspersonen bzw. die Patienten sind während des Alpha- oder Thetatrainings hochgradig sensibel und scheinen außerordentlich fein auf Umwelteinflüsse zu reagieren. Wieweit diese Sensibilität die experimentellen oder klinischen Ergebnisse verzerrt oder verfälscht, ist eine Frage, die von der parapsychologischen Forschung zum Teil beantwortet worden ist. Im Idealfall ziehen sowohl die Biofeedback als auch die Meditationsforschung die gegenseitige Abhängigkeit zwischen Versuchsperson und Experimentator bzw. zwischen Patient und Arzt in Betracht. So gilt es in allen Meditationslehren als notwendig, den Schüler auf jede Stufe der inneren Erforschung und autonomen Selbstregulierung

angemessen vorzubereiten; diese Notwendigkeit erkennen zunehmend auch jene an, die sich für die Biofeedbackforschung und ihre Anwendungsmöglichkeiten interessieren.
Was sich nicht messen läßt und sich dennoch in Untersuchungen über Biofeedback, Meditation und veränderte Bewußtseinszustände – sowohl an »gewöhnlichen Sterblichen« als auch an »Eingeweihten« – deutlich bemerkbar macht, ist das Phänomen des Willens. Es hat den Anschein, als ob unabhängig vom Feinheitsgrad der Analyse oder der Empfindlichkeit der physiologischen Indizes die Forscher auf eine Grenze stoßen, jenseits derer sie mit ihren technischen Möglichkeiten nicht mehr weiter kommen. Aus diesem Grund haben auch viele Forscher den Schluß gezogen, daß das Gehirn ein Wandler oder ein Leiter des Geistes ist, nicht aber der Geist eine Begleiterscheinung elektrischer oder biochemischer Vorgänge im Gehirn. Trotz der philosophischen Komplexität dieses Problems müssen wir uns mit der Tatsache auseinandersetzen, daß derjenige, der sich in einer noch so einfachen Form von autonomer Kontrolle betätigt, sich als ein »Wollender« erlebt. Die Ausübung des Willens scheint das zu sein, womit er sich über das, was ihn normalerweise oder gewöhnlich bestimmt, hinausbegibt. Es stimmt zwar, daß ein großer Teil menschlichen Verhaltens auf unbewußte Entscheidungen, auf die genetische Ausstattung und auf bedingte Reflexe zurückgeführt werden kann, doch eine allzu einfache Erklärung des Gesamtverhaltens, die den Willen ausschließt, scheint sowohl empirischer Beobachtung als auch unserem eigenen Erleben nicht gerecht zu werden. Die neurophysiologischen Daten können als unvollständige Anzeichen für einen überaus, ja vielleicht sogar unendlich feinkörnigen Prozeß mit der Bezeichnung Wille betrachtet werden, der eingesetzt werden kann, um autonome Ereignisse von makroskopischer Größenordnung zu regulieren. Es gibt unübersehbare Hinweise darauf, daß eine solche Kontrolle genutzt werden kann, um eigene biologische Systeme, die in ihrer Tätigkeit gestört sind, wieder zu regulieren.

Die alten Schriften des Ostens, die Dichtkunst, die Mythologien, alchemistische Texte, Erlebnisberichte von Mystikern, Heiligen und modernen Astronauten – sie alle sagen, daß die Erfahrung eines höheren Selbst am Anfang einer tiefgreifenden Wandlung der individuellen Persönlichkeit stehen muß. Die experimentellen Untersuchungen und klinischen Anwendungen des Biofeedback, der Meditation und der veränderten Bewußtseinszustände haben den Zugang zu diesem höheren Selbst geöffnet und eine noch nie dagewesene Erforschung des menschlichen Bewußtseins ermöglicht. Vielleicht wird das letzte Unternehmen des 21. Jahrhunderts die Errichtung eines »Meers der Ruhe« nicht auf dem Mond, sondern innerhalb der Menschheit sein.

6 Jenseits der psychosomatischen Medizin

In der westlichen Psychologie stellt man sich die bleibenden Folgen bestimmter Ereignisse oder Erfahrungen für die geistigen Funktionen des einzelnen als Gedächtnisspuren (sogenannte Engramme) vor. In einem gewissen Sinn haben wir hier ein Modell des Bewußtseins, das eine einzelne Erfahrung mit einem kleinen isolierten Ball vergleicht, der im Strom der geistigen Aktivität mitschwimmt. Dieser »Ball« kann mit Hilfe einer effektiven Analyse oder Therapie entfernt bzw. seine Auswirkungen können gelindert werden, so wie man einen Tumor oder eine Geschwulst chirurgisch entfernen kann. Es gibt zahlreiche therapeutische Systeme für die Beseitigung einer störenden Gedächtnisspur, angefangen von der Psychoanalyse bis zur Urschreitherapie. Psychologische Vergleiche wie diese schaffen ein Modell des Bewußtseins, in dem die problematischen Gedächtnisspuren, wie in der Verdrängung oder Leugnung, die psychische Energie an sich reißen oder, wie in der Unterdrückung unliebsamer geistiger Inhalte, unbewußte geistige Inhalte blockieren (Pelletier und Garfield, 1975). Ohne Zweifel ist ein solcher Vergleich bis zu einem gewissen Grad zutreffend; in einer Psychotherapie wird sicherlich deutlich, daß solche Blockierungen inmitten der geistigen Aktivität tatsächlich auftreten und sich häufig in körperlichen Symptomen wie Geschwüren, Migränekopfschmerzen und anderen psychosomatischen Störungen äußern. Der Nachteil, wenn man negative Erfahrungen in ihren Auswirkungen mit isolierten Tumoren vergleicht, ist aber der, daß durch eine solche Sichtweise die dynamischen Eigenschaften des Geistes verdeckt werden.

Im Gegensatz dazu gibt es ein Modell, das im *Abidharma*, in einem der drei wichtigsten Texte des frühen buddhistischen

Kanons, dargestellt ist (Guenther und Kawamura, 1975). Nach der buddhistischen Lehre ist der Einfluß eines Ereignisses auf die eigene Wahrnehmung mit einem Tropfen Tinte zu vergleichen, der in klares Wasser fällt. Dieser Tropfen bleibt nicht als solcher bestehen, sondern löst sich auf und verfärbt die ganze Flüssigkeit. Analoge Situationen treten im Fall des Bewußtseins auf, wenn grundlegende geistige und emotionale Schwierigkeiten sich nicht unter bestimmten Umständen bemerkbar machen, sondern die gesamte Wahrnehmung eines Menschen beeinflussen. Die Lehre des Abidharma besagt, daß jede einzelne Handlung aus augenblicklichen Ereignissen mit der Bezeichnung »Dharma« zusammengesetzt ist (Govinda, 1980). Indem man fleißig übt, jedes einzelne dieser Ereignisse wahrzunehmen, kann man erkennen, daß die eigene Unwissenheit das eigene Leid verursacht, und man kann dann beginnen, Entscheidungen zu treffen und sein Leben zu ändern. Shakyamuni Buddha sagte: »Das, was entstehen kann, kann auch vergehen«. Wir haben es hier zweifellos mit einer sehr differenzierten Vorstellung von der zentralen Rolle des eigenen Willens und der eigenen Absichten im Leben zu tun. Sie deckt auf, wie tiefgehend ein Bewußtseinszustand das eigene psychische und körperliche Wohlergehen beeinflußt.

In der ganzen Geschichte der Medizin haben Ärzte darüber gerätselt, wie es zu der scheinbar unerklärlichen Genesung todkranker Patienten kommen konnte und umgekehrt, wieso Patienten plötzlich starben, die sich erwartungsgemäß vollkommen hätten erholen müssen. Erst in neuerer Zeit hat man die verborgenen und unbeobachtbaren Einflüsse geistiger Anschauungen auf den Heilungsprozeß ernsthaft in die Betrachtung miteinbezogen. So wie psychische Faktoren eine wichtige Rolle bei der Ätiologie und der Dauer einer Krankheit zu spielen scheinen, so wirken sie sich offenbar auch tiefgehend auf den Heilungsprozeß aus, wobei sie manchmal über Leben oder Tod entscheiden. Psychogene Faktoren wären auch eine Erklärung für die sogenannten wunderbaren Genesungen, die durch den »Lebenswillen«, den »festen Glauben« oder durch ein Placebo aus Vitaminen bzw. durch ein Naturheilmittel zustandekommen. In einem Artikel mit dem Titel »The Faith that Heals« (1975) hat sich Jerome D. Frank der Frage der »wunderbaren Heilung« gewidment. Er weist auf die rasch zunehmenden wissenschaftlichen Beweise für die Tatsache hin, daß geistige Einstellungen in bedeutendem Maße Körperprozesse und damit Gesundheit bzw. Krankheit beeinflussen können.

Besonders im letzten Jahrzehnt hat sich ein erneutes Interesse an Phänomenen breitgemacht, die man früher als unerklärbar und wissenschaftlich nicht relevant ansah – an der spontanen Remission, an Wunderheilungen, Ritualen von Schamanen, Glaubensheilungen und Placeboeffekten. Alle diese Phänomene weisen auf einen noch unbestimmten Faktor im Heilungsprozeß hin. Vielleicht ist das fehlende Element das Bewußtsein des Patienten und des Arztes sowie die Wechselwirkung zwischen den beiden. Anthropologen, Psychologen und Ärzte haben sich zwar eingehend den psychodynamischen Aspekten der Patient-Arzt-Beziehung gewidmet, doch wurden diese im allgemeinen nicht in das gegenwärtig vorherrschende Krankheitsmodell integriert, das nach wie vor hauptsächlich auf biochemischen und physiologischen Prinzipien basiert. Die Erforschung der Rolle des individuellen Bewußtseins im Heilungsprozeß wird als nicht vereinbar mit diesem biomedizinischen Paradigma angesehen, weil sich letzteres in erster Linie auf die Linderung oder Heilung manifester Krankheiten konzentriert, wohingegen die Untersuchungen, die dem Bewußtsein große Bedeutung zuschreiben, sich vor allen Dingen Fragen der Entstehung und Vorbeugung von Störungen und Krankheiten gewidmet haben. Neuere Fortschritte auf dem Gebiet der Erforschung psychosomatischer Aspekte von Krankheiten sowie deren Heilung durch psychologische Maßnahmen haben aber gezeigt, daß diese beiden Ansätze vereinbar sind und sich gegenseitig bereichern. Am deutlichsten hat diesen Standpunkt der Arzt George L. Engel in einem Artikel in der Zeitschrift *Science* zum Ausdruck gebracht:

Um zu einer Grundlage für das Verständnis der Bestimmungsfaktoren von Krankheiten sowie zu rationalen Behandlungs- und Pflegemaßnahmen zu gelangen, muß ein medizinisches Modell den Patienten, seine soziale Umwelt sowie die von der Gesellschaft entwickelten Regeln für den Umgang mit den störenden Krankheitsauswirkungen in Betracht ziehen.

Ein solcher Ansatz formt die Grundlage für ein erweitertes Krankheitsmodell, das die Bedeutung des Bewußtseins des einzelnen Patienten sowie des Arztes heraushebt. Es ist ein umfassendes Modell, in dem sich der psychosoziale und der biomedizinische Standpunkt vereinigt worden sind, nämlich im Zusammenhang mit der Rolle des Streß bei der Entstehung psychosomatischer Störungen. Innerhalb dieses Forschungsrahmens wird das Bewußtsein zu einem impliziten Faktor bei der Entstehung von Krankheiten bzw. der Gesundheit.
Die Aufstellung eines psychosomatischen Gesundheits- und Krankheitsparadigmas mag zwar wie das Ergebnis neuerer Einsichten wirken, doch ist es in unserer Zeit selten so eloquent formuliert worden wie schon im Jahre 536 v. Chr. von Platon:

Ebenso müssen wir uns gewiß auch dieselbe Vorstellung von dem aus beiden Zusammengesetzten, was wir ein Lebendes nennen, machen, daß, wenn in diesem eine für den Körper zu gewaltige Seele von heftigen Leidenschaften bewegt wird, sie den ganzen Körper durch Erschütterungen von innen mit Krankheiten erfüllt und, wenn sie allzu angestrengt gewissen Kenntnissen und Untersuchungen nachjagt, ihn auflöst; und wenn sie ferner in Reden öffentlich oder privat Belehrung erteilt und Kämpfe besteht, daß sie dann durch die daraus hervorgehenden Streitigkeiten und Wettkämpfe ihn entzündet und erschüttert, durch Herbeiführung von Flüssen die sogenannten Heilkünstler täuscht und so bewirkt, daß man dem Schuldlosen die Schuld beimesse. Wenn dagegen ein großer, die Seele überragender Körper mit einem geringen und schwachen Verstand verbunden ist, dann erzeugen – da beim Menschen von Natur eine doppelte Gattung von Begierden besteht, vermöge des Körpers nach Nahrung und vermöge des Göttlichen in uns nach Weisheit – die Bewegungen des überlegenen Teils, welche obsiegen und ihr Gebiet erweitern, das Wesen der Seele aber zu einem abgestumpften, ungelehrigen und vergeßlichen machen, die größte Krankheit, die Unwissenheit, in uns. *Ein*

Rettungsmittel nun schützt vor beiden: weder die Seele ohne den Körper noch den Körper ohne die Seele in Bewegung zu setzen, damit beide, auf ihre Verteidigung bedacht, zum Gleichgewicht und einem gesunden Zustande gelangen (*Timaios,* 86a–b, S. 208).

Platons Analyse und sein Rezept für die Erforschung der Frage, welche Funktion das Bewußtsein im Zusammenhang mit Krankheit und Gesundheit besitzt, treffen den Kern der Sache. Hat man diese und andere Textstellen gelesen, so erwecken unsere gegenwärtigen Bemühungen den Anschein, als wollten wir wieder das Rad erfinden.

Zahlreiche klinische Forscher haben versucht, die psychischen Faktoren zu entdecken, die bestimmen, welcher Patient sich von einer Krankheit erholt und bei welchem der Zustand sich verschlechtert. Verhaltenswissenschaftler beginnen, Theorien darüber aufzustellen, wie Gefühle, Streß, Angst, Depressionen und andere solche Zustände den Körper so beeinflussen, daß organische Störungen hervorgerufen oder verschlimmert werden (Selye, 1956). Die Forscher suchen auch nach Möglichkeiten, wie sie diesen Prozeß der Verschlimmerung pathologischer Erscheinungen umkehren und die optimalen Bedingungen herstellen können, unter denen positive Einstellungen, Überzeugungen und Veränderungen des Lebensstils schwere organische Erkrankungen lindern bzw. heilen und dauerhafte Änderungen bewirken. Sie suchen dabei die Antworten auf Fragen wie: Welche Ursachen haben psychische und körperliche Erkrankungen? Wie ist die Wechselwirkung zwischen Geist und Körper beschaffen, die sich so deutlich in negativen Folgen in Form von psychosomatischen Erkrankungen äußert? (Cannon, 1967; Simeons, 1961). In welchem Umfang wirken sich psychische Faktoren auf die Genesung von einer organischen Krankheit aus, und welche verborgenen Einflüsse bestimmen den Verlauf des Heilungsprozesses? Die ergiebigsten Hinweise findet man u.a. in der Literatur über die psychosozialen Faktoren, die zum Ausbruch von Erkrankungen, umgekehrt aber auch zu Spontanremissionen führen (Pelletier, 1977). Geht man medizinische Zeitschriften nach solchen Informationen durch, so findet man unzählige »Gründe« für eine Spontanremission aufgeführt, angefangen von Berichten über die Heilung durch einen Wunderheiler bis hin zu Fällen, die sowohl dem Patienten als auch dem behandelnden Arzt unerklärlich waren (Pelletier und Peper, 1975). Es gibt über 2000 gut belegte Fälle solcher Remissionen von Krankheiten, bei denen die Ärzte die Hoffnung aufgegeben hatten, die auf einen äußerst wichtigen Aspekt der Selbstheilung und persönlichen Reifung hinweisen.

Unter Rückgriff auf die in Kapitel 3 aufgeführten neurophysiologischen Untersuchungen kann man das Kommunikationsmodell der Geist-Körper-Beziehungen so erweitern, daß sich daraus ein Ansatz zur Lösung des Problems ergibt, wie psychosomatische Störungen entstehen. Die Theorien und Forschungsansätze, die dem Cartesianischen Dualismus eine Einheit von Geist und Körper in Form einer Wechselbeziehung entgegensetzen, scheinen im gewaltigen Umfang durch den Nachweis einer integrierten Wechselbeziehung zwischen Psyche und Soma bestätigt zu werden. Der Cartesianische Dualismus galt lange Zeit als ein gewichtiger Standpunkt, doch nun stellt er sich offensichtlich als eine irrige Zweiteilung heraus, deren Wert auf rein akademische Diskussionen beschränkt ist. Nirgends wird die Wechselwirkung zwischen Geist und Körper so augenfällig wie bei den psychosomatischen Störungen, etwa Migräne, Bluthochdruck, ja möglicherweise sogar Krebs (Simonton, 1975; Stein, Schiaui und Camerino, 1976). Eine Grundannahme der psychosomatischen Medizin ist die, daß an allen Krankheiten eine psychische und eine physiologische Komponente beteiligt ist. In neuerer Zeit kam noch die Hypothese hinzu, daß bei der Entwicklung, Verschlechterung oder Abschwächung dieser Störungen der Wille der betreffenden Person eine bedeutende Rolle spielt. Die eigenen Ansichten und Überzeugungen wirken sich erheblich darauf aus, ob jemand gesund bleibt oder sich eine Krankheit zuzieht, die unter Umständen tödlich ausgeht. Schätzungen in bezug darauf, wie weit psychische Faktoren und psychophysiologischer Streß an psychosomatischen und physischen Störungen beteiligt sind, reichen von 50% – nach *Harrison's Principles of Internal Medicine* – bis zu ganzen 100%. Bei der letzten Schätzung geht man von der Grundannahme aus, daß alle psychischen, psychosomatischen und physischen Störungen bzw. Krankheiten durch psychophysiologischen Streß entweder verursacht oder verschlimmert werden, und daß deshalb allen Störungen und Krankheiten die Wechselwirkung zwischen psychischen und körperlichen Faktoren gemein ist. Der Begriff »psychosomatisch« wurde herkömmlicherweise mit Störungen in Beziehung gebracht, die »eingebildet« in dem Sinne waren, daß Symptome oder Beschwerden in Abwesenheit klar erkennbarer organpathologischer Veränderungen anhielten. Als psychosomatisch in diesem Sinn galten Magengeschwüre, Migräne, schleimige und geschwürige Kolitis, Bronchialasthma, Heufieber, Raynaudsche Krankheit, Bluthochdruck, Schilddrüsenüberfunktion, paroxysmale Tachykardie, rheumatische Gelenksentzündung, Impotenz, Nesselfieber, Ödeme und viele andere, die den klassischen streßbedingten Syndromen zugeordnet werden. Diese Aufzählung enthält bestenfalls nur einen begrenzten Teil von Störungen, wenn man neuere Untersuchungen berücksichtigt, in denen ein höherer Prozentsatz unspezifischerer Erkrankungen auf psychische und physiologische Streßfaktoren zurückgeführt wurde. Der Begriff »psychosomatisch« wird hier benutzt, um Zustände von Krankheit oder Gesundheit zu bezeichnen, die durch eine ganz bestimmte Wechselwirkung von geistigen und körperlichen Faktoren charakterisiert sind (Brown, 1975). »Psychosomatisch« in diesem Sinn heißt weder gesund noch krank, sondern weist lediglich auf das Zusammenwirken von psychischen und biologischen Prozessen bei Krankheit und Gesundheit hin. Neurologischen, psychologischen und Biofeedbackuntersuchungen verdanken wir zahlreiche Belege für die Fähigkeit von Menschen, ihre Körperfunktionen in hohem Grade positiv oder negativ zu modifizieren. Um diesen Punkt zu veranschaulichen, müssen wir einen Blick auf die Untersuchungsergebnisse werfen, die eine Verbindung zwischen geistiger Aktivität und Veränderungen in den biologischen Körperprozessen deutlich machen.

Das Kampf-Flucht-System

In diesem Abschnitt wollen wir keineswegs in reduktionistischer Weise neurologische und psychische Prozesse gleichsetzen. Wir wollen aber im Hinblick auf spätere Erörterungen annehmen, daß die Aktivität des neurologischen Systems elektrischer, die der psychischen Prozesse hingegen symbolischer Natur ist, daß sich aber keine der beiden Aktivitäten vollständig auf die andere zurückführen bzw. in sie überführen läßt. Dessen wollen wir uns bewußt bleiben, wenn wir nun im Einklang mit konventionellen Vorstellungen die bewußten Prozesse in der Großhirnrinde und die unbewußten Prozesse im Zwischenhirn lokalisieren (Eccles, 1966). Für diese herkömmliche Sichtweise sprechen zahlreiche Untersuchungsergebnisse und theoretische Überlegungen, obwohl sich die Forscher zunehmend darüber einig sind, daß eine Eins-zu-Eins-Zuordnung lediglich aus Bequemlichkeitsgründen vorgenommen wird, nicht aber dem wahren Sachverhalt entspricht. Auf der Basis umfangreicher Forschungen an der Harvard Medical School stellte Walter B. Cannon eine der frühesten modernen Theorien über die neurophysiologischen Substrate des Bewußtseins auf. Cannon befaßte sich mit den zwei grundlegenden anatomischen Komponenten des Gehirns, mit dem Zwischenhirn bzw. dem Thalamus und der Großhirnrinde bzw. der grauen Materie. Zu Zeiten Cannons wurde angenommen, daß die im autonomen Nervensystem lokalisierten und dieses System regulierenden Gehirnfunktionen unabhängig von der bewußten Kontrolle aktiv waren. In seiner klassischen Studie *The Wisdom of the Body* (1942) konzentrierte sich Cannon in erster Linie auf die physischen und biochemischen

Reaktionen, die bei jedem Tier spontan auftreten, wenn es mit einer Streß- oder Gefahrensituation konfrontiert wird. Als Antwort auf einen bedrohlichen Reiz setzt das Nervensystem des Tiers eine Reihe von »Notfallreaktionen« oder »Kampf-Flucht-Reaktionen« in Gang, bei denen »die Atmung tiefer wird, der arterielle Blutdruck steigt, das Blut vom Magen und den Eingeweiden zum Herz, zum Zentralnervensystem und zu den Muskeln befördert wird, die Milz sich zusammenzieht und ihren Inhalt von konzentrierten Korpuskeln freigibt sowie der adrenerge Teil der Medulla Adrenalin absondert« (Cannon, 1942, S. 136). In neuerer Zeit war es Walter R. Hess, der diese biologischen Veränderungen beobachtete und sie unter dem Begriff »ergotrope Reaktion« zusammenfaßte. Die Gehirnbereiche, die an dieser Reaktion beteiligt sind, erstrecken sich vom vorderen Mittelhirn bis zum Hypothalamus. Ihre Aktivität wird durch das sympathische Nervensystem (einem funktionalen Teil des autonomen Nervensystems) gesteuert. Die ergotrope Reaktion ist charakterisiert durch Erhöhung des Herzschlags, des Blutdrucks und der Atmung sowie durch Pupillenerweiterung und Übererregbarkeit. Diese Aktivitäten bilden zusammen ein undifferenziertes Aktivitätsmuster, das zu einem Zustand allgemeiner hochgradiger Aktivierung führt. Hess schreibt:

> Wir haben es im Zwischenhirn mit einer *kollektiven Vertretung* einer Symptomengruppe zu tun. Sie entspricht Äußerungen des vegetativen Systems, wie sie als synergistisch assoziierte Mechanismen in Erscheinung treten (Hess, 1949, S. 45).

Der bedeutendste Punkt in den Darstellungen von Cannon und Hess ist der, daß bedrohliche oder Streß erzeugende Reize einen generellen Zustand hochgradiger und undifferenzierter Aktivierung hervorrufen. Die mit dieser Reaktion einhergehenden biochemischen und physiologischen Veränderungen wurden am klarsten und genauesten von Hans Selye in seinen beiden Büchern *The Stress of Life* (1956, deutsch *Streß beherrscht unser Leben,* 1957) und *Stress Without Distress*

(1974) definiert. Selye gab diesem Phänomen die Bezeichnung allgemeines Adaptationssyndrom oder biologisches Streßsyndrom. Er stellte fest, daß eine Streßreaktion beim einzelnen Menschen auffallende Veränderungen auslöst, etwa eine übermäßige Adrenalinaktivität, eine vorübergehende Steigerung des Herzschlags und des Blutdrucks sowie unzählige andere relativ kurzfristige Reaktionen. Hält die Streßsituation länger an oder wiederholt sie sich, dann treten drastischere und potentiell pathologische Reaktionen auf wie eine Schrumpfung der Thymusdrüse, der Milz und der Lymphknoten sowie peptische Magen- und Darmgeschwüre. Alle diese neurophysiologischen und biochemischen Veränderungen und die sie begleitenden Wahrnehmungsänderungen sind heftig und halten länger an; sie werden subjektiv als Furcht, Wut oder extreme unbestimmte Angst erlebt.

Unter den meisten Umständen würden solche autonomen Reaktionen mit zielgerichteten Anstrengungen des Tieres koordiniert werden, zu fliehen oder sich auf einen Kampf einzulassen. Bei der Erforschung dieses Prozesses konzentrierte sich Cannon auf die Wechselwirkung zwischen Großhirnrinde und Zwischenhirn. Auf diese Weise konnte er ein Prinzip aufstellen, das besagt, daß innerhalb des Gehirns und des physiologischen Organismus ein biologisches Gleichgewicht, eine Homöostase, erhalten bleibt. Der Begriff »Homöostase« ist der Physiologie entliehen und beschreibt die kompensatorischen Versuche des psychosomatischen Systems, sich veränderten Umweltbedingungen anzupassen. Heutzutage bezeichnet man mit diesem Begriff eine generelle Ausgleichsfunktion innerhalb des Organismus. Diese Erklärung des homöostatischen Prinzips berücksichtigt aber nicht die Möglichkeit, daß vom Zwischenhirn und von der Großhirnrinde widersprüchliche Reaktionen ausgehen können, die in einer sowohl physiologischen als auch psychischen Verwirrung und in einem Konflikt innerhalb des Organismus resultieren würden. Da Cannon diesen Aspekt vernachlässigte, hat er – ohne es zu wollen – zur Beibehaltung eines dualistischen Gehirnmodells

beigetragen, in dem die subkortikalen Bereiche die groben Empfindungen und die kortikalen Bereiche die hochdifferenzierten bewußten Erfahrungen steuern. Treten widersprüchliche Informationen innerhalb des Gehirns auf, so erhebt sich nach diesem Modell die Frage, welcher der beiden Bereiche die Reaktionen des Organismus beherrschen wird. Dieses neurophysiologische Modell hat zweifellos weitreichende Auswirkungen auf eine ganze Generation von psychologischen Theoretikern gehabt, die sich mit den unbewußten Trieben und ihrer bewußten Kontrolle befaßten. Zudem wird in diesem theoretischen Rahmen das autonome Unbewußte einmal – etwa in der psychoanalytischen Theorie – als dem Wesen nach negativ und unbewußter Kontrolle bedürftig, ein andermal wiederum – etwa in der Bioenergetik – als dem Wesen nach positiv und potentiell befreiend angesehen.
Wie schon in Kapitel 3 dargelegt, basiert diese Kontroverse, die auch heutzutage noch in der Psychologie ausgetragen wird, auf überholten neuroanatomischen Vorstellungen. Die neuesten neurophysiologischen Forschungsarbeiten, insbesondere die Untersuchungen zum retikulären Aktivierungssystem, gewähren eine differenziertere und zugleich befriedigendere Konzeption der Beziehungen zwischen kortikalen und subkortikalen Bereichen. Rein von der neurologischen Analyse her werden mit Hilfe der Funktionen des retikulären Aktivierungssystems widersprüchliche Informationen zwischen den kortikalen und den subkortikalen Bereichen des Gehirns vermittelt. Diese Vermittlung erfolgt auf dem Weg über einen kontinuierlichen Selektionsprozeß, der bestimmt, welche Informationen beachtet werden und in der individuellen Wahrnehmung dominieren. Dieses rein neurologische Kommunikationsmodell eines ständigen Informationsaustauschs reicht aber nicht aus, um den Beginn oder den Rückgang psychosomatischer Störungen zu erklären. Eine äußerst wichtige Rolle im Hinblick auf die kortikale bzw. subkortikale Informationsverarbeitung spielen auch noch die an Streßsituationen beteiligten psychischen Faktoren.

1961 stellte der Neurologe und Psychiater A. T. W. Simeons ein Kommunikationsmodell psychosomatischer Erkrankungen auf, das vieles für sich hat. Simeons' Modell beruht auf dreißigjähriger eigener Arbeit und zusätzlichen Anhaltspunkten aus Neurologie, Paläontologie und Anthropologie. Kurz zusammengefaßt behauptet Simeons, die Großhirnrinde hätte sich bis zu einem Punkt entwickelt, an dem sie jetzt eine sehr weitgehende Kontrolle über subkortikale Zwischenhirnprozesse ausübt. Die kortikalen Kontrollmechanismen werden seiner Auffassung nach von moralischen Regeln bestimmt, die sich einzig und allein aus der vom Menschen geschaffenen kulturellen Umwelt ergeben haben. Diese moralischen Sanktionen sind rein kortikaler, d.h. bewußter Natur; sie haben keine biologische Grundlage. Als Reaktion auf den ständig zunehmenden Streß der heutigen Gesellschaft übt der Mensch eine immer strengere kortikale Zensur über seine mehr biologisch bedingten Reaktionen auf diese Streßreize aus.
So nehmen die Menschen beispielswiese häufig an Cocktailpartys oder Abendessen teil, die für ihre geschäftlichen Belange wichtig sind, aber wenig oder sogar überhaupt nichts mit Vergnügen oder Entspannung zu tun haben. Bei einem solchen Zusammentreffen beginnt Herr Schmitt mit Herrn Schulz zu sprechen, der aus sozialen, ökonomischen oder geschäftlichen Gründen eine bedeutende Person ist. Eigentlich mag Herr Schmitt Herrn Schulz gar nicht, aber er fühlt sich gezwungen, aus unzähligen unausgesprochenen Gründen höflich, gesellig und aufmerksam zu ihm zu sein. Während des ganzen Gesprächs lächelt Herr Schmitt und scheint sich gut zu unterhalten. Er merkt aber, daß sein Magen – ohne daß er es so recht verbergen kann – bei jedem Schluck Cocktail zu brennen anfängt, seine Rücken- und Nackenmuskeln sich so verspannt haben, daß sein Lächeln gezwungen erscheint, und daß sein Herz aus unerklärlichen Gründen schneller schlägt. Möglicherweise ist Herrn Schmitt mehr, als er bewußt eingestehen möchte, danach, vor Herrn Schulz wegzurennen oder mit ihm eine Schlägerei anzufangen. Aufgrund normaler sozialer Ein-

schränkungen, zu denen die selbstauferlegten Einschränkungen hinzukommen, steht die Alternative »Kampf oder Flucht« für Herrn Schmitt nicht offen, auch angesichts der Tatsache, daß er unbewußt auf die eine oder die andere Reaktion im Falle einer unerfreulichen und streßgeladenen Situation vorbereitet ist. Auf der rein biologischen Ebene reagiert Herr Schmitt vollständig normal. Da aber seine Großhirnrinde verfügt hat, daß er weder kämpfen noch fliehen darf, lernt er allmählich, die körperlichen Streßsymptome zu ignorieren und weiterhin ruhig und gelassen zu wirken. Dies ist nur ein kleines Beispiel für einen Prozeß, der sich bei jedem Menschen von Anbeginn seiner Sozialisation im Alter von zwei oder drei Monaten bis zum Ende seines Lebens ständig wiederholt.

Zweifellos bringt es demjenigen, der sich an die kulturellen Normen hält und eine gute Erziehung an den Tag legt, enorme Vorteile. Wenn aber sozial auferlegtes Verhalten wiederholt die Vorherrschaft über stärkere biologische Verhaltenstendenzen übernimmt, dann kann der Preis für eine solche übermäßige Beschränkung der Ausbruch einer psychosomatischen Krankheit sein. Man vergegenwärtige sich doch, wie oft am Tag die meisten Menschen lebenswichtige Körpersignale wie Schwitzen, Verspannungen der Rücken-, Nacken- oder Gesichtsmuskulatur, eine leichte Beschleunigung des Herzschlags, Druck hinter den Augen oder andere, noch feinere Anzeichen für Streß ignorieren. Ein solches Ignorieren dieser physischen und psychischen Vorläufer für ausgeprägte Symptome verbessert aber den Zustand nicht, sondern kann die Dinge sogar noch verschlimmern. In dem oben angeführten Beispiel wird sich Herr Schmitt wahrscheinlich mehr darüber ärgern, daß er in einem ungünstigen Augenblick das Brennen in seinem Magen verrät, als daß er dieses Brennen als Signal erkennt, sich aus einer stark streßgeladenen Situation zu entfernen. Die meisten Menschen lernen nach und nach, physiologische Anzeichen für Streß von ihrem Bewußtsein fernzuhalten und ihnen gegenüber unempfindlicher zu werden. Manchmal ist dies auch das Ergebnis einer bewußten Entscheidung, doch häufiger noch geht es auf die Tatsache zurück, daß die Bedeutung dieser Signale nicht verstanden wird. Es gibt viele Situationen, in denen eine solche Unempfindlichkeit nützlich und sogar einträglich ist, doch wenn man systematisch und unaufhörlich solche Informationen ignoriert, dann häufen sich die Streßreaktionen so lange unbemerkt an, bis sich ein deutlich erkennbares Symptom wie ein Magengeschwür, Migränekopfschmerzen oder eine Tachykardie zeigt. Aus neueren Untersuchungen geht hervor, daß man die Art der Erkrankung häufig genau vorhersagen kann, wenn man über bestimmte Informationen über die Persönlichkeit des betreffenden Menschen sowie wichtige psychosoziale Faktoren in seiner Familie und seiner unmittelbaren Umwelt verfügt. Eine sehr gute Analyse solcher Faktoren wird von Meyer Friedman und Ray H. Rosenman, zwei Kardiologen am Mt. Zion Hospital in San Francisco, in ihrem Buch *Der A-Typ und der B-Typ* (1975) vorgenommen.

Die Zensur der Großhirnrinde läßt sich auch als ein Prozeß der Fehlinterpretation von Kommunikationsinhalten zwischen den kortikalen und subkortikalen Gehirnbereichen und nicht als ein von Natur aus bestehender unlösbarer Konflikt zwischen bewußten und unbewußten Vorgängen deuten. Simeons faßt seine grundlegende Beobachtung wie folgt zusammen:

Die Großhirnrinde des modernen Menschen, die die Zwischenhirnreaktionen auf der Ebene des Bewußtseins zensiert hat, ist nicht in der Lage, die körperlichen Fluchtvorbereitungen richtig zu interpretieren. Sie kann nicht verstehen, daß das primitive Zwischenhirn immer noch auf die alte Art und Weise, die sie nicht mehr akzeptiert, auf Bedrohungen reagiert. Wenn diese einst normalen und potentiell wichtigen Furchtreaktionen nicht mehr als solche bewußt werden, interpretiert der moderne Mensch sie als etwas Abnormales und betrachtet sie als Leiden. Er spricht von Verdauungsstörungen, wenn Furchtsamkeit ihm den Appetit raubt, und von Schlaflosigkeit, wenn Angst ihn nachts wach hält... Der beschleunigte Herzschlag wird zu Herzklopfen, die plötzliche Ausscheidung überflüssiger Stoffe im Körper nennt er Durchfall, das feste Zusammenziehen seiner Rückenmuskeln Hexenschuß, usw. Die Zivilisation des Menschen ist es, die ihn an der Erkenntnis hindert, daß solche Körperreaktionen lediglich das normale Ergebnis eines Zwischenhirnalarms und der Mobilisierung jener bewundernswerten Fluchtmechanismen, denen er seine Existenz als Spezies verdankt, sein können (Simeons, 1961, S. 52).

Welche Ironie, daß normale subkortikale Reaktionen, also Reaktionen des Zwischenhirns, in der Großhirnrinde als Anzeichen für eine Krankheit fehlgedeutet werden und auf diese Weise die Angst nur noch stärker werden lassen! Ganz und gar normale Streßreaktionen werden von der betroffenen Person als störend oder sogar pathologisch bezeichnet. Sie sieht sie als lästig an und möchte sie loswerden, statt sie als lebenswichtige Signale dafür zu werten, daß sie unter Streß steht. Durch einen solchen Teufelskreis sich anhäufender Streßsymptome, die ignoriert statt beigelegt werden, scheinen im wesentlichen den Mechanismus auszumachen, der eine psychosomatische Erkrankung bedingt.
Während die Grundinstinkte wie Sexualität, Hunger, Schlaf und Furcht von subkortikalen Gehirnsystemen gesteuert werden, betrachtet man die vielfältigen menschlichen Emotionen wie Mitleid, Scham, Hoffnung, Schuld oder Freude als kortikale Verarbeitung oder Interpretation jener mehr elementaren Instinkte. Diese Beobachtung bildet die Grundlage für eine Theorie emotionaler Zustände, die der Psychologe Stanley Schachter aufgestellt hat. Er schreibt:

Ist ein Zustand physiologischer unspezifischer Erregung vorhanden, für den jemand keine unmittelbare Erklärung hat, wird er diesen Zustand mit einem »Etikett« versehen und seine Gefühle mit Hilfe ihm verfügbarer Kognitionen beschreiben ... Man könnte vermuten, daß ein- und derselbe Zustand unspezifischer Erregung je nach den kognitiven Aspekten der Situation das Etikett »Freude«, »Zorn« oder sonst eine Bezeichnung aus einer großen Anzahl von Möglichkeiten erhalten könnte (Schachter und Singer, 1962).

Schachters Grundtheorie wurde in zahlreichen Studien bestätigt, u. a. in einer neueren, sehr erfindungsreich geplanten Untersuchung der Psychologen Donald Dutton und Arthur Aron (1974) von der University of British Columbia. Sie gaben einer attraktiven Interviewerin die Anweisung, Studenten anzusprechen, die gerade eine Hängebrücke überquerten. Die Interviewerin erklärte ihnen, sie würde gerade ein psychologisches Experiment durchführen, und bat sie, zu einem Bild von einer jungen Frau, die mit einer Hand ihr Gesicht bedeckte und die andere Hand weit ausgestreckt hielt, eine kurze und dramatische Geschichte zu schreiben. Die Interviewerin wandte sich in derselben Weise an Studenten, die schon die Brücke passiert hatten und sich in einem kleinen Park befanden. Wie die Ergebnisse zeigten, gab es in der Geschichte der jungen Männer, die auf der Hängebrücke angesprochen wurden, mehr sexuelle Vorstellungen als in den Geschichten der jungen Männer im Park. Die Forscher interpretierten ihre Ergebnisse wie folgt: Die Männer, die mitten auf der Hängebrücke standen, waren physiologisch stärker unspezifisch erregt als die Männer, die im geschützten Park saßen. Die Männer auf der Brücke etikettierten bzw. erlebten ihre Erregung als sexuell, weil sie sich in der Gegenwart einer attraktiven Frau befanden. Die Männer im Park waren zwar in der Gegenwart derselben Frau, befanden sich aber nicht in einem Zustand besonderer physiologischer Erregung, den sie als sexuell hätten erleben oder etikettieren müssen. Die Etikettierung eines Zustands unspezifischer physiologischer Erregung in Anlehnung an unmittelbar beobachtbare Umweltreize trägt wesentlich dazu bei, diese Erregung subjektiv zu verstehen. Kann man eine Erklärung dafür finden, warum man aufgeregt ist, fühlt man sich besser, auch wenn diese Interpretation unter Umständen verzerrt oder unrichtig ist. In ähnlichen Experimenten wurde ebenfalls festgestellt, daß Versuchspersonen mehrdeutige Zustände physiologischer Erregung in einer sozialen Situation mit einem kognitiven »Etikett« versahen.

Experimente wie diese befassen sich zwar nicht speziell mit psychosomatischen Erkrankungen, machen aber weitgehend von den Untersuchungsergebnissen von Selye, Simeons und anderen Streßforschern Gebrauch. Sie demonstrieren die im Verhalten auftretenden Begleiterscheinungen der »tonischen Aktivierung«, also des Zustands unspezifischer subkortikaler

Erregung, die kognitiv etikettiert wird. Ein ebenso bedeutsamer Prozeß betrifft die »phasische Aktivierung«, den anderen Aspekt der Zweiwegkommunikation zwischen kortikalen und subkortikalen Vorgängen. Nach Simeons' Kommunikationsmodell psychosomatischer Erkrankungen ist die phasische Aktivierung des Zwischenhirns durch Prozesse in der Großhirnrinde die neurologische Grundlage für Streßkrankheiten wie Magengeschwüre, Arteriosklerose, Zuckerkrankheit und Fettsucht sowie für psychische Störungen wie Schuldgefühle und Depressionen. Alles in allem will Simeons darauf hinaus, daß die physiologische Ausstattung des Menschen den zahlreichen Streß- und Angstsituationen in unserer modernen Gesellschaft wenig gewachsen ist. Von seltenen Ausnahmen abgesehen muß der einzelne Mensch, wenn sein Körper und sein Zwischenhirn auf sozialen Streß mit der Vorbereitung auf Kampf oder Flucht reagieren, bewußte Zurückhaltung üben. Diese Starrheit wird vom Zwischenhirn als Anzeichen für eine ungenügende Vorbereitung auf Kampf oder Flucht interpretiert, und es setzt daher massivere biochemische Reaktionen in Gang. Der einzelne empfindet diese biochemischen Veränderungen als gesteigerte Anspannung. Die Beendigung oder Unterbrechung dieses Teufelskreises kann der Schlüssel für die Behebung psychosomatischer Krankheiten sein.

Bemerkungen zum Thema Streß

Die meisten der oben erwähnten Forschungsarbeiten befassen sich mit dem Prozeß, durch den ein gestörter Informationsaustausch zwischen Großhirn und Zwischenhirn, zwischen dem Bewußten und dem Unbewußten, eine nichtspezifische Streßanspannung schaffen kann, die unter Umständen zu noch ernsteren psychosomatischen Erkrankungen führt. Der unspezifische Streß an sich ist nicht verantwortlich für die Entwicklung schwerwiegender Symptome. Ein gewisser Grad an Streß, ist unvermeidlich, notwendig, ja sogar angenehm. Ein längere Zeit unvermindert anhaltender unspezifischer Streß scheint aber in erster Linie die Ursache für psychosomatische Erkrankungen zu sein (Pelletier, 1977). Die Fähigkeit der physiologischen Ausstattung des modernen Menschen, auf Streß angemessen zu reagieren und sich dann, nachdem die Streßsituation vorübergegangen ist, zu »entstressen« oder zu entspannen, ist in ernsthafter Weise beeinträchtigt worden.

Unglücklicherweise sind die meisten Streßreize in der heutigen Umwelt nicht eindeutig zu erkennen oder abstrakter Natur. Dazu gehören Lärm und Luftverschmutzung, feiner sozialer oder geschäftlicher Druck, Familienprobleme, so manche heutige Nahrungsmittel, Giftstoffe wie Koffein oder weißer Zucker und die Umweltverschmutzung etwa durch Blei oder durch Übermengen von Kohlenwasserstoffverbindungen, die die Lungen reizen. Daraus folgt, daß der Mensch von heute unaufhörlich unter starkem Streß und hoher Anspannung steht, und zwar ohne einen besonderen Grund und deshalb ohne spezielle Hilfsmittel zur Verringerung dieser Anspannung. Sein biologisches System hat nicht die Möglichkeit, zu reagieren und sich nach Beendigung einer solchen Reaktion ausgleichend zu entspannen (Benson, 1975; Pelletier, 1977). Der zur Gewohnheit gewordene, unvermindert anhaltende Streß hat sich an die Stelle der unmittelbaren Bedrohungen gesetzt, wie sie für den primitiven Menschen und das Tier typisch waren bzw. sind. Man braucht heutzutage nicht mehr ständig um sein Leben zu bangen, nach Nahrung suchen oder sein Territorium verteidigen. Nur sehr wenige Streßreize der Gegenwart wirken sich sofort aus oder lassen sich unmittelbar erkennen. Die Menschen leben daher unaufhörlich in einem Zustand physiologischer Erregung, für den sie kein kognitives Etikett haben. Diese Situation ist vergleichbar mit der Situation der Versuchspersonen, die mitten auf der Hängebrücke stehen. Ganz und gar normale Reaktionen zur Verringerung von Streß gelten heute als pathologisch, die schädliche Anpassung an die Streßsituation hingegen wird als normal gewertet und akzeptiert. Auf diese Weise erhalten sich Streß und Streßkrankheiten gegenseitig, verstärken einander und nehmen destruktive Ausmaße an. Eine solche lange anhaltende autonome Reaktion ist für die Psyche schädlich, genauso wie ein Automotor, der ständig auf hohe Touren gebracht wird, sich überhitzt und schließlich kaputt geht. Eine Lösung wäre, den Teufelskreis an einer Stelle zu unterbrechen, noch ehe er vollständig außer Kontrolle gerät. Der entscheidende Punkt ist offenbar der, den einzelnen wieder zu befähigen, Streßsituationen zu erkennen, auf sie zu reagieren und sich dann zu entspannen. Eine solche Maßnahme, die von der Möglichkeit zur Selbstregulierung Gebrauch macht, ist notwendig und auch möglich.

Das Fehlen von Streß geht aber nicht automatisch mit Entspannung einher, ebensowenig wie das Fehlen einer klar diagnostizierten Krankheit Gesundheit bedeutet. Die Entspannung ist mit Aktivität verbunden und das Fehlen von Streß entspricht nicht einem Zustand passiver Untätigkeit (Benson, 1975; Luthe, 1973). Aus rein neurophysiologischer Sicht kann eine länger anhaltende parasympathische Gegenreaktion oder »Entspannungsreaktion« bewußt herbeigeführt werden, nämlich mit Techniken zur Streßverringerung wie dem klinischen Biofeedback, dem autogenen Training und anderen verwandten Maßnahmen. Dieses neurophysiologische Prinzip wird aber durch die Tatsache kompliziert, daß das Erreichen einer solchen Phase der Entspannung auch von psychischen Faktoren abhängig ist. Als Vertreter, aber auch Opfer der protestantischen Ethik nehmen die meisten Menschen in unserer Kultur unrichtigerweise an, daß die Entspannung ein schädlicher Luxus sei, dem Dinge wie fehlende Produktivität, Faulheit, Desinteresse und andere solche tragischen persönlichen Mängel anhaften. Auch wenn auf diese Weise Schuldgefühle eingeflößt werden, ist die Entspannung offensichtlich nicht ein Luxus, sondern absolut notwendig für die Erhaltung des geistigen und körperlichen Wohlergehens. Eine andere falsche Auffassung ist die, daß die Fähigkeit zur Entspannung von

Natur aus gegeben ist und schon dann in Kraft tritt, wenn nicht gearbeitet wird oder sonst keine Streßsituation gegeben ist. Genau das Gegenteil ist der Fall: die Wiederherstellung und Erhaltung einer harmonischen Integration von Geist und Körper erfordert Anstrengung und Übung.

Ein anderer Aspekt dieser zunehmend komplexen Definition von Streß betrifft den Umstand, daß Streß nicht ausschließlich die Folge von unerfreulichen oder negativen Gegebenheiten ist. Tatsächlich können als angenehm empfundene Ereignisse gleichermaßen zu Anspannung und Streß führen. Forscher haben festgestellt, daß der Streß eng mit der Zahl von Veränderungen, die im Leben eines Menschen auftreten können, zusammenhängt. Mit diesem Problem befaßte sich am eingehendsten Thomas H. Holmes vom Department of Psychiatry and Behavioral Sciences an der Universität von Washington (Holmes und Rahe, 1967). Nach Holmes sind Beschaffenheit und Anzahl sozialer Umstellungen oder »Neuanpassungen« bei einem Menschen kritische Faktoren für die Entstehung von Anspannung und Streß. Er beobachtete, daß ganz bestimmte Ereignisse häufig kurz vor dem Beginn einer Krankheit bzw. einer Störung auftraten. Unter solchen Begebenheiten, die Streß hervorriefen, befanden sich einleuchtenderweise negative Ereignisse wie der Verlust einer beruflichen Stellung, Scheidung, die Verurteilung zu einer Gefängnisstrafe, finanzielle Schwierigkeiten und der Tod des Ehepartners oder eines anderen engen Familienmitglieds. Als Anlässe für verstärkten Streß erwiesen sich aber auch offenkundig positive Veränderungen wie eine Schwangerschaft, die Versöhnung nach einer ehelichen Auseinandersetzung, eine berufliche Beförderung, eine Änderung in den Eß-, Schlaf- oder sonstigen persönlichen Gewohnheiten und sogar der Urlaub. Das wesentliche Merkmal all dieser Ereignisse ist die »Veränderung«, die eine Anpassung an eine Reihe neuer Lebensumstände notwendig macht. Auf der Grundlage dieser empirischen Ergebnisse entwickelte Holmes einen psychologischen Test mit dem Namen Schedule of Recent Experience Scale oder abgekürzt SRE (Holmes und Rahe, 1970). In diesem Test sind 42 Veränderungen im persönlichen Leben aufgeführt, die jeweils mit einem durchschnittlichen numerischen Wert versehen sind, der sich danach richtet, »wieviel« Anpassung nach der jeweiligen Umstellung erforderlich wäre. Dieser durchschnittliche Wert bewegt sich im Bereich von 11 für »geringfügige Gesetzesübertretungen« bis 100 für »Tod des Ehepartners«. Anhand dieses einfachen Tests, den man selber bearbeiten und auswerten kann, läßt sich extrem gut vorhersagen, bei welchen Menschen mit der größten Wahrscheinlichkeit eine Krankheit bzw. eine krankhafte Störung auftreten wird. Die Forschungsergebnisse weisen darauf hin, daß die Anzahl und der Grad von Lebensumstellungen sehr eng mit dem Ausbruch psychischer oder körperlicher Störungen zusammenhängen. Hohe Werte in diesem Test (also häufige oder intensive Umstellungen) lassen den Ausbruch einer Krankheit sehr wahrscheinlich, niedrige Werte hingegen unwahrscheinlich erscheinen.

Die Vorhersagekraft des SRE wurde in der einer Serie von Forschungsarbeiten bestätigt. Richard Rahe und Thomas Holmes führten eine Untersuchung an 84 niedergelassenen Ärzten durch und legten anhand der Anzahl bzw. des Grads ihrer Lebensumstellungen in den vergangenen 18 Monaten das Risiko fest, mit dem sie in naher Zukunft erkranken würden. Jeder Arzt füllte den SRE aus und wurde dann anhand der Testergebnisse einer von drei Gruppen zugeteilt: einer Gruppe mit hohem Risiko, die in diesem Test 300 oder mehr Punkte erzielten, einer Gruppe mit mittlerem Risiko, die Werte zwischen 200 und 299 Punkten erreichten, oder einer Gruppe mit niedrigem Risiko, deren Werte zwischen 150 und 199 Punkten schwankten. Acht Monate später zeigte sich, daß von der Gruppe mit hohem Risiko 49%, von der Gruppe mit mittlerem Risiko 25% und von der Gruppe mit niedrigem Risiko nur 9% erkrankt waren. Damit wurde sehr gut vorhergesagt, daß zahlreiche bzw. einschneidende Lebensumstellungen das Risiko einer Erkrankung erhöhen.

In einer ähnlich aufgebauten Untersuchung an Medizinstudenten, in der zwischen dem Ausfüllen des SRE und der Nachuntersuchung zwei Jahre verstrichen, stellte Richard Rahe (1973) das gleiche Erkrankungsriskio wie in der oben beschriebenen Untersuchung an den Ärzten fest. In diesem Zeitraum von zwei Jahren war über die Hälfte aller Medizinstudenten (52%) in irgendeiner Form erkrankt. Eine Krankheit zeigte sich bei 85% der Gruppe mit hohem Risiko, bei 48% der Gruppe mit mittlerem Risiko und bei nur 33% der Gruppe idrigem Risiko. Rahe stellte außerdem fest, daß bei Medizinstudenten der Gruppe mit hohem Risiko, die über schwerere Erkrankungen klagten, häufiger auch geringere Beschwerden oder Verletzungen wie Magenschmerzen, kleinere Quetschungen und Schnittverletzungen sowie Erkältungen auftraten als bei den Studenten der Gruppe mit niedrigem Risiko. Zu dem von Hans Selye und A. T. W. Simeons beschriebenen Teufelskreis gehört auch, daß jede krankhafte Störung, wenn sie einmal in Erscheinung tritt, an sich schon Anlaß für zusätzlichen Streß ist und den Grundstein für weitere, in der Regel schwerere Komplikationen legt. Eine fortschreitend schlechtere Entwicklung der Dinge, bei der Symptome den Streß verstärken und dieser wiederum neue Symptome bedingt, ist ein wesentliches Merkmal aller Krankheiten und krankhaften Störungen. Im allgemeinen waren die Medizinstudenten, die sich am seltensten und am geringfügigsten in ihrem Leben umstellen mußten, für schwerere und leichtere Erkrankungen gleichermaßen weniger anfällig.

Um diese und ähnliche Ergebnisse eigener und anderer Untersuchungen (Holmes und Holmes, 1970; Meyer und Haggerty, 1962; Rahe, 1969) zu erklären, postulierten Holmes und Masuda (1973), daß übermäßige Lebensumstellungen die körperliche Widerstandskraft verringern und eine Krankheit oder krankhafte Störung wahrscheinlicher machen. Kurz: Die Versuche eines Menschen, mit Streß fertig zu werden, können, wenn sie fehlschlagen, zu einer Erhöhung des Streßpegels beitragen. Diese Beobachtungen stimmen mit den früheren

Modellen von Cannon, Selye und Rahe selber, in denen auf die negativen Auswirkungen von unvermindert anhaltendem Streß hingewiesen wurde, überein und bestätigen sie. Psychischer Streß aufgrund der Notwendigkeit, sich an neue Lebensbedingungen anzupassen, kann ebenfalls zu weiterem Streß führen. Ist eine solche Anpassung nicht effektiv und wiederholt sie sich mehrere Male, dann kann auch sie schließlich eine schwere psychosomatische Erkrankung bedingen. Die Art der Erkrankung kann vollkommen unterschiedlich sein. Es kann sich um psychische Störungen wie Depressionen oder Angstgefühle handeln, um die klassischen psychosomatischen Erkrankungen wie Bluthochdruck und Migräne, oder auch um Krankheiten, die als rein körperlich gelten wie etwa Infektionskrankheiten oder Krebs. Während zwischen Streß und psychosomatischen Erkrankungen eine eindeutige Beziehung festgestellt wurde, stammen einige der interessantesten Ergebnisse über den Zusammenhang zwischen Streß und Krankheit aus Untersuchungen, in denen es um herkömmlicherweise nicht als psychosomatisch klassifizierte Krankheiten wie Tuberkulose oder Lungenentzündung (Meyer und Haggerty, 1962) und um traumatische Erlebnisse wie der plötzliche Tod einer nahestehenden Person geht. Die meisten Faktoren, die die Gesundheit beeinflussen – die psychischen, physiologischen, familiären und Umweltfaktoren, die eine Neuanpassung erfordern – sind außerhalb der bewußten Wahrnehmung, nämlich unterschwellig, wirksam. Auch wenn eine Anpassung an neue Lebensumstände bewußt gelingen mag, geben die früher erwähnten Untersuchungen zur unterschwelligen Wahrnehmung unmißverständlich zu verstehen, daß unterschwellig wahrgenommene Reize in der Tat sehr markante Auswirkungen auf die Psyche oder das körperliche Wohlbefinden eines Menschen haben dürften. Zwar mag sich ein Mensch auf Lärm oder Luftverschmutzung einstellen bzw. zwischenmenschliche Schwierigkeiten ignorieren, doch haben diese immer noch den Effekt, daß sie den Gesamtpegel seiner neurophysiologischen Aktivität anheben. Werden diese Einflüsse erkannt und mit

Hilfe einer wirksamen Methode zur Streßbekämpfung verarbeitet, dann kann ein Zustand optimaler Gesundheit die Folge sein.

Die Entspannungsreaktion

Unser theoretisches neurophysiologisches Modell der Wechselwirkung zwischen Geist und Körper wird durch zahlreiche Untersuchungsergebnisse gestützt, in denen ein Zusammenhang zwischen Streß und Krankheiten – also eine eher negative Wechselwirkung – festgestellt wurde. Das gleiche Modell schafft auch die Grundlage für eine positive Wechselwirkung, nämlich für die Linderung und die Vorbeugung solcher lebensbedrohlichen Störungen. Die Unterbrechung des Teufelskreises, der durch eine Krankheit heraufbeschworen wird, ist eine effektive Maßnahme zur Streßverringerung. Zwar wird als Therapie im Falle beginnender psychosomatischer Störungen häufig Entspannung verordnet, doch werden oft keine speziellen Anweisungen gegeben, wie der Zustand der Entspannung erreicht werden soll. Der Vorschlag oder die Instruktion »Sie müssen sich entspannen« ist in der Tat ein klassisches Beispiel für das »double-bind«, da das, was für die Entspannung getan werden muß, nicht von seiner Notwendigkeit bestimmt wird. Die Aussage »Sie müssen sich entspannen« ist nicht nur ein logischer Widerspruch; sich mit allen Mitteln entspannen zu wollen hat auch biologisch nicht den erwünschten Effekt, sondern bewirkt nur noch weiteren Streß. Es hilft nicht wirklich, wenn ein Arzt eines von verschiedenen, mehr oder weniger starken entspannungsfördernden Medikamenten verordnet, um bei seinem Patienten eine Entspannung herbeizuführen, ebensowenig wenn der Patient selber versucht, sich mit Hilfe von Alkohol oder Marihuana zu entspannen. Dazu bedarf es anderer Dinge.

Wenn Streß auf zahlreiche Faktoren zurückzuführen ist, die außer- oder unterhalb der normalen Wahrnehmungsschwelle eines Menschen wirksam sind, dann haben Forscher und Therapeuten die Aufgabe, Mittel und Wege zu finden, damit dieser Mensch sich dieser Einflüsse bewußt werden und sie ändern kann. Herbert Benson schlägt zu diesem Zweck die Aktivierung der von ihm so genannten »Entspannungsreaktion« vor (Benson, Beary und Carol, 1974). Bensons Konzept basiert im wesentlichen auf der trophotropen Reaktion von Walter R. Hess. Hess entdeckte, daß es entsprechend zum »Kampf-Flucht«-System oder ergotropen System im Gehirn auch ein »Entspannungssystem« oder trophotropes System gibt. Dieses System ist im vorderen Teil des Hypothalamus lokalisiert und erstreckt sich bis in die supra- und präoptischen Areale, das Septum und den unteren seitlichen Thalamus. Die Stimulation dieses Gehirnbereichs erfolgt durch das parasympatische Nervensystem (einem funktionalen Teil des autonomen Nervensystems) und führt zu einer »Hypo- oder Adynamie der Skelettmuskulatur, herabgesetztem Blutdruck, verringerter Atmung und einer Zusammenziehung der Pupillen« (Benson u. a., 1974). Die trophotrope Reaktion wird als ein Schutzmechanismus betrachtet, der den Körper vor zu viel, über das ergotrope System herbeigeführten Streß schützen und gleichzeitig auch regenerative Prozesse fördern soll. Diese dynamischen Effekte stehen im Gegensatz zu ergotropen Reaktionen, die auf erhöhten Sauerstoff- und Energieverbrauch hinauslaufen. In Anbetracht dessen, daß diese beiden Systeme verfügbar sind, erhebt sich nun die Frage, wie man von einer Streß bewirkenden ergotropen Reaktion zu einer entspannteren trophotropen Reaktion (von Typus A- zu Typus B-Verhalten) gelangen kann.

Benson und seine Mitarbeiter haben unschätzbare Erkenntnisse und Beiträge zur Lösung dieses Problems geliefert, die auf alten Meditationslehren wie dem Zen, auf moderneren Meditationslehren wie der Transzendentalen Meditation sowie auf der aktuellen Meditations- und Biofeedbackforschung basieren. Sie zählen die folgenden vier Vorbedingungen für die Auslösung der trophotropen oder Entspannungsreaktion auf:

(1) Geistige Disziplin. – Es sollte ein ständiger Reiz vorhanden sein, etwa ein Laut, ein Wort oder ein Satz, den man hörbar oder unhörbar ständig wiederholt; eine andere Möglichkeit wäre, den Blick auf einen Gegenstand zu fixieren. Damit soll erreicht werden, vom logischen, äußerlich orientierten Denken loszukommen.
(2) Passive Einstellung. – Wenn während dieses ständig wiederholten Reizes oder der Fixierung des Blicks ablenkende Gedanken aufkommen, soll man sie unbeachtet lassen und seine Aufmerksamkeit wieder der Technik zuwenden. Man sollte sich aber keine Gedanken darüber machen, wie gut man diese Technik verwirklicht.
(3) Verringerung des Muskeltonus. – Man sollte eine angenehme Körperhaltung einnehmen, die nur minimale Muskelaktivität erfordert.
(4) Ruhige Umgebung. – Man sollte sich eine ruhige Umgebung ohne zuviel ablenkende Reize aussuchen. Dafür eignet sich häufig eine Kultstätte, aber auch ein ruhiger Raum (Benson u. a., 1974).

Wir haben es hier mit einer Reihe klarer, einfacher und direkter Richtlinien für eine Streßverringerung zu tun. Sie gehören auch zu den wesentlichen Elementen aller Meditationslehren. Eine Mahnung zur Vorsicht erscheint angebracht: Eine Meditation mit dem klar gesteckten Ziel einer Streßverringerung ist eigentlich keine Meditation mehr, da diese keine Ziele hat. Dieses Ziel der Streßverringerung oder Herbeiführung der Entspannungsreaktion bewirkt vielleicht einen guten Einstieg in die Entspannung, doch besteht die Gefahr des »Sie *müssen* sich entspannen«, wenn man sich nicht die zweite Bedingung vergegenwärtigt, nämlich die der passiven Einstellung, bei der man nicht versucht und nicht danach strebt, irgend etwas Bestimmtes zu erreichen. Die konzentrierte Aufmerksamkeit und die Erhaltung optimaler Gesundheit wird auch auf dem Gebiet des Sports angewendet. Der Psychologe Richard M. Suinn von der Colorado State University hat mit olympischen Sportlern eine Methode trainiert, die er »visuell-motorische Verhaltenseinübung« nennt (Suinn, 1976). Seine Methode setzt sich aus drei aufeinanderfolgenden Phasen zusammen. In der ersten Phase wird Entspannung mit Hilfe der Jacobsonschen progressiven Entspannungstechnik gelernt. In der zweiten Phase üben die Sportler, Reize verschiedenster Art

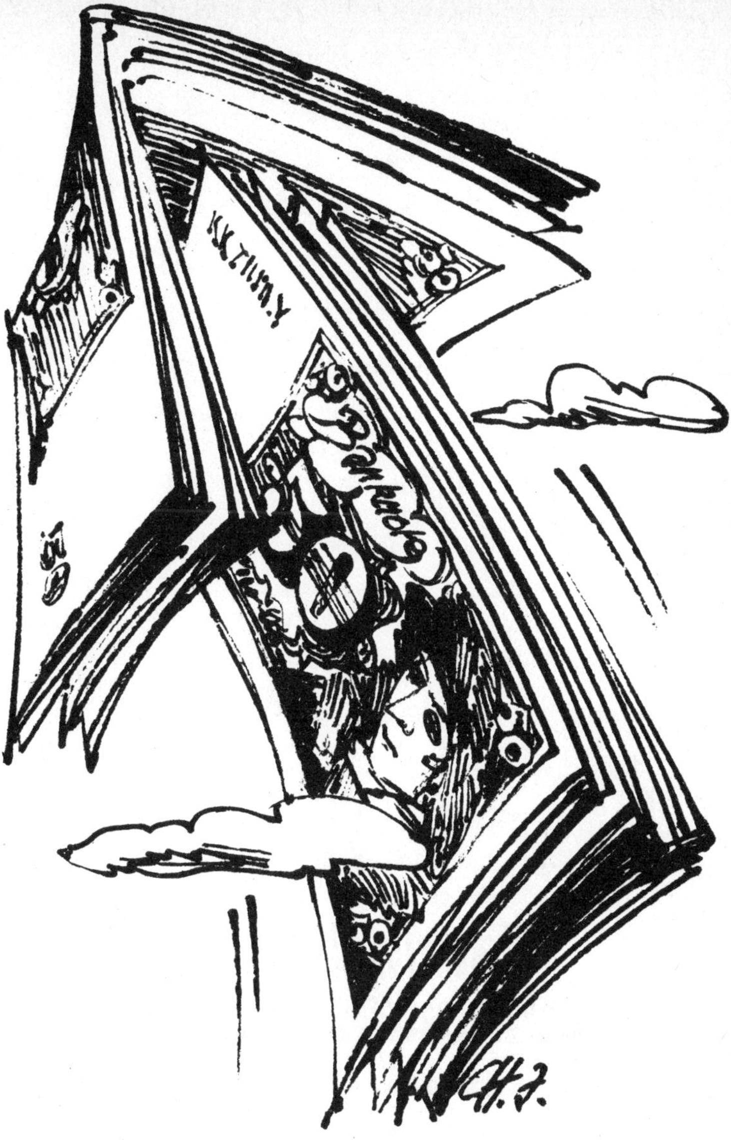

Höchstleistungen…

– taktile, akustische, muskuläre, emotionale sowie visuelle Reize – sich möglichst lebhaft im Geiste zu vergegenwärtigen. In der dritten Phase schließlich setzen die Sportler ihre auf diese Weise gelernten Fähigkeiten ein, im Geiste eine sportliche Routineübung durchzuspielen. Auf ähnliche Techniken hat schon der Skisportler Jean-Claude Killy hingewiesen; sie sind in Michael Murphys Buch *Golf und Psyche* (1977) näher ausgeführt. Suinn leitete beispielsweise mehrere Male die elektromyographische (muskuläre) Aktivität eines alpinen Skisportlers ab, während sich dieser im Geiste einen Abfahrtslauf vergegenwärtigte. Er schreibt: »Zu dem Zeitpunkt, als er aufhörte, seinen Abfahrtslauf im Geiste durchzuspielen, spiegelte sich im EMG beinahe der Abfahrtslauf selber wider. Es verzeichnete sogar einen plötzlichen Anstieg der Muskelaktivität am Schluß, nachdem er die Ziellinie passiert hatte. Dies war mir ein Rätsel, bis ich mich daran erinnerte, wie schwer es ist, nach einem Abfahrtslauf mit einer Geschwindigkeit von mehr als 60 km pro Stunde zum Stehen zu kommen« (Suinn, 1976). Suinn führt die eindrucksvollen Höchstleistungen der Sportler, mit denen er die »visuell-motorische Verhaltenseinübung« trainiert hatte, als objektive Beweise für den Wert seiner Methode an und weist darauf hin, daß Sportler aus der Sowjetunion, aus Österreich und aus Großbritannien ähnliche Methoden anwenden. Uns interessiert am meisten, daß hier demonstriert wird, wie psychosomatische Faktoren am Erreichen von Höchstleistungen mitwirken.

Diejenigen, die sich der Meditation widmen, beschreiten einen Weg, auf dem sie zu einem Zustand geistiger Klarheit gelangen möchten. Sind Geist und Körper frei von Verwirrung und fehlender Integration, so kann dies positive Auswirkungen für die Gesundheit haben. In diesem Buch ist immer wieder in den Mittelpunkt der Betrachtung gerückt worden, daß das Gehirn ein hochgradig empfindsames Organ ist, dessen Aktivität schon durch Quantenereignisse, also durch nahezu unendlich kleine Energievorgänge, bestimmt wird. Angesichts der Untersuchungsergebnisse, die hier und an anderer Stelle präsentiert wurden, ist es sehr wahrscheinlich, daß unbeobachtbare Faktoren wie Gedanken und Vorstellungen, die im Einklang mit neurophysiologischen Verstärkungs- und Rückmeldemechanismen wirksam sind, genau die entscheidenden Elemente in der Wechselwirkung zwischen Psyche und Soma darstellen. Allein schon aus diesem Grund ist es dringend erforderlich, sich mit verschiedenen Meditationslehren näher zu befassen, um den Prozeß ausfindig zu machen, durch den psychosomatische Einflüsse optimal zur Behebung von Krankheiten und zur Wiederherstellung der Gesundheit eingesetzt werden können. Die Meditation ist am effektivsten, wenn die meditierende Person bewußt von Handlungen und Gedanken abläßt, die sie emotional stark aufwühlen oder sonst ihre Aufmerksamkeit ablenken. Das Entscheidende an der Meditation ist stabile Aufmerksamkeit und die Einnahme einer geduldigen Einstellung gegenüber der Aufmerksamkeit, die schwankt und wandert. Zwei Forscher von der Stanford-Universität, Deane H. Shapiro, Jr. und Steven M. Zifferblatt, haben die Zen-Meditation aus verhaltenstheoretischer Sicht analysiert und beschreiben fünf Schritte, die zu tiefer meditativer Trance führen:

An erster Stelle steht so etwas wie ein Entspannungstraining. Die betreffende Person sitzt in einer körperlich zentrierten Haltung und atmet tief, ohne sich dabei anzustrengen. Sie lernt dann zweitens, ihre Aufmerksamkeit auf eine Sache, nämlich ihren Atem, zu konzentrieren, und zwar auf entspannte, gleichwohl zielstrebige Art. Drittens lernt sie, sich ihrer selbst bewußt zu werden (d. h. sich selber zu beobachten), ohne darauf zu reagieren und ohne sich an die Aufgabe zu gewöhnen. Viertens ist sie in der Lage, sich selber gegen alles, was geistig in ihr vorgeht – gegen Gedanken, Ängste oder Sorgen – unempfindlich zu machen. Fünftens schließlich ist sie in der Lage, sich von allen innerlichen Gedanken und Vorstellungen zu lösen. Auf diese Weise wird es ihr möglich, alle kognitiven Etikettierungen »fallenzulassen«, ihre Sinne »neu zu öffnen« und für innere sowie äußere Reize empfänglicher zu sein. Mit den Worten eines Zenmeisters ausgedrückt lernt sie »die Blume beim fünfhundertsten Mal wie beim ersten Mal zu sehen« (Shapiro und Zifferblatt, 1976).

Ein Ergebnis dieses Prozesses ist, daß die betreffende Person die Fähigkeit erworben hat, unmittelbar in der Gegenwart zu leben, da sie frei ist von Einflüssen aus der Vergangenheit, von Gedanken an die Zukunft oder von Ablenkungen der Gegenwart.

Den Endpunkt der Meditation beschreibt M. Csikzentmihalyi, der viele verschiedene, in tiefgreifender Weise befriedigende Erlebnisse studierte und feststellte, daß sie sich durch einen Zustand des »Fließens« charakterisieren ließen. Die entscheidenden Merkmale dieses »Fließens« werden von Daniel Goleman wie folgt beschrieben:

> (a) Es besteht eine ununterbrochene Verschmelzung von Handeln und Bewußtsein; die Aufmerksamkeit ist unbeirrbar auf die im Augenblick gegebene Aufgabe gerichtet. (b) Die Aufmerksamkeit ist auf einen begrenzten Ausschnitt des Reizumfelds konzentriert. Störende Reize werden nicht zum Bewußtsein zugelassen; die Aufmerksamkeit gilt ganz der Sache an sich ohne Gedanken an ein Ergebnis. (c) Es besteht ein Zustand der Selbstvergessenheit, der gleichzeitig mit einem erhöhten Bewußtsein der Körperfunktionen und -zustände einhergeht, die im Zusammenhang mit der augenblicklichen Aktivität stehen. (d) Man verfügt über die Fähigkeiten, mit denen man den Anforderungen durch die Umwelt begegnen kann. (e) Es besteht Klarheit über die augenblickliche Situation und die ihr angemessenen Reaktionen.
> (Goleman, 1975).

Wenn dieser Zustand erreicht worden ist und aufrechterhalten wird, kann er auf alle Lebensumstände und intrapsychische Phänomene angewendet werden. Nach der buddhistischen Lehre ist ein wesentliches Merkmal des Menschen das Leid, das aus der Unwissenheit *(avidya)*, der emotionalen Instabilität *(Kleshas)* und einem Mangel an Zufriedenheit *(dukha)* erwächst. Für die psychosomatische Medizin ist folgende Tatsache von großem Interesse: Wenn ein Mensch durch die Meditation diese Ursachen seines Leids erkannt hat, dann konzentriert er seine bewußten Kräfte in erster Linie darauf, dieses Leid zu beenden.

7 Leben, Tod und Wiedergeburt

Solange es Menschen als eine rationale Spezies gibt, steht die Erfahrung des Todes im Mittelpunkt einer jeden angemessenen Theorie vom Universum. Alle philosophischen und religiösen Lehren – seien es nun östliche oder westliche, primitive oder moderne Lehren – kreisen um das ewige Rätsel des Todes. Choron (1964) hat in einem ausgezeichneten Buch die Bemühungen der Menschheit zusammengestellt, Leben und Tod zu begreifen. Er verfolgt die Geschichte dieses Bemühens zurück bis zur Kultur der alten Griechen. Ein immer wiederkehrendes Thema in praktisch allen religiösen Traditionen ist das Bedürfnis, den Tod zu verstehen und den Gedanken an ihn sowie seine Auswirkungen auf körperliche und geistige Aspekte des einzelnen Menschen unter Kontrolle zu bringen. In allen Kulturen gibt es zahlreiche Todesrituale und Durchgangsriten. Die kulturellen Mechanismen sowie die auf den Tod bezogenen Gedanken und Ängste des einzelnen Menschen müssen von jedem Wissenschaftszweig, der vorgibt, sich mit den verwickelten Phänomenen des menschlichen Bewußtseins zu befassen, eingehend erforscht werden.

Im biologischen Tod des Körpers tritt der Tod sicherlich am deutlichsten und am furchterregendsten in Erscheinung, doch ebenso bedeutsam und potentiell sogar noch belastender ist die geistige Auseinandersetzung mit dem Tod. Eine Durchsicht der umfangreichen Literatur über Menschen, die dem Tode nahe waren oder schon für klinisch tot erklärt wurden, dann aber wieder in das Leben zurückkamen, macht deutlich, daß sich die stärkste Angst und Verzweiflung vor dem Augenblick des physischen Todes einstellt. Es gibt offenbar keine Erfahrung vor dem Tod, die ihm in irgendeiner Weise entspricht, und seine absolute Endgültigkeit hat etwas Furchterregendes an sich. Die

Meditationslehren mahnen ihre Schüler, in jedem ihrer Worte und jeder ihrer Taten ihren Tod und ihre Wiedergeburt zu sehen. Diese Vorstellung ist zwar rein intellektuell gut zu akzeptieren, sie sich aber als Lebenseinstellung zu eigen zu machen, erfordert große Aufrichtigkeit und ununterbrochenes Bemühen. So sagt beispielsweise in neuerer Zeit Don Juan zu Carlos Castaneda bei dessen Kriegerweihe:

Wenn dein Körper richtig auf die Welt eingestimmt ist und du deine Augen nach links wendest, dann kannst du Zeuge eines außerordentlichen Ereignisses werden, nämlich der schattenhaften Gegenwart des Todes. Wenn der Tod zu deiner Linken steht, dann mußt du dir deine Welt mit Hilfe einer Reihe von Entscheidungen schaffen. Es gibt da keine großen oder kleinen Entscheidungen, nur Entscheidungen, die jetzt gefällt werden müssen *(Reise nach Ixtlan)*.

Der Tod steht potentiell immer und unerwartet bevor; wird sich ein Mensch dieser Tatsache ohne Angst und Furcht bewußt, so ist es ihm möglich, auf jede Lebenssituation spontan zu reagieren. Da es offenbar den Anschein hat, daß die geistige Auseinandersetzung mit dem Tod das Entscheidende für die Überwindung der Todesangst ist, liegt der Schwerpunkt dieses Kapitels auf diesem Thema, nämlich wie ein Mensch lernen kann, sich mit dem Faktum seines eigenen Todes auseinanderzusetzen. Von diesem Punkt ausgehend werden wir uns mit Aspekten des Bewußtseins befassen, die es einem Menschen ermöglichen, in der Meditation Phasen des »Nicht-Seins« vorweg zu erleben.

Sozialhistoriker haben darauf hingewiesen, daß die enorm raschen Veränderungen und die daraus resultierende fehlende Kontinuität in den gegenwärtigen Sozialsystemen zu der immer größer werdenden Schwierigkeit der Kultur beitragen, stabile Organisationsprinzipien – besonders im Hinblick auf den Tod – aufrechtzuerhalten. Wesentlich für die Herstellung oder Aufrechterhaltung eines Gefühls der Kontinuität ist ein Glaube an das, was der Yale-Psychiater Robert Jay Lifton als »symbolische Unsterblichkeit« bezeichnet hat. Lifton befragte die Überlebenden großer Katastrophen, wie etwa der Atombombenexplosion von Hiroshima. Wie er in seinem Buch *Living and Dying* beschreibt, ist der Glaube an die symbolische Unsterblichkeit das alles durchdringende Gefühl, daß etwas vom eigenen Wesen nach dem Tod weiterleben wird, sei es in der Form der Früchte der eigenen Arbeit, der eigenen Kinder, eigener künstlerischer Schöpfungen, sei es ungreifbar in Form des eigenen Einflusses auf andere, oder schlicht als Bestandteil des großen Stroms der Natur. Der noch nie dagewesene Grad an Veränderung in unserer modernen Gesellschaft sowie die sehr reale Möglichkeit eines Atomkriegs, der unseren Planeten unbewohnbar machen könnte, haben aber den Glauben an die symbolische Unsterblichkeit in seinen Grundfesten erschüttert. Der Tod ist also in unserer modernen Gesellschaft zu einem noch größeren Schrecken und noch weniger in das Leben integriert worden als jemals in früheren Kulturen der Fall war.

Die westliche Zivilisation hat zwei Wege zur Überwindung der Angst vor dem Tod angeboten. Der erste beruht auf dem Glauben an die Unsterblichkeit oder an das Weiterleben nach dem Tode. Wenn dieser Glaube auch anerkanntermaßen am besten die Angst vor dem Tod nimmt, so ist er doch für viele nicht akzeptabel, weil er auf unüberprüfbaren Annahmen beruht. Diese Lösung für das Problem der Angst des Menschen vor dem Tod wird am deutlichsten in der traditionellen christlichen Glaubenslehre, dort im Gedanken der Erlösung und des ewigen Lebens nach dem Tod, ausgesprochen. Da aber der Tod mit dem Verstand nicht zu begreifen ist, stehen die unüberprüfbaren Annahmen eines solchen Glaubens im direkten Gegensatz zum dominierenden Paradigma unserer modernen, auf die Wissenschaft eingeschworenen Kultur. Ein zweiter Weg ist die existentialistische Anschauung, daß man sich aktiv mit der Endgültigkeit des Todes auseinandersetzen muß. Nach der Existenzialphilosophie braucht der Mensch keine Annahmen über ein hypothetisches Weiterleben nach dem Tode; er konzentriert sich ganz auf den Prozeß des Lebens selber. Wie diese Philosophie behauptet, kann ein Mensch nur dann das

Hier und Jetzt in seiner vollen Bedeutung und mit seinen zahllosen Möglichkeiten erkennen, wenn er mit seinem Bewußtsein die unvermeidliche Tatsache seiner Vernichtung akzeptiert hat. Die Existentialisten geben aber keinerlei konkreten Ratschläge, wie man dieses unvermeidliche Nicht-Sein akzeptieren und sich so die Angst vor seinem Tod nehmen kann. Unsere kulturellen Normen diktieren nicht nur Grenzen in den meisten menschlichen Begegnungen, die von Natur aus sehr viel stärker emotional als rational sind, sondern hindern auch den einzelnen Menschen daran, sich seiner Einstellung zu der irrationalsten aller Tatsachen, dem Ende seines Lebens, bewußt zu werden. Vom Standpunkt vieler orientalischer und auch abendländischer Philosophien scheint unsere Kultur auf einer Überbewertung des Rationalen zu basieren. Zudem wird offenkundig die Selbstkontrolle als etwas höchst Erstrebenswertes hingestellt und durch das bestimmende Prinzip des Individualismus ein stark eingeschränktes Identitätsempfinden gefördert.

Ein Versuch, eine Verbindung zwischen der Einstellung zum Tod, dem subjektiven Erleben allgemein und neurophysiologischen Dimensionen des Bewußtseins herzustellen, stammt von Arthur Deikman, einem Psychiater an der University of California School of Medicine in San Francisco. Deikman hat die Hypothese aufgestellt, daß es zwei Formen menschlichen Daseins gibt, nämlich die aktive und die rezeptive Form, die jeweils bestimmte psychische und biologische Dimensionen besitzen (Deikman, 1971). Nach seiner Theorie hat ein Mensch, der die aktive Daseinsform verwirklicht, folgende Merkmale:

(1) Er strebt danach, die Umwelt nach seinen Vorstellungen zu gestalten. (2) Physiologisch dominieren bei ihm die quergestreifte Muskulatur und das sympathische Nervensystem. (3) Seine Aufmerksamkeit ist stark auf spezielle Dinge eingeengt, im EEG dominieren Betawellen, das Denken ist gegenständlich-logisch, gegenüber anderen wird stärker Distanz gewahrt, formale Merkmale dominieren über konkret-sinnliche Merk-

male, und es besteht eine Vorliebe für Formen und abstrakte Bedeutungen statt für Farben und konkrete Darstellungen. (4) Ein hervortretendes Merkmal ist das Streben nach der Verwirklichung persönlicher Ziele, beispielsweise das Streben nach der Einhaltung einer bestimmten Ernährung, nach Vergeltung und nach Lustgewinn. (5) Denken und Handeln sind auf die Zukunft ausgerichtet.

Im Gegensatz dazu besitzt die rezeptive Daseinsform folgende Merkmale: (1) Es besteht die Neigung, sich maximal auf die Umwelt einzustellen. (2) Physiologisch dominieren die Sinne und das parasympathische Nervensystem. (3) Die Aufmerksamkeit wird diffus verteilt, im EEG dominieren Alphawellen, das Denken hält sich nicht an die Gesetze der Logik, gegenüber anderen wird weniger Distanz gewahrt, und konkret-sinnliche Merkmale dominieren über formale Merkmale. (4) Die rezeptive Daseinsform macht sich am ausgeprägtesten in der Kindheit bemerkbar. Sie wird nach und nach aufgrund der Entwicklung zielstrebigen Handelns durch die aktive Daseinsform ersetzt. (5) Denken und Handeln sind auf das »Hier und Jetzt« ausgerichtet. Von dieser Auffassung her betrachtet macht sich in der Einstellung des westlichen Menschen zum Tod klar seine aktive Daseinsform bemerkbar, oder neurophysiologisch ausgedrückt: der westliche Mensch wird eher von seiner rationalen linken Großhirnhälfte beherrscht, was auf Kosten der Fähigkeiten geht, die verborgen in seiner rechten Großhirnhälfte brachliegen.

Bei den meisten Menschen treten diese Merkmale in der einen oder anderen Kombination auf. Sie zeigen sich je nach den Anforderungen der Situation. Während des Reifeprozesses dominiert häufig die aktive Daseinsform, da sie die Entwicklung von Fähigkeiten zum biologischen Überleben begünstigt. Daraus kann aber eine starke Neigung entstehen, die aktive Daseinsform als diejenige zu betrachten, die das ganze Erwachsenenalter hindurch am meisten geeignet ist. Hat sich jemand das oberste Ziel gesetzt, seine Fähigkeit, die Umwelt nach seinen Vorstellungen zu gestalten, optimal zu entwickeln, dann wird ihn darin die aktive Daseinsform besser unterstützen als die rezeptive Form des Akzeptierens. Eine überstarke Betonung der aktiven Form zusammen mit einem höchst verführerischen kulturellen Mythos, durch den Selbstachtung und materieller Gewinn von der Kultivierung einer solchen Lebenseinstellung abhängig gemacht werden, genügen schon, um eine übermäßige Furcht vor dem Tod, eine »Thanatophobie«, zu erzeugen.

Die Vorherrschaft einer solchen Lebenseinstellung hat weitreichende Folgen. Jede wahrgenommene Beeinträchtigung der eigenen Fähigkeit, die Umwelt nach seinen Vorstellungen zu gestalten, wird ängstlich als Verlust der Selbstkontrolle und Bedrohung der persönlichen Integrität gewertet. In unserer Kultur macht der Tod deutlich, daß die aktive Daseinsform letztlich versagt. Der Tod muß geleugnet werden, denn man kann nicht an ihn denken, ohne von Angst überwältigt zu werden. Die Erfahrung des In-der-Welt-Seins wird von Martin Buber mit dem Begriff »Ich-Es« charakterisiert; diese »Ich-Es«-Beziehung tritt an die Stelle der authentischen »Ich-Du«-Beziehung. Der einzelne Mensch hat das Empfinden, von seiner Umwelt abgesondert und isoliert zu sein. Er nimmt sie als bedrohlich wahr, da sie sich in vielerlei Hinsicht nicht unter Kontrolle bringen läßt. Andrew Weil schreibt in seinem Buch *Das erweiterte Bewußtsein:*

Die grundlegende Unterscheidung, die vom Intellekt gemacht wird, ist die zwischen Ich und Nicht-Ich; die Empfindung des Ichs als verschieden von allem anderen im Universum ist die tiefste Wurzel des Ichbewußtseins. Darüber hinaus ist vom Ich aus betrachtet alles, was Nicht-Ich ist, potentiell bedrohlich, weil es die Macht hat, das ganze Vorstellungsgebäude zu untergraben, das der Intellekt so sorgfältig aufgerichtet hat. Deshalb müssen diejenigen, die noch nicht gelernt haben, das Ichbewußtsein aufzugeben, notwendigerweise das tiefe Gefühl von Isolation erfahren, das einige Philosophen als normale menschliche Lebensbedingungen betrachten. Mit dieser existentiellen Einsamkeit geht die unvermeidliche Überzeugung einher, daß man von einem feindlichen Universum umgeben sei. Alles, was da draußen Nicht-Ich ist, scheint darauf versessen zu sein, die zerbrechliche, isolierte Seifenblase Ich zu zerstören (Weil, 1974, S. 100).

Angesichts einer solchen Lebenseinstellung ist klar, daß die gewaltigste Bedrohung, die aus der nicht kontrollierbaren Außenwelt hervorgeht, der Tod selber ist. Obwohl dieses Empfinden unsere ganze Kultur durchdringt, offenbart sich in ihm eine äußerst begrenzte und unnötig aufgezwungene Sichtweise des menschlichen Bewußtseins.

Ein Konzept, das enge Parallelen zu Deikmans Konzept der aktiven und rezeptiven Daseinsform besitzt, stammt von Kastenbaum und Aisenberg (1972). Sie unterscheiden zwischen zwei verschiedenen Reaktionen auf den Tod.

Einmal wird der Tod als etwas gesehen, was es zu überwinden gilt. Eine solche Reaktion ist wahrscheinlich, wenn folgende Bedingungen erfüllt sind: (1) Der Tod wird als ein von außen kommendes, unvorhergesehenes Ereignis betrachtet. (2) In Erwartung des Todes empfindet man Versagen, Niederlage und Demütigung. (3) Es besteht ein stark entwickeltes Bedürfnis nach Leistung und Unabhängigkeit. (4) Man will den Tod technisch-magisch überwinden, d. h. auf dem Weg über ein soziales oder kosmisches System, das die eigenen Ziele unterstützt. (5) In der Kultur oder Gruppe werden Wertvorstellungen gehegt, wonach es in der Außenwelt vernichtende und bösartige Kräfte gibt, denen man sich mit Macht entgegensetzen muß.

Im Gegensatz dazu wird jemand eine partizipierende Beziehung zum Tod entwickeln, wenn folgende Bedingungen erfüllt sind: (1) Der Tod wird als etwas betrachtet, was man selber in der Hand hat. (2) In Erwartung des Todes empfindet man Ehre, Wiedervereinigung und Erfüllung. (3) Es besteht ein stark entwickeltes Bedürfnis nach Kooperativität, Teilen und Gegenwart anderer Menschen. (4) Technisch-magische Stützen gegen den Tod spielen keine hervorragende Rolle. Zudem sind positiv gewertete soziale Kanäle verfügbar, über die sich der sterbende Mensch Ausdruck verschaffen und sinnvolle Symbole oder Zeichen setzen kann. (5) In der Kultur herrscht das Empfinden einer natürlichen und engen Beziehung mit der Umwelt. Es besteht wohl kein Zweifel, daß in unserer Kultur die Reaktion dominiert, den Tod überwinden zu wollen.

Dies war im Westen nicht immer der Fall gewesen. Die Menschen des 20. Jahrhunderts, besonders die Menschen in der postindustriellen amerikanischen Gesellschaft, unterscheiden sich in ihrer Leugung des Todes von früheren Einstellungen radikal. Der bekannte französische Sozialhistoriker Phillippe Ariès hat diesen Wandel in seinem Buch *Studien zur Geschichte des Todes im Abendland* dargelegt, in dem er anhand einer Analyse der Sitten, der Literatur und der Malerei die wechselnden Einstellungen zum Tod vom frühen Mittelalter bis zur Gegenwart verfolgt. Er zieht den Schluß, daß sich die westlichen Einstellungen von einer Resignation gegenüber dem Tod als einer unvermeidlichen Gegebenheit zu seiner gänzlichen Leugnung und Ablehnung gewandelt haben. Es hat den Anschein, als ob La Rochefoucaulds klassische Bemerkung »Man kann dem Tod ebensowenig ständig ins Auge wie in die Sonne sehen« in dem Bemühen, die tiefgehende Bestürzung bei dem Gedanken an das Verlöschen seines Lebens zu vermeiden, im übertriebenen Maße ernst genommen worden ist. Zweifellos hat der Bedeutungsverlust traditioneller Wertsysteme und Religionen den modernen Menschen dazu genötigt, das Universum als etwas Sinn- und Zweckloses zu sehen, und ihn zu einem Leben verdammt, das oft kaum mehr ist als ein unersättliches Streben nach materiellen Gütern. Aus dieser Sicht ist der Tod für den modernen Menschen etwas, was die Wissenschaft zur Suche nach einem »Elixier der Unsterblichkeit« anspornen sollte. Ein Thanatologe, Herman Feifel, schreibt:

In der Gegenwart des Todes hat die westliche Kultur im Großen und Ganzen zum Versteckspiel geneigt und zu Gruppennormen oder Todesfallstatistiken Zuflucht genommen. Das individuelle Gepräge des Todes wurde durch verlegene Gleichgültigkeit und Institutionalisierung verwischt. Die Schatten, die der Tod wirft, stehen allmählich in keinem Verhältnis mehr zu seiner wahren Natur. Das Nachdenken über den Tod wurde mit dem Tabu belegt, das ehemals für Krankheiten wie die Tuberkulose und den Krebs oder für das Thema Sex galt. Wir sind in ungesundem Ausmaß dazu gezwungen worden, unsere Gedanken und Gefühle, Ängste, ja sogar Hoffnungen in bezug auf den Tod mit uns alleine herumzutragen ... In unseren Gedanken über das

Problem des Todes gibt es tiefgehende Unterschiede. Nach unserer Tradition gilt zweierlei, nämlich, daß der Tod dem Leben des Menschen ein Ende setzt, aber auch, daß der Mensch in irgendeiner Weise nach dem Tod weiterexistiert. Einerseits wird der Tod als eine »Wand« gesehen, als die letzte persönliche Katastrophe ... andererseits gilt er als die »Schwelle« zur Ewigkeit, die ein jeder einmal überschreiten muß (Feifel, 1959).

Unbewußte Befürchtungen und Konflikte können erst dann gelöst werden, wenn man sie erkennt und ausspricht. Ein westlicher Mensch mit solchen unbewußten Problemen befindet sich aber in dem Dilemma, daß die Kultur eine tiefere Auseinandersetzung mit dem Tabu des Todes mit Sanktionen belegt, er sich aber in der mißlichen inneren Situation sieht, mit dem Tod als eine persönliche Erfahrung fertig werden zu müssen. Im Gegensatz dazu haben die Kulturen des Ostens schon lange den Tod als nur einen wesentlichen Punkt im ewigen Kreislauf von Leben, Tod und Wiedergeburt verstanden. Diese Einstellung ist der westlichen Philosophie nicht völlig fremd – man denke an die Mythologie und die Alchemie –, sie wird aber eindeutig nur von einer Minderheit vertreten.

Nichts läßt den Unterschied zwischen der östlichen und der westlichen Einstellung deutlicher werden als ein Vergleich zwischen dem Bild vom gegeißelten und blutenden Christus am Kreuz und dem Bild vom vollkommen abgeklärten Buddha, der friedlich auf seinem Totenbett ruht. Beim Anblick des gekreuzigten Christus stellt man sich den Tod bestenfalls noch als eine – wenn auch qualvolle – Erlösung vom mühsamen Erdendasein vor, beim Anblick des friedlichen Buddha aber fällt einem die Anekdote ein, in der ein Edelmann den Zenmeister Hakuin fragte: »Was widerfährt dem erleuchteten Menschen beim Tode?« Hakuin erwiderte: »Warum fragst du mich das?« »Weil du ein Zenmeister bist!« »Ja, aber kein toter Zenmeister!« Beim Üben einer Form von Meditation ist es möglich, in totenähnliche oder sogenannte »thanatomimetische« Zustände zu geraten, in denen man mit seinen tiefsten Ängsten vor dem Sterben konfrontiert wird und sie durchlebt. In manchen Meditationen können diese Erfahrungen so intensiv werden, daß die meditierende Person unter Umständen einen Zustand jenseits des Ichbewußtseins erreicht und nicht mehr weiß, daß sie eigentlich gar nicht stirbt. Auf diese Weise kann die Angst vor dem Tod noch vor dem tatsächlichen biologischen Tod mit aller Intensität durchlebt werden.

Obwohl die Thanatophobie sowohl in der Theologie als auch in der Philosophie eingehende Betrachtung gefunden hat, kam es erst durch Herman Feifels klassische Arbeit *The Meaning of Death* (1959) dazu, daß psychologische Forscher die Einstellung zum Tod und zum Sterben als bedeutsam für das Verständnis menschlichen Verhaltens erkannten. Einige Jahre später steckte Kastenbaum (1965) die Bereiche ab, die für eine Erforschung der psychischen Verarbeitung des Phänomens Tod fruchtbar sein könnten. Er nannte in diesem Zusammenhang: (1) die lebensgeschichtliche Entwicklung, die der einzelne Mensch in seinen Vorstellungen vom Tod durchmacht; (2) die Frage, inwieweit die Einstellung eines Menschen zum Tod die Prinzipien, die seine Einstellungen allgemein bestimmen, widerspiegelt; (3) die Phänomene der sensorischen Deprivation, der psychosomatischen Krankheiten und andere, die Merkmale enthalten, die mit denen des Sterbevorgangs vergleichbar sind; (4) die thanatomimetischen Phänomene, die den Schwerpunkt dieses Kapitels bilden. In diese vierte Kategorie fallen viele verschiedene Beobachtungen, denen allen gemeinsam ist, daß sie Todeserlebnisse von noch lebenden Organismen sind. So Kastenbaum: »Entsprechendes Material findet sich in der Zoologie, in der Medizin und in anderen Bereichen, doch was die Psyche anbelangt, so gibt es auch hier Hinweise darauf, daß Erfahrungen eines teilweisen bzw. vorübergehenden ›Todes‹ Phänomene sind, die eingehende Betrachtung verdienen... Man denke etwa an Freuds Analyse von Dostojewskis Anfällen, die dem wirklichen Tod vollkommen ähnlich waren«. Schließlich nennt Kastenbaum noch (5) die Beziehungen zwischen psychosozialen Variablen und der Langlebigkeit. Kastenbaum wirft in diesem Zusammenhang den Gedanken auf, daß sich psychische und psychosoziale Faktoren auf Art und Zeitpunkt des Todes eines Menschen auswirken könnten. Diese Überlegungen haben eigentlich schon eine sehr lange Tradition. In den Meditationsschriften finden sich zahlreiche Berichte von Meistern, die den Augenblick ihres Todes mit ihrem Willen herbeiführten. Nicht weit davon entfernt sind Berichte von Anthropologen über Fälle von »Voodootod«, bei dem ein Mensch ohne erkennbare organische Ursache stirbt.

Berücksichtigt man die Untersuchungsergebnisse, die ich in meinem Buch *Die neue Medizin* (Pelletier, 1982) zusammengestellt habe, so ist es durchaus denkbar, daß starker Streß, der durch extreme Angst hervorgerufen wird, zu einem plötzlichen Tod führt. Diese Hypothese, mit der sich Walter B. Cannon (1942) und C. P. Richter (1957) ausführlich befaßt haben, ist erneut von Barbara W. Lex von der Western Michigan University aufgegriffen worden. Lex definiert die neurophysiologischen Mechanismen, die das Phänomen des Voodootods erklären könnten. Nach einem Überblick über die Forschung auf diesem Gebiet kommt sie zu dem Schluß:

> Die Suggestion erfährt in diesem Zusammenhang dadurch die Vollendung, daß derjenige, der den Voodoozauber ausübt, das autonome Nervensystem manipuliert, nämlich weil das Opfer den Sinn der Hexerei kognitiv erfaßt. Die extreme Furcht des Menschen, der auf diese Weise ausgesucht worden ist, kann ebenso tödlich wirken wie eine Dosis Gift (Lex, 1974).

Ihre Beobachtungen sind vergleichbar mit der Beeinträchtigung der neurophysiologischen und immunologischen Reaktionen, auf die wir anläßlich der Besprechung der Ursachen psychosomatischer Erkrankungen in Kapitel 3 eingegangen sind. Solche Hypothesen eröffnen hochinteressante Forschungsbereiche, bei denen vor allem die Frage untersucht wird, welche Rolle der Wille bei der Genesung von einer Krankheit oder Operation bzw. bei der Nicht-Genesung und dem dadurch bedingten Tod spielt. Wenn sich unbeobachtbare Gedankenprozesse in so tiefgehender Weise auf Gesundheit und Krankheit auswirken, dann können genau diese Faktoren auch von großer Bedeutung für das Phänomen sein, daß jemand aktiv seinen eigenen Tod mitbestimmt.

Tod und Bewußtseinsveränderung

Die Einstellung zum Tod hängt letztlich davon ab, welche Überzeugungen und Einstellungen generell ein Mensch besitzt. In diesen subjektiven Bereich fallen auch soziale Prozesse, demographische und Lebensstatus-Variablen sowie Persönlichkeitsmechanismen, die durchaus in einem direkten Zusammenhang mit der Langlebigkeit eines Menschen bzw. der Konfrontation mit seinem Tod stehen könnten. 1967 stellte D. Lester einen umfassenden Überblick über die drei Hauptmethoden zur Bestimmung der Angst vor dem Tod zusammen. Bei der ersten Methode bedient man sich Fragebögen, Interviews und Schätzskalen. Bei der zweiten Methode werden projektive Verfahren wie etwa thematische Apperzeptionstests und Satzergänzungstests (Rhudick und Dibner, 1961) benutzt. An dritter Stelle wären physiologische Methoden zu nennen wie etwa die Messung der psychogalvanischen Hautreaktion auf Worte in einem Assoziationsversuch oder in einem tachistoskopischen Experiment (Alexander und Adlerstein, 1958, 1960). So überprüfte Meissner die Veränderungen der psychogalvanischen Hautreaktion bei 40 römisch-katholischen Seminaristen, denen symbolische Begriffe und Metaphern für den Tod aus der psychoanalytischen Literatur – etwa Reise, Vogel, Verlöschen einer Kerze, über die Brücke gehen – sowie zwei neutrale Worte genannt wurden. Die Todessymbole bewirkten eine stärkere affektive Reaktion, die sich in einer stärkeren Verringerung des Hautwiderstands bemerkbar machte (Meissner, 1958). Bei der Interpretation dieser Ergebnisse meint Lester: »... Die religiöse Überzeugung wirkt sich nicht auf die Intensität der Furcht vor dem Tod aus, sondern konzentriert die Furcht auf die spezifischen Probleme, die jede Religion aufwirft«. Am Ende seines Überblicks zieht Lester den Schluß:

Wie sich feststellen läßt, gibt es zahlreiche widersprüchliche Untersuchungsergebnisse. Dies könnte teilweise darauf zurückzuführen sein, daß mit sehr unterschiedlichen Versuchspersonen gearbeitet wurde, so mit normalen Erwachsenen, Collegestudenten, älteren psychiatrischen Patienten etc. Aus den sorgfältiger geplanten Untersuchungen geht hervor, daß innerhalb einer einzelnen Gruppe demographische Variablen die Einstellungen zum Tod nur geringfügig beeinflussen. Das Alter wirkt sich auf die Einstellung zum Tod offenbar so lange aus, bis die geistige Entwicklung abgeschlossen ist. Ansonsten hat es den Anschein, als ob die Hauptsache Persönlichkeitsfaktoren und Lebenserfahrungen die Furcht vor dem Tod bestimmen (Lester, 1967).

Die Tatsache, daß Persönlichkeitsfaktoren und Lebenserfahrungen wesentliche Bedeutung zukommt, läßt vermuten, daß veränderte Bewußtseinszustände ein Weg sein könnten, wie ein Mensch noch vor der Konfrontation mit seinem wirklichen Tod eine todesähnliche Auflösung seines Ichs erleben könnte.
Eine andere hochinteressante Beobachtung könnte erklären helfen, wieso manche Menschen, die keine Bewußtseinsveränderung durchgemacht haben, unter einer Thanatophobie leiden. Neuere Forschungen stützen die Vorstellung von einem Trieb zur Veränderung des Bewußtseins, der aus dem angeborenen neurophysiologischen Appetit des Gehirns auf neue Reize hervorgeht (Maddi, 1968). Gegen diesen Trieb gerichtet sind soziale Sanktionen gegen Erfahrungen, die aus der Sicht eines »normalen« Ichbewußtseins regressiv oder pathologisch sind (Pelletier und Garfield, 1976). Solche Sanktionen erfolgen schon in einem sehr frühen Alter. Kinder werden dazu angehalten, Erlebnisse in veränderten Bewußtseinszuständen, wie sie etwa durch das Drehen im Kreis oder das Hyperventilieren hervorgerufen werden, aus ihrer Erinnerung zu verdrängen. Ebenso lernen sie von den Älteren, nicht über den Tod zu sprechen. Welche Verbindung zwischen den von der Kultur mit Sanktionen belegten Bewußtseinsveränderungen und einer positiven, der Möglichkeit des Todes sich nicht verschließenden Einstellung bestehen könnte, wird von Kastenbaum und Aisenberg erklärt, die allen veränderten Bewußtseinszuständen eine beabsichtigte Ähnlichkeit mit dem Tod zuschreiben.

Nach ihrer Theorie gilt: »Jeder Zustand, der Ähnlichkeit mit dem Tod besitzt, kann als symbolischer Tod oder Todesersatz benutzt werden« (Kastenbaum und Aisenberg, 1972). All dies führt zu der Hypothese, daß eine generelle Einstellung, die sich dem Phänomen des Todes nicht so verschließt – eine Einstellung, die man sich zum Teil durch verschiedene, den Tod »vorwegnehmende« Bewußtseinsveränderungen aneignen kann – die kulturell bedingte und durch ein übermäßiges Dominieren der aktiven Daseinsform verfestigte Angst vor dem Tod abschwächen würde. Was in der Tat am meisten Angst macht, ist das Gefühl der Hilflosigkeit, das ein Mensch empfindet, während er seinem Tod entgegensieht. Von daher gesehen kann die in den westlichen Kulturen bestehende Furcht vor dem Tod sehr wohl durch den Mangel an Erfahrungen des Ichverlusts und das Fehlen von Ritualen oder Durchgangsriten, die die psychische Belastung durch einen unmittelbar bevorstehenden Tod tragen helfen, geschaffen worden sein.

Vor einigen Jahren gab Walter B. Cannon eine eindrucksvolle Beschreibung der verheerenden Auswirkungen des Mangels an sozialer Unterstützung auf die Art und Weise, wie ein Mensch den Tod erlebt:

Als erstes ziehen sich die anderen zurück; alle Leute, die mit ihm verwandt sind, entziehen ihm ihre bleibende Unterstützung. Das bedeutet, daß alle seine Stammesgenossen – jeder, den er kennt – ihre Einstellung zu ihm vollkommen ändern und ihn mit anderen Augen sehen. Er wird nun als jemand betrachtet, der dem Bereich des Heiligen und des Tabuisierten näher steht als der alltäglichen Welt der Stammesgemeinschaft. Die Organisation seines sozialen Lebens ist zusammengebrochen; er ist nicht mehr Mitglied einer Gruppe, sondern allein und isoliert. Der todgeweihte Mensch befindet sich in einer Situation, aus der er nur durch seinen Tod flüchten kann. Während der Todeskrankheit, die dann folgt, macht die Gruppe alle ihre Einflüsse und alle Möglichkeiten ihrer Organisation geltend und setzt zahllose Reize, die dem Opfer, das sehr suggestibel ist, den Tod als etwas Positives hinstellen sollen. Zusätzlich zum sozialen Druck macht das Opfer selber in der Regel keine Anstrengungen, weiterzuleben und Teil seiner Gruppe zu bleiben, ja durch die vielen Suggestionen, denen es sich ausgesetzt sieht, hilft es eigentlich sogar mit, sich vom Leben zurückzuziehen. Er wird das, was der Einstellung seiner Stammesgenossen entspricht. Auf diese Weise wirkt er an so etwas wie seinem Selbstmord mit (Cannon, 1942).

Diese sorgfältige Beschreibung der Situation eines Menschen kurz vor seinem Tod entspricht so ziemlich dem, was ein todkranker Patient in westlichen Kulturen des 20. Jahrhunderts mitmacht, während er zu Hause oder im Krankenhaus liegt. Erstaunlicherweise beginnt der oben zitierte Textabschnitt eigentlich mit den Worten: »Die soziale Gruppe setzt zwei bestimmte Dinge in Bewegung, damit die schwarze Magie bei den Opfern der Hexerei wirksam wird«. In diesem Abschnitt beschrieb Cannon gerade die verheerenden Auswirkungen der sozialen Isolation während des Voodoorituals einer primitiven Kultur. Es mutet aber wie Ironie an, wenn man feststellen muß, daß die Isolation eines todgeweihten Patienten bemerkenswerte Ähnlichkeit mit dem bewußten Versuch eines primitiven Stammes hat, eines seiner Mitglieder zu töten. Es besteht kaum Notwendigkeit, auf die Furcht vor dem Tod einzugehen, wenn die anderen Mitglieder der Gesellschaft unbewußt – oder bewußt – den Prozeß des Sterbens beschleunigen. Das Akzeptieren des Todes muß vermieden werden – nicht um des sterbenden Menschen willen, sondern um der Gesellschaft und der dem Sterbenden nahestehenden Menschen willen. Nach Phillippe Ariès vollzog sich der Wandel zur Leugnung des Todes in beschleunigtem Ausmaß zwischen 1930 und 1950, als der Ort des Sterbens immer häufiger von Haus und Familie weg in das Krankenhaus verlegt wurde, in dem Ärzte einen heroischen Kampf gegen den Tod führten. All die unerträglich starken Emotionen, die durch den Vorgang des Sterbens ausgelöst wurden, störten empfindlich die moderne Phantasie, daß das Leben angeblich immer glücklich ist – oder es zumindest nach außen hin sein sollte. Der Tod in einer Institution eignet sich nicht für rituelle Zeremonien. In der Mehrzahl der Fälle hat der sterbende Mensch schon einige Zeit vor seinem Tod das Bewußtsein verloren und ist auch schon lange von seiner Familie getrennt. Cannons Beschreibung von Voodooriten ist eigentlich eine Anklage gegen das Sterben in modernen, postindustriellen Gesellschaften des Westens, auch wenn es ihm selber vermutlich nicht in erster Linie um eine solche Anklage ging, als er das Wirken einer primitiven Kultur beobachtete.

Die Furcht vor der Isolation zusammen mit der Hilflosigkeit in der Erwartung des eigenen Todes ist das unvorstellbare Ereignis am Ende des Lebens. Sicherlich besteht kein Zweifel darüber, daß der Tod die Widersprüchlichste und Unlogischste aller menschlichen Erfahrungen ist. Man kann sich diesem Phänomen unmöglich auf rein logische Weise nähern. 1969 wies Guthrie auf vier Widersprüche hin, die der Angst vor dem Tod zugrundeliegen. Erstens ist der Tod zwar ein unvermeidliches, jedem Menschen widerfahrendes Ereignis, an dem man nichts ändern kann, er läßt sich aber nicht auf den Rang eines üblichen, alltäglichen Ereignisses verweisen. Zweitens wissen wir zwar rein intellektuell, daß wir eines Tages sterben werden, wir können es uns aber nicht anschaulich vorstellen und haben deshalb große Schwierigkeiten, es zu glauben. Drittens ist der Tod sowohl ein biologisches als auch ein geistiges Phänomen. Viertens – und dies ist das Wichtigste – ist der Tod zwar der Endpunkt unseres Lebens, aber er ist nicht einfach ein isoliertes Ereignis am Lebensende, da seine Realität unsere ganze Existenz durchdringt. Der Umstand, daß man in den westlichen Kulturen vor einer Auseinandersetzung mit diesen Widersprüchen zurückscheute und sie weitgehend leugnete, ist teilweise auf die Unfähigkeit gegenwärtiger Religionen und Philosophien zurückzuführen, sich dem Thema Sterben in zufriedenstellender Weise zuzuwenden. Dieses Versagen von Religion und Philosophie wiederum hat zumindest teilweise seine Ursache im Fehlen jener todesähnlichen Erlebnisse, die den Kern aller kulturell fest verankerten Todesrituale ausmachen. Diese Erlebnisgrundlage stellt die Tatsache der individuellen Vernichtung in den Zusammenhang eines Wissens, wie es sich im Ägyptischen und im Tibetanischen Totenbuch findet.

Im direkten Gegensatz dazu haben die Überzeugungssysteme westlicher Kulturen diese Riten des Übergangs vom Leben zum Tod nur vage definiert.

Da in unserer Kultur Rationalität im Übermaß großgeschrieben wird, ist nach dem gegenwärtigen Mythos der ideale Mensch jemand, der sich voll bewußt mit seinem Willen und seiner Vernunft unter Kontrolle hat. In Anbetracht einer solchen Verherrlichung der Selbstkontrolle muß jeder Zustand oder jede Situation, der oder die mit einem Kontrollverlust einhergeht, bedrohlich wirken und extreme Angst hervorrufen. Die starke Ambivalenz der Gesellschaft gegenüber dem gesamten Bereich der Bewußtseinsveränderungen, wie sie sich etwa durch Meditation, durch psychedelische Drogen oder durch spontane mystische Erlebnisse einstellen, stammt von der – der Kultur dienlichen – Furcht vor einer Einbuße an Rationalität und Selbstkontrolle. Im Gegensatz zu den östlichen Kulturen, in denen der Tod akzeptiert wird, bietet die westliche Zivilisation nur selten akzeptable Bewußtseinsveränderungen. Wenn daher ein westlicher Mensch mit der Realität seines eigenen Todes und auf diese Weise mit dem absoluten Verlust von Kontrolle und Rationalität konfrontiert wird, besitzt er in seinem Inneren keinen Halt. Er empfindet sich als abhängig und unzulänglich. »In einem gewissen Sinn ist das Ich nicht mehr Meister seines eigenen Schicksals und auch nicht mehr Herr des Selbst« (Grotjahn, 1960).

Es sei ganz besonders hervorgehoben, daß die Furcht vor der Auflösung des Ich ein kulturell relatives Phänomen ist (Pelletier und Garfield, 1976). Die Auflösung des Ich – für den westlichen Menschen mit Bann belegt – ist genau der Zustand, der nach den östlichen Religionen angestrebt werden sollte. In der Tat kommt Freuds Beschreibung des Thanatos oder Todestriebs den östlichen Darstellungen der höchsten Bewußtseinszustände wie Satori und Nirwana ziemlich nahe. Eine gute Beschreibung des Thanatos ist die folgende:

Schließlich gibt es eine Furcht vor Instinkten in uns, die uns immer dazu drängen, uns von der Realität der Außenwelt zurückzuziehen und uns in eine Urwelt der Phantasie und Wonne zu begeben. Unser ganzes Leben hindurch kämpft unser Ich gegen diesen Drang nach einer ewigen Urform der Existenz. Freud nannte diesen Drang Thanatos – Todestrieb. Unabhängig von theoretischen Vorstellungen hat es den Anschein, als ob der sterbende Mensch zu einem Zustand des Eins-Seins mit der Welt zurückzukehren beginnt, zu einem Zustand der Hilflosigkeit und zeitlosen Existenz, in der die eigene Person (das Ich) und die Person des anderen (die Außenwelt) nicht mehr voneinander getrennt sind. An diesem Punkt nähert man sich schnell dem Zustand, in dem man sich dem Prozeß des Verzichts auf das Leben ergibt und zu einer Einheit mit der Erde zurückkehrt, aus der wir entsprungen sind (Pattison, 1967).

Je nach den individuellen Einstellungen, Überzeugungen und Ansichten vom Tod kann man diese Erfahrung entweder fürchten oder annehmen. Die Sache ist die, daß man die Wahl hat. Die quälende Angst vor dem Tod ist weder für den Sterbenden selber noch für seine Familie etwas Unabwendbares.

Berichte über Sterbeerlebnisse

Die eindrucksvollsten Beweise dafür, daß der Tod nicht unvermeidlich etwas Schreckliches ist, sind Berichte von Menschen, die glaubten, unmittelbar vor ihrem Tod zu stehen. Ihre Angaben stimmen in bestimmten wesentlichen Punkten überein und sollen nun unsere Aufmerksamkeit auf den Tod selber richten statt auf die unmenschliche Behandlung, die man gegenüber todgeweihten Menschen an den Tag legt.
Vor kurzem analysierten Russell Noyes, Jr., ein Psychiater, und Roy Kletti, ein klinischer Psychologe – beide tätig am College of Medicine der Universität von Iowa – 114 Sterbeerlebnisse von 104 Personen. Diese Personen waren zum Zeitpunkt dieses Erlebnisses im Schnitt 24 Jahre alt. Es handelte sich durchweg um normale Erwachsene, die plötzlich mit der Möglichkeit ihres unmittelbar bevorstehenden Todes konfrontiert wurden. Die Ergebnisse dieser Untersuchungen hatten Ähnlichkeit mit Ergebnissen früherer Untersuchungen zum

Thema Depersonalisation, insofern nämlich als in 64% der Ereignisse die betreffenden Personen eine Art Unbeschwertheit empfanden. 50% der Personen gaben an, nichts empfunden zu haben, während 23% so etwas wie ein freudiges Gefühl verspürten. Zwar meinte ein Drittel der Personen, daß sich ihr Erlebnis nur schwer beschreiben ließe, doch hatten viele lebhafte und sehr detaillierte Erinnerungen. Am häufigsten – von 75% der Personen – wurde von einer Veränderung des Bewußtseins berichtet, in dem sich die äußeren Ereignisse wie in einem Film, der im Zeitlupentempo abläuft, verlangsamten. 68% erlebten eine Beschleunigung ihrer Denkvorgänge und waren äußerst erstaunt über die Menge an Bildern, die ihnen innerhalb weniger Sekunden oder in noch kürzerer Zeit durch den Kopf schossen. Ein 24jähriger Bergsteiger, der nahezu 700 Meter abstürzte, erinnerte sich: »Meine Gedanken fingen an zu rasen, die Zeit verlief langsamer ... Der Tod kam mir als etwas Schönes vor«. Eine 21jährige Frau, deren Auto auf einen Brückenpfeiler zu schleuderte, berichtete: »Ich geriet in einen ruhigen, traumähnlichen Zustand, der von einem Gefühl begleitet war, mit allem im Frieden zu sein. Es war ganz so, als ob man in einem Kino sitzt und das Geschehen auf der Leinwand beobachtet«. Ein Arzt, der knapp dem Tod durch Ertrinken entging, erzählte: »Als ich erkannte, daß ich mich nicht mehr selber retten konnte, überkam mich ein unbeschreibliches Gefühl der Ruhe und Gelöstheit, das ich oft furchtbar gern wiedererlebt hätte«. In allen Fällen traten angenehme Reaktionen auf den unmittelbar bevorstehenden Tod auf, wenn sich die betreffende Person mit dem Sterben abgefunden hatte. Hingegen stellte sich häufiger Zorn ein, wenn man sich während der ganzen Gefahrensituation hartnäckig um Rettung bemühte. Die Forscher Noyes und Kletti zogen den Schluß:

> Man kann sich heute mit der Tatsache trösten, daß im Fall einer plötzlichen Konfrontation mit dem Sterben Dinge in einem wach werden, die einem bei der Bewältigung der Todesangst helfen. In einem solchen dringlichen Augenblick findet man die Kraft, um sich

zu retten; schlagen die Rettungsversuche aber fehl, dann ist man in der Lage, dem Ende seines Lebens mit Ruhe, ja sogar mit einer akzeptierenden Haltung entgegenzusehen (Noyes und Kletti, 1976).

Die folgende Äußerung stammt von einer anderen Quelle: »Das Sich-Gehen-Lassen, das Nachgeben, das Aufgeben des Strebens nach der Erhaltung von Objektbeziehungen und das Akzeptieren der Passivität ist an sich ein wonniger oder angenehmer Zustand« (Hunter, 1967). Dies sind nicht die Worte eines östlichen oder westlichen Mystikers, sondern die eines amerikanischen Psychiaters, der versuchte, die Sterbeerlebnisse eines Patienten mittleren Alters zu interpretieren. Aus den Berichten von Menschen, die sich plötzlich mit ihrem Tod konfrontiert sahen, zieht Noyes den Schluß, daß es im allgemeinen drei Phasen gibt, die Menschen in einer solchen Situation durchlaufen. Die erste Phase ist gekennzeichnet durch Auflehnung, der das Erkennen der Gefahr, Furcht, Kampf und schließlich das Akzeptieren des Todes folgen. In der zweiten Phase ziehen in rasch wechselnder Folge Bilder und Szenen aus dem ganzen Leben vor dem geistigen Auge vorüber. An dritter Stelle schließlich kommt es zu einem transzendentalen Erleben, zu einer Art mystischen Bewußtseins oder Ekstase und zu Erlebnissen der geistigen Wiedergeburt. Reaktionen wie diese, die häufig berichtet werden, stützen die Annahme, daß die Furcht vor dem Tod viel eher die Furcht vor dem, was dem Tod vorausgeht – insbesondere vor Schmerzen –, sein dürfte als die Furcht vor dem Ereignis des Todes selber.

Ausgehend von einer etwas anderen Perspektive hat ein Psychiater an der University of California School of Medicine in San Francisco, David H. Rosen, intensive Studien an Personen betrieben, die einen Sprung von der Golden Gate-Brücke oder der Brücke zwischen San Francisco und Oakland Bay überlebt hatten. Nach Rosen gab es in seinen Ergebnissen eine große Überraschung: Alle Überlebenden berichteten übereinstimmend, daß sie ruhige und friedliche Erlebnisse gehabt hätten. »Alle befanden sich in einem transzendentalen

Zustand und hatten Erlebnisse der geistigen Wiedergeburt« (Rosen, 1975). Sieben Überlebende machten nicht die von Noyes beschriebenen Phasen der Auflehnung und des Lebensrückblicks durch. Dies kann aber darauf zurückzuführen sein, daß jemand, der seinen Tod geplant hat, sehr wahrscheinlich seinen inneren Wiederstand überwunden hat und sich vielleicht sogar gegen einen Rückblick über sein Leben sperrt. Alle aber, die ihren Selbstmordversuch überlebten, machten die Phase des transzendentalen Erlebens durch. Rosen faßt die Interviews wie folgt zusammen:

Die meisten erinnerten sich an ein Gefühl der Unterwerfung oder Ergebung, so als ob sie von Gott oder einer höheren Macht geführt worden wären. Sie beschrichteten von Gefühlen der extremen Ruhe und des Friedens oder von Ekstase. Sie hatten alle eine einzigartige Erfahrung durchgemacht ... Die meisten der Überlebenden gerieten während und nach ihrem Sprung in mystische Bewußtseinszustände, die dadurch charakterisiert waren, daß das herkömmliche Zeit-, Raum- und Selbstgefühl verlorengegangen war. Sie empfanden auch so etwas wie Eins-Sein oder eine Einheit mit anderen Menschen im gesamten Universum (Rosen, 1975).

Alle sechs Personen die den Sprung von der Golden Gate-Brücke überlebt hatten, sowie eine Person, die den Sprung von der Brücke zwischen San Francisco und Oakland Bay überlebt hatte, begrüßten die Einrichtung eines Selbstmordschutzes an den Brücken. Nach der Ansicht Rosens ist die Erfahrung des Ich-Todes und die nachfolgende geistige Wiedergeburt vielleicht der Hauptgrund dafür, weshalb die Überlebenden eine solche Vorrichtung befürworteten. Dies stimmt mit der Beobachtung von Stanislav Grof überein, der geschrieben hatte: »Nach ihrem Ich-Tod sieht die betreffende Person die menschliche Existenz in einem weiteren geistigen Rahmen. Unabhängig von der Art der persönlichen Probleme erscheint ihr der Selbstmord nicht mehr als eine Lösung« (Grof, 1973). Grofs Äußerung läßt die Vermutung zu, daß tiefgehende mystische Erfahrungen manchmal gerade bei den Personen, die sich um sie bemüht haben, die Reaktion hervorrufen, sich von ihnen fernzuhalten. Jemand kann Maßnahmen treffen, die eine Wiederholung einer solchen Erfahrung bei sich verhindert sollen, und wird anderen vielleicht den Rat geben, zu der Bewußtseinsveränderung, die er unmittelbar erfahren hat, über Zwischenschritte zu gelangen. Er kann im extremen Fall auch der Ansicht sein, daß niemand eine solche Erfahrung durchmachen sollte. Dies scheint auf die Überlebenden in der Untersuchung von Rosen zuzutreffen, ebenso wie es auch für jemand gelten kann, der durch Drogen oder Meditation eine intensive Bewußtseinsveränderung erlebt hat und nun andere davor warnt, es ihm gleich zu tun.

Die Erlebnisse, über die Personen berichten, die sich unmittelbar vor ihrem Tod wähnten, haben erstaunliche Ähnlichkeit mit den Erlebnissen, die sich nach den eloquenten Schilderungen von Meditationsmeistern in ihren veränderten Bewußtseinszuständen einstellen. Es ist verlockend, Überlegungen über die möglichen psychothanatologischen Begleiterscheinungen solcher Bewußtseinsveränderungen anzustellen, durch die ein Mensch dahin kommt, Zustände des Ich-Verlusts zu akzeptieren. Wenn die Furcht vor der Auslöschung des Ich, also die Furcht vor dem Nicht-Sein, als die grundlegende Furcht vor dem Tod betrachtet werden kann, dann erhalten die Erfahrungen des Ich-Verlusts, die nach Beschreibungen den Bewußtseinsveränderungen vorausgehen, zusätzliche Bedeutung in Form von Erfahrungen todesähnlicher Zustände. Die klinische Arbeit von Stanislav Grof (1972) bietet außerordentliche Einblicke in solche Erfahrungen der Auflösung des Ich, die sich unter dem Einfluß von LSD einstellen. Die LSD-Psychotherapie vermittelte seinen Klienten eine Erlebnisgrundlage, von der aus sie teilweise Einsichten in die Natur des Todes gewannen, und befriedigte auch jenen angeborenen Trieb, verschiedene Bewußtseinszustände zu erfahren. Aus Grofs Arbeit geht hervor, daß Personen mit ausgedehnten Bewußtseinsveränderungen der verschiedensten Art einen Weg gefunden haben dürften, sich mit ihrem Nicht-Sein auseinanderzusetzen, ohne dafür auf Dauer ihr Sein zu opfern.

Diese Verbindungen zwischen todesähnlichen Bewußtseinszuständen und der menschlichen Konfrontation mit dem Gespenst des Todes weisen auf eine Möglichkeit hin, die übermäßige Angst vor dem Tod in westlichen Kulturen schwinden zu lassen. Eine andere Unterscheidung zwischen der aktiven und rezeptiven Daseinsform nach Deikman läßt sich mit den von Andrew Weil geprägten Begriffen des »straighten Denkens« und des »angetörnten Denkens« vornehmen. Das straighte Denken ist charakterisiert durch Vernunft und strenge Logik, das angetörnte Denken hingegen durch Intuition und ganzheitliche Wahrnehmung. Weil schreibt:

Zumindest will es so scheinen, daß veränderte Zustände des Bewußtseins ein großes Potential für eine außerordentlich positive psychische Entwicklung in sich bergen. Sie scheinen Wege zu einem effektiveren und vollkommeneren Gebrauch des Nervensystems zu sein, zur Entwicklung schöpferischer und intellektueller Fähigkeiten und zur Erlangung bestimmter Stufen, die von allen, die sie erfahren, als erhebend empfunden werden. Es liegt also viel Folgerichtiges darin, daß wir mit einem Verlangen nach Experimenten geboren werden, unsere Wahrnehmungen auf andere Weisen zu erleben ... Es ist wahr, daß (dieses Verlangen) den Organismus gewissen Risiken aussetzt, es kann aber schließlich psychische Überlegenheit verleihen. Der Versuch, seine Ausdrucksformen in Individuen und in der Gesellschaft zu bekämpfen, kann die Menschen seelisch verkrüppeln und den evolutionären Selbstmord der Spezies bedeuten (Weil, 1974, S. 32).

Vielleicht bedeutet es den entscheidenden Schritt für eine erneute Akzeptierung des Todes in der westlichen Zivilisation, wenn es den Menschen erlaubt wird, sich in veränderte Bewußtseinszustände zu begeben und die Erlebnisse in diesen Zuständen in die bestehende Kultur zu integrieren.

Sowie moderne Durchgangsriten aufkommen, ist es ungeheuer wichtig, daß sie im weitesten Sinn des Wortes humanistisch sind, d. h. sich auf den Körper, das Bewußtsein und den Geist eines jeden Menschen beziehen. Wir hoffen, daß uns ein Regiment von Spezialisten für den Tod, also eine weitere Zersplitterung eines ohnehin schon übermäßig spezialisierten Gesundheitswesens, erspart bleibt. Phantasiearme Techniker, die Drogen oder Meditation als geistlose Linderungsmittel, deren Wirkung sie selber nicht verstehen, einsetzen, würden eher abschreckend statt im Sinne ihrer Maßnahmen wirken. Forscher und Kliniker täten gut daran, sich auf das reiche humanistische Erbe an Einsichten in das Wesen des Todes und an Todesritualen zu besinnen, das sogar in unserer modernen Kultur existiert. In diesem Zusammenhang wäre neben vielen anderen das feinfühlig geschriebene und viele Einsichten enthaltende Buch *Ich hörte die Eule, sie rief meinen Namen* von Margaret Craven zu nennen. Allem voran muß man sich dessen bewußt sein, daß sich der Tod nicht für das Intellektualisieren eignet. Er ist eine menschliche Erfahrung, die sich mit dem Verstand nicht weiter analysieren läßt.

Der symbolische Tod

Die Mythologie, die traditionelle Vermittlerin von kollektiven Werten, enthält die grundlegendsten Antworten der Psyche auf die sich ewig wiederholenden Bedürfnisse und Sehnsüchte des Menschen. Die elementaren Kräfte in der Entwicklung des Menschen, die wohlwollenden und die böswilligen Antriebe, die seine geistigen Abenteuer begleitet haben, und die Hoffnungen, die ihn beflügelten – sie alle finden sich im Mythos wieder. Schon immer und überall erscheinen in der Mythologie der Tod und die Furcht vor dem Tod als Elemente der Psyche. Am häufigsten wird der Tod nicht als endgültige Vernichtung dargestellt, sondern als ein Ereignis in einem Kreislauf von Tod und Wiedergeburt oder als die Bedingung, die notwendig ist, um in einer Erfahrung der Auferstehung zu einer transzendentalen Form des Seins zu gelangen. Dieses Thema des symbolischen Todes, auf den eine Wiedergeburt erfolgt, findet sich besonders häufig in mythologischen, religiösen und alchemistischen Vorstellungen. Es ist eine archetypische Widerspiegelung des »Stirb und werde«, das die gesamte Natur und das Leben selber bestimmt.

Der vielleicht wichtigste Mythos im Zusammenhang mit der Thanatologie ist der Heldenmythos, in dem der ewige Kreislauf von Leben, Tod und Wiedergeburt herausgestellt wird. Joseph Campbell, der sich mit diesem Mythos eingehend befaßte, gibt die folgende Schilderung der Reise des Helden:

Der Mythenheld, der von der Hütte oder dem Schloß seines Alltags sich aufmacht, wird zur Schwelle der Abenteuerfahrt gelockt oder getragen, oder er begibt sich freiwillig dorthin. Dort trifft er auf ein Schattenwesen, das den Übergang bewacht. Der Held kann diese Macht besiegen oder beschwichtigen und lebendig ins Königreich der Finsternis eingehen (Bruderkampf, Kampf mit dem Drachen; Opfer, Zauber) oder vom Gegner erschlagen werden und als Toter hinabsteigen (Zerstückelung, Kreuzigung). Dann, jenseits der Schwelle, durchmißt der Held eine Welt fremdartiger und doch seltsam vertrauter Kräfte, von denen einige ihn gefährlich bedrohen (Prüfungen), andere ihm magische Hilfe leisten (Helfer). Wenn er am Nadir des mythischen Zirkels angekommen ist, hat er ein höchstes Gottesgericht zu bestehen und erhält seine Belohnung. Der Triumph kann sich darstellen als sexuelle Vereinigung mit der göttlichen Weltmutter (heilige Hochzeit), seine Anerkennung durch den Schöpfervater (Versöhnung mit dem Vater), Vergöttlichung des Helden selbst (Apotheose) oder aber, wenn die Mächte ihm feindlich geblieben sind, der Raub des Segens, den zu holen er gekommen war (Brautraub, Feuerraub); seinem Wesen nach ist er eine Ausweitung des Bewußtseins und damit des Seins (Erleuchtung, Verwandlung, Freiheit). Die Schlußarbeit ist die Rückkehr. Wenn die Mächte den Helden gesegnet haben, macht er sich nun unter ihrem Schutz auf (Sendung); wenn nicht, flieht er und wird verfolgt (Flucht in Verwandlungen, Flucht mit Hindernissen). An der Schwelle der Rückkehr müssen die transzendenten Kräfte zurückbleiben; der Held steigt aus dem Reich des Schreckens wieder empor (Rückkehr, Auferstehung). Der Segen, den er bringt, wird der Welt zum Heil (Elixier) (Campbell, 1978, S. 237–238).

Das also ist die Reise eines jeden Menschen, der sich auf die Suche nach dem Sinn des Lebens begibt und dieses so genau wie möglich kennenlernen will. Auf dieser Suche wird dem Menschen auch sein Tod widerfahren – nicht im metaphorischen, sondern im tatsächlichen Sinn. Wenn man das Leben begreifen will, muß man auch den Tod begreifen. Während einer innerlichen Reise, die durch Meditation erleichtert wird, kann man in einen Bewußtseinszustand geraten, in dem das eigene Ich nicht mehr existiert. Die Erfahrung des Ich muß im wahrsten Sinne des Wortes sterben, da jede andere Erfahrung als die reine Erfahrung einen Bruch im Bewußtsein, nämlich die Trennung zwischen Beobachter und Beobachtetem, erforderlich macht, und dieser Bruch läßt die Erfahrung um weitaus mehr als die Hälfte schwinden. Dies sind nicht metaphorische Abstraktionen, sondern Erfahrungen von größerer Realität als solche im Rahmen irgendeiner gewöhnlichen Alltagsbeschäftigung.

Im ganzen *Tibetanischen Totenbuch,* einem Text des Mahayana-Buddhismus aus dem 8. Jahrhundert, gibt es zahlreiche Passagen, in denen eine Synthese zwischen symbolischen und biologischen Todes- und Wiedergeburtsereignissen erfolgt. Dieser Text gibt Anweisungen für einen sterbenden Menschen, wie er sich gegenüber den Erfahrungen verhalten soll, denen er begegnet, nachdem seine Seele seinen Körper verlassen hat. Er sagt ihm, wie er sich auf der »Bardo«-Stufe verhalten soll, dem Bereich zwischen seinem bisherigen und seinem nächsten Leben. Seine Reaktionen auf die Situationen, in die er auf dieser Stufe gerät, werden bestimmen, ob seine Seele auf der Erde oder in einer der himmlischen oder höllischen Welten wiedergeboren wird. Auf diese Weise nimmt er aktiv an seinem eigenen Tod teil, sozusagen als Richter über sein weiteres Schicksal. Aus psychologischer Sicht haben wir es hier mit einem außerordentlich differenzierten und wohldurchdachten Konzept zu tun. In einem Stadium seiner Reise durch die Bardos wird der sterbende Mensch den »zornigen Gottheiten« begegnen, die ihm als furchterregende Dämonen der Lust, des Zorns und des Hasses erscheinen. In dieser Situation erhält er die Anweisung, das, was er sieht – und sei es auch noch so beängstigend – als eigene Gedankenformen zu erkennen. Ist er in der Lage, seine Furcht zu überwinden und zu diesem Grad von Einsicht zu gelangen, dann wird er aus der Gewalt der Dämonen befreit, ihre Formen verschwinden und sein Weg ist frei bis zur nächsten Prüfung. Das bedeutet, daß ein Mensch vom Einfluß scheinbar äußerer Dämonen loskommt, sobald er sich dessen bewußt wird, daß sie nichts anderes sind als Widerspiegelungen unerkannter und bedrohlicher Kräfte im unbewußten Bereich seiner eigenen Psyche. Das ist die Aufgabe der Reise des Helden bei seiner Vorbereitung auf den Tod.

In der Hindumythologie gibt es treffende Symbole für das gleiche intrapsychische Phänomen des Kreislaufs von Tod und Wiedergeburt, der als eine Folge zeitloser Ereignisse ohne absehbares Ende dargestellt wird. Es handelt sich hierbei um den Tanz des Gottes Schiwa. Nach dem Hindumythos ist der Gott Schiwa der Zerstörer, der Gott des Todes, der als Übergang in ein neues Leben und nicht als endgültige Vernichtung gilt. Auf diese Weise steht Schiwa für eine elementare Energieform des Universums, die in einem endlosen Kreislauf Formen zerstört und neu schafft. Der ewige Tanz Schiwas repräsentiert »die Befreiung der Seelen aus den Schlingen der Illusion«; der Ort, an dem der Tanz stattfindet, das Zentrum des Universums, ist »innerhalb des Herzens« (Coomaraswami, 1957). Nach der Hindumythologie entsteht das Universum mit der Geburt des Brahma im Mittelpunkt einer tausendblättrigen Lotosblume. Die Weiterentwicklung des Universums – so die Rig Veda – vollzieht sich von einem Kern oder zentralen Punkt aus, von dem aus sich die Schöpfung ausbreitet. Die Schöpfung erfolgt innerhalb einer kosmischen Zeiteinheit, die »Kalpa« oder Tag des Brahma des Schöpfers genannt wird. Wenn der Brahma das hundertste Lebensjahr erreicht, dann löst sich das ganze Universum zusammen mit dem Brahma in einer kosmischen Katastrophe auf. Nach einem hundert Jahre währenden Chaos wird ein neuer Brahma geboren. Auf diese Weise bekräftigt der Mythos eine zeitlose Wiedererneuerung.

Was die westlichen Kulturen anbelangt, so findet sich in den Lehren der Alchemie ein Gegenstück zu diesem Prozeß der Wiedererneuerung, nämlich in der Umwandlung unedler

Metalle in Gold und Silber mit der Kraft des Steins der Weisen. Die Alchemisten des Mittelalter projizierten in Form dieser Metalle den Menschen in den verschiedenen Stadien seiner geistigen Entwicklung. Das Gold, das wertvollste unter den Metallen, war für die Alchemisten das Symbol der erneuerten Menschen und wurde als »Edelmetall« bezeichnet. Für die Umwandlung der unedlen Metalle war ein Reifeprozeß nötig. Der erste Schritt in diesem Prozeß bestand darin, die Metalle auf ihre »prima materia« zu reduzieren. Aus intrapsychischer Perspektive besitzt die Reduktion der Metalle auf ihre Ursubstanz Parallelen mit dem Eintauchen des Bewußtseins in das Unbewußte (Edinger, 1972). Auf diese Weise ist der alchemistische Prozeß ein Prozeß der Reinigung durch Fäulnis, d. h. die Metalle müssen absterben, bevor sie wiedererweckt und wirklich leben können. Nur durch den Tod allein können sie gereinigt werden. Der Tod wird zur Oxydation, die Wiedergeburt zur Reduktion. Die Alchemisten strebten nun danach, den Körper oder die äußere Form der Metalle zu zerstören in der Hoffnung, sie könnten in ihr die lebende Substanz, die sie in unkörperlicher Weise darin existierend vermuteten, entdekken. Die Beziehung zwischen der alchemistischen Metallurgie und der mystischen Lehre der Lösung vom eigenen Selbst liegt darin, daß die Seele sterben muß, ehe sie zu einem ewigen Leben gelangen kann. Die Alchemisten lösten also die unvollkommenen Schöpfungen der Seele auf, reduzierten sie auf ihre Ursubstanz und kristallisierten sie dann neu in eine edlere Form. Das Thema von Tod und Wiedergeburt, das Auftauchen des Bewußtseins aus dem Unbewußten, ist also überall anzutreffen.

Die Religion – sofern sie mehr ist als nur ein Glaubensbekenntnis – versetzt einen Menschen in die Lage, Aspekte seines inneren und äußeren Lebens, die er bislang aus eigenen Anstrengungen nicht zusammenbringen konnte, nun mit Erfolg in Einklang zu bringen. Wie Bibelwissenschaftler sagen, ist das moderne Ritual der Taufe, nämlich das Besprenkeln des Kopfes eines kleinen Kindes mit ein paar Tropfen Wasser, nur ein schwaches Abbild des ursprünglichen Rituals. Der hl. Johannes Chrysostomos schrieb über die Taufe: »Sie steht für Tod und Begräbnis, Leben und Auferstehung... Wenn wir unsere Köpfe in das Wasser wie in ein Grab eintauchen, dann wird der alte Mensch eingetaucht; wenn wir wieder aus dem Wasser auftauchen, erscheint gleichzeitig der neue Mensch in aller seiner Heiligkeit.« In den frühen Taufriten pflegte Johannes Chrysostomos Erwachsene in das Wasser eines Flusses so lange einzutauchen, bis sie glaubten, sie wären kurz vor dem Ertrinken. Diese kurze Konfrontation mit dem tatsächlichen physischen Tod führte zu einer Bewußtseinsveränderung, die intensiv genug war, um im getauften Menschen eine neue Würdigung des Lebens zu bewirken. Es muß wohl unvermeidlich Menschen gegeben haben, die bei diesem Ritual ertranken. Mit der Zeit verlor die Taufe ihren thanatomimetischen Charakter und wurde zu einer symbolischen Angelegenheit.

Jede Mystik und jeder religiöse Glaube lassen sich als Suche nach Einheit und Vollkommenheit des Seins auslegen. Dies entspricht im wesentlichen auch der Suche, auf der sich der psychotische Mensch befindet. Vielleicht ist diese Beziehung zwischen mystischen Zuständen und der Schizophrenie eine Erklärung dafür, weshalb das Denken so vieler psychotischer Menschen unablässig um religiöse Themen und um den Tod kreist. Dieser Verlauf schizophrenen Erlebens kann mit der mythischen Reise verglichen werden, insofern nämlich als jeder, der sich – beabsichtigt oder unbeabsichtigt – auf diese gefahrvolle Reise in das Dunkel begibt, sich bald von symbolischen Figuren umgeben sieht. In der Einführung zu *Percevals's Narrative,* dem autobiographischen Bericht eines Schizophrenen, schreibt Gregory Bateson:

Es hat den Anschein, als ob dem Patienten, sobald er einmal in eine Psychose geraten ist, ein bestimmter Weg vorgezeichnet ist. Er begibt sich sozusagen auf eine Entdeckungsreise, die erst mit seiner Rückkehr in die normale Welt beendet ist. In diese normale Welt kehrt er mit Einsichten wieder, die anders sind als diejenigen ihrer

Bewohner, die sich noch nie auf eine solche Reise begeben haben. Hat eine schizophrene Episode einmal begonnen, so scheint ihr ein genau so festgesetzter Ablauf eigen zu sein wie einer Initiationszeremonie, nämlich die Folge Tod und Wiedergeburt. In eine solche Episode mag der Unerfahrene durch sein Familienleben oder durch Zufall gestürzt worden sein, doch ihr Verlauf wird weitgehend von endogenen Prozessen bestimmt (Bateson, 1961).

Wie in dem Buch *Consciousness: East and West* (Pelletier und Garfield, 1976) aufgezeigt, weisen die psychischen Produktionen einer psychotischen Erfahrung enge Parallelen zu den alten Mythen der Wiedererneuerung und Wiedergeburt auf. Die Leitmotive sind ähnlich: Es geht um Zerstörung und Neuerschaffung, Chaos und Ordnung, Dunkel und Licht. Der Jungianische Psychiater John W. Perry hat auch festgestellt, daß die wesentlichen Merkmale des Inhalts, die Abfolge von Vorstellungsbildern, eines psychotischen Geschehens als Schritte in einem Prozeß gesehen werden können. Er bemerkt, daß »das Fortschreiten in Richtung auf eine Wiederherstellung des Ich in den Motiven, die dabei auftreten, von Patient zu Patient erstaunliche Regelmäßigkeit besitzt« (Perry, 1974). Unabhängig davon, ob die Reise des Helden durch eine psychotische Episode, durch eine Droge oder durch Meditation herbeigeführt wird, sie enthält immer die Möglichkeit eines Ich-Verlustes, der ein Eintauchen in die umfassenderen Bereiche des Bewußtseins und ein tiefes Verständnis des Todes selber gestattet.

Die geheimnisvollen Bereiche der Mythologie und der Alchemie, die Verwirrung einer Psychose und die Ruhe der Meditation mögen vielleicht, wenn man das Phänomen des Todes betrachtet, wie disjunktive Elemente erscheinen. Diese wenigen und äußerst kurzen Beispiele sollen aber die Erörterungen über den Tod wegführen von dem gefürchteten Bild von Krankenhäusern, die nur wenig mehr sind als Beförderungsstation für Patienten, die mit Sicherheit früher sterben werden als andere, die man an Genesungsheime überwiesen hat. Mehr als jeder andere Bereich erfordert das Phänomen des Todes, daß wir die physikalisch nicht erfaßbaren Gebiete des Bewußtseins, der Gefühle und des Geistes mit einer objektiven Beobachtung physischer Phänomene kombinieren.

Gewöhnlich kann man mit Hilfe der Wissenschaft zu einer sinnvollen Konzeption und zu zuverlässigen Informationen über Phänomene gelangen, doch das *Wissen* um solche Phänomene ist eine ganz andere Sache. Die Psychologie und andere Wissenschaften können zu Informationen über die Beziehungen zwischen todesähnlichen Phänomenen verhelfen, und es ist sicherlich möglich, todesähnliche Situationen systematisch zu simulieren, um phänomenologische Schlüsseldaten aus Erfahrungen am Rande des Seins zu gewinnen. Wir können durchaus damit rechnen, daß die wissenschaftliche Forschung neue Informationen, über das Phänomen des Todes hervorbringt, doch erwarten wir hier vielleicht andersartige Informationen, als uns die Wissenschaft im allgemeinen bietet, nämlich Informationen über das Erleben oder das rein Subjektive.

Phänomenologische Daten sind für ein umfassendes Verständnis des Todes wesentlich. Auch noch so viele Daten aber könnten kaum eine so einsichtige und ernsthafte Betrachtungsweise des Todes bewirken, wie wir sie Bertrand Russell verdanken:

> Die Existenz eines Menschen sollte sein wie ein Fluß, der zu Anfang klein ist, sich in eng beieinander liegende Ufer einbettet, überschäumend an Geröllblöcken vorbeifließt und tosend Wasserfälle hinabstürzt. Nach und nach verbreitert sich der Fluß, die Ufer treten auseinander, die Wasser fließen ruhiger und am Ende schließlich, ohne sichtbaren Übergang, vereinigen sie sich mit dem Meer und verlieren schmerzlos ihre Individualität.

Eine Wissenschaft vom Bewußtsein erfordert die Untersuchung des Erlebens, einschließlich aller Schöpfungen des Geistes, wie sie sich in der Dichtung und in den anderen Künsten finden. Jede Forschung, die weniger in Betracht zieht, schränkt die Erkenntnismöglichkeiten des Beobachters ein und wird dem weiten Feld des menschlichen Bewußtseins nicht gerecht.

8 Die Evolution des Bewußtseins

Evolutionstheoretische Überlegungen

Die Zunahme der Gehirngröße, die von den frühesten menschenähnlichen Primaten der Gattung Australopithecus bis zum Homo sapiens erfolgte, wird traditionsgemäß Veränderungen in der Umwelt und der Lebensform zugeschrieben, die sich vollzogen, als die Menschenaffen ihre Behausungen in den Bäumen verließen. Indem sie von den Bäumen herabstiegen, wurden ihnen – so vermutet man – die Hände frei, und sie entwickelten immer größere Geschicklichkeit. Ein Beispiel dafür wäre das Umarbeiten von gefundenen »Werkzeugen« aus Stein in die echten Äxte der Altsteinzeit. Wenn aber ein Biologe vor den Anfängen der Hominiden das Leben beobachtet hätte, wäre es ihm nicht möglich gewesen, die Entwicklung der menschlichen Spezies vorherzusagen (Dobzhansky, 1980). Obwohl diejenigen, die nicht mit der Komplexität der Evolution vertraut sind, dazu neigen, sie als deterministisch zu betrachten, d. h. ihr eine über bestimmte Formen verlaufende fortschreitende Entwicklung zuzuschreiben, ergibt sich aus den Fossilien kein Anhaltspunkt für einen zentralen Trend direkt vom Einzeller zum Menschen. Statt dessen beobachtet man zahlreiche Verzweigungen in der Evolution, in denen sich wiederholt Änderungen sowohl in der Geschwindigkeit als auch in der Richtung der Entwicklung finden. Der Mensch stellt den Endpunkt nur einer solchen Verzweigung dar. Unser »Endpunkt« ist somit nur ein kleines Muster im unendlich vielgestaltigen Bild, das die Evolution bietet. Diejenigen, die an der klassischen Darwinschen Evolutionstheorie festhalten, übersehen häufig diese Tatsache, so wie sie auch in der Regel die Lücken dieser Theorie ignorieren. Im Mittelpunkt der

Darwinschen Theorie stehen die Auslese und die zunehmende Spezialisierung in der Anpassung, wie sie etwa mit der Verlängerung des Pferdebeins und des Elefantenrüssels veranschaulicht wird. Damit aber eine Auslese stattfinden kann, muß es zuvor eine Vielfalt geben, aus der ausgelesen wird, und dieser Punkt hat schon immer Schwierigkeiten bereitet. Gewöhnlich wird dieses Problem mit dem Verweis auf die Theorie von De Vrie gelöst, wonach die kosmische Strahlung die Chromosomen verändert und die Auslese erfolgt, um unerwünschte Veränderungen zu eliminieren. Obwohl sich diese Theorie auf vieles anwenden läßt, kann sie dennoch nicht manche Beispiele aus der biologischen Evolution erklären wie etwa die Tatsache, daß sich bei den Vögeln, bevor sie fliegen konnten, hohle Knochen und eine erhöhte Körpertemperatur entwickelten. Noch nicht fliegende Vögel mit hohlen Knochen waren für das Überleben nicht besser ausgerüstet als andere Landtiere auch; dieses Phänomen läßt sich somit nicht mit Auslese und zunehmender Spezialisierung erklären (Young, 1976). Zu der Tatsache, daß die klassische Evolutionstheorie der biologischen Evolution nicht in jeder Hinsicht gerecht wird, kommt noch hinzu, daß sich die Darwinisten an keiner Stelle mit nichtmateriellen Phänomenen auseinandersetzen, etwa mit den Bestrebungen des Menschen und seiner Fähigkeit, über sich selber zu reflektieren. Im Gegenteil, die Darwinsche Theorie scheint zu besagen, daß der Mensch lediglich ein ungewöhnlich kluges Tier ist, das aus einem zufällig in Gang gesetzten biologischen Prozeß hervorging. Diese Vorstellung hat sicherlich dazu beigetragen, die Natur des Menschen zu unterschätzen. Der jesuitische Paläontologe Teilhard de Chardin strebte während seiner ganzen langen und außergewöhnlichen Karriere danach, diesen Irrtum zu korrigieren. Er setzte sich leidenschaftlich dafür ein, in jede Evolutionstheorie auch Bewußtseinsphänomene einzubeziehen, und setzte den materialistischen Annahmen Darwins direkt seine Erklärung entgegen, daß die Evolution »zum Bewußtsein aufsteigt« (Chardin, 1965). Eines der wichtigsten Probleme, denen sich die aufkommende Wissenschaft vom Bewußtsein gegenübersieht, besteht darin, mit der Artikulierung phänomenologischer und evolutionärer Daten zu beginnen. Ein entscheidender Aspekt ist, daß man erörtern muß, ob Eigenschaften menschlichen oder menschenähnlichen Bewußtseins schon in früheren Evolutionsstadien vorhanden waren und sich heute in Dimensionen außerhalb des Bereichs, der der klassischen Beobachtungsweise zugänglich ist, vorfinden. Vielleicht gibt es Anzeichen für solche Eigenschaften beim Menschen und auch in anderen Spezies, etwa bei Delphinen (Lilly, 1972a). Wenn sich die Evolutionstheorie sowohl mit der geistigen als auch mit der biologischen Evolution auseinandersetzt, dann kann man die anthropomorphe Hypothese aufstellen, daß Bewußtsein bis zu einem gewissen Grad bei allen Organismen unseres Planeten vorhanden ist.

Wenn sich das Bewußtsein nicht zufriedenstellend auf eine Begleiterscheinung neurophysiologischer und biochemischer Prozesse zurückführen läßt, die nur dem menschlichen Gehirn eigen sind, dann ist es angebracht, nach Anzeichen für Eigenschaften des Bewußtseins zu forschen, die es schon immer im Laufe der Evolution des Lebens auf dieser Erde gegeben hat und in der Tat auch heute genauso gibt. Obwohl man bisher auf diesem Gebiet nur wenig Fortschritte gemacht hat, ist Sir John Eccles der Meinung, daß die Zeit für eine bahnbrechende Theorie der Psychophysiologie gekommen sein könnte, für eine Theorie, die für dieses Problem das leistet, was um die Jahrhundertwende die Relativitätstheorie für die Physik geleistet hat (Eccles, 1975). Nach Eccles ist der wichtigste Aspekt der Relativitätstheorie im Hinblick auf die Evolution des Bewußtseins, daß der Beobachter beim Akt der physikalischen Beobachtung nicht passiv ist. Ein Beobachtender ist immer ein Teilnehmender innerhalb eines Bezugsrahmens, der auch für das Beobachtete gilt, und er ist ebenfalls der Interferenz unterworfen, die von Natur aus in jedem unter Beobachtung stehendem System erzeugt wird. Eccles drängt die Psychophysiologen zu der Erkenntnis, daß alle Beobachtungen der Außenwelt von der wahrgenommenen Welt der Beobachters abgeleitet sind, genauso wie die Aufstellung wissenschaftlicher Hypothesen oder philosophischer Gedankengebäude eine Bewußtseinsaktivität höherer Ordnung ist. Der Quantenphysiker, der das materielle Universum bis an seine Grenzen ausgekundschaftet hat, wird mit einem äußerst vieldeutigen Reizfeld konfrontiert, das Ähnlichkeit mit einem Rorschachklecks besitzt. Seine Situation ist nicht viel anders als die eines Menschen, der die Form der Meditation praktiziert, mit offenen Augen vor einer leeren Wand zu sitzen, um die Inhalte seines Bewußseins darauf zu projizieren. Der Physiker projiziert auf vieldeutige Reize die Phänomene seines eigenen Bewußtseins, statt daß er eine endgültige Beschreibung einer äußeren, materiellen Realität liefert. In der Quantenphysik ist somit eine Konzeption klar angezeigt, die Materie und Bewußtsein integriert. Damit man Spekulationen über die Natur der Evolution anstellen kann, ist es nötig, Aspekte des Selbst zu erkennen, mit denen man einen solchen Prozeß »von innen« wahrnehmen kann. Die Selbstreflexion ist das einzigartige Merkmal des Bewußtseins, das dem Geist gestattet, sich selber zu beobachten, ohne den Einschränkungen physikalischer Instrumente ausgesetzt zu sein. Wenn sich Forscher der Schwelle zwischen beobachtbarer neurophysiologischer Aktivität und den Phänomenen des Bewußtseins nähern, dann besteht die Notwendigkeit einer revidierten Forschungsweise, wie sie sich am klarsten in den alten meditativen Traditionen zu erkennen gibt. Ehe wir uns diesem Punkt zuwenden, wollen wir aber noch einen Blick auf die Arbeiten des Psychiaters Gordon G. Globus und des Philosophen Arthur M. Young werfen, die beide eine integrative Evolutionstheorie aufgestellt haben.

Gordon G. Globus vom Department of Psychiatry an der Universität von Kalifornien in Irvine behauptet, daß

> ... jede Materie, die Ereignissen zugrunde liegt, bewußt – besser vielleicht »protobewußt« – ist, und zwar in Abhängigkeit von der Komplexität und den Parametern der Ereignisse, denen diese bestimmte Materie zugrunde liegt. Obwohl die Hypothese, jede

Organisationsform sei bewußt, absurd anmuten mag, kann diese scheinbare Absurdität lediglich den menschlichen Chauvinismus im Hinblick auf das Bewußtsein widerspiegeln (Globus, 1973).

Diese Hypothese ist nicht eine naive, pantheististische Zuordnung eines menschenähnlichen Bewußtseins zu lebloser Materie oder zu anderen lebenden Organismen. Jede Stufe der Organisation von Materie repräsentiert einen Aspekt potentiellen Bewußtseins, der sich zu ihrer Position in der Evolutionskette – angefangen von der anorganischen Materie bis zur Empfindungsfähigkeit – direkt proportional verhält. Anhand von Hinweisen aus Philosophie, Physik und Medizin führt Globus Belege für eine bewußte Aktivität auf einer so niedrigen Evolutionsstufe wie auf der Stufe des Metazoons an. Auf dieser Ebene biologischer Organisation findet er Anzeichen für eine »selektive Aufmerksamkeit«, die Bewußtseinseigenschaften höheren Grades vorausahnen läßt. In der Tat scheint diese Eigenschaft von Natur aus in einem gewissen Ausmaß sogar auf den einfachsten Organisationsstufen vorhanden zu sein. Demnach wären also Unterschiede zwischen dem menschlichen Gehirn, anderem lebenden Gewebe und anorganischer Materie quantitativer und nicht qualitativer Natur, wenn auch in der Größenordnung von mehreren Milliarden hypothetisch anzunehmenden Einheiten. Wenn man sich diese Sichtweise zu eigen macht, dann ist das Bewußtsein nicht mehr vom Rest der Natur getrennt; es ist vielmehr ein Phänomen, das sich je nach Organisationsstufe in der gesamten materiellen Realität in unterschiedlich starker Ausprägung findet.

Zwar gibt es keinen Aspekt in der wissenschaftlichen Methode, der die Identifizierung dieser prototypischen Bewußtseinseigenschaften von vornherein ausschließt, doch wurden solche Überlegungen nach allgemeiner Übereinkunft lange Zeit für irrelevant erklärt. Je tiefer aber die Wissenschaften von der leblosen und der lebenden Materie dringen, überschreiten sie die Möglichkeiten der Beobachtung und nähern sich dem

Bereich der Unsicherheit. In seinem Buch *Schritte über Grenzen* (1973) schreibt Werner Heisenberg:

In der Biologie fängt man an zu verstehen, daß die Steuerung von biologischen Vorgängen im Organismus oft mit besonderen atomphysikalischen Eigenschaften gewisser komplizierter Substanzen zusammenhängt. Auch hier muß man also den Bereich der unmittelbar wahrnehmbaren lebendigen Vorgänge verlassen, um die wirksamen Zusammenhänge zu erkennen. Die Entwicklung scheint daher in vielen verschiedenen Gebieten von Naturwissenschaft und Technik in der gleichen Richtung zu verlaufen; von der unmittelbar sinnlichen Gegenwart weg in eine zunächst unheimliche Leere und Ferne, von der aus die großen Zusammenhänge der Welt erkennbar werden (S. 185).

Trotz der Bedeutung von Einsichten wie dieser reichen sie nicht aus, um die wissenschaftliche Forschung mit den Phänomenen des Bewußtseins in Einklang zu bringen. Erforderlich ist ein umfassendes Theoriengebäude, das bestimmte Aspekte der Naturwissenschaften zu bestimmten Bewußtseinsmerkmalen in Beziehung setzt und das auf der Erkenntnis basiert, daß eine Art »prototypischen« Bewußtseins überall in der lebenden und leblosen Umwelt des Menschen existiert.
Obwohl eine solche Aufgabe praktisch unlösbar zu sein scheint, wurde sie doch ausgeführt, und zwar von Arthur M. Young in zwei Büchern mit dem Titel *The Geometry of Meaning* und *The Reflexive Universe* (1976). Youngs integratives Modell geht von philosophischen Prinzipien aus und gipfelt schließlich in einer wissenschaftlichen Theorie, die die empirischen Daten der Naturwissenschaften einbezieht. Eine zentrale These in dem Buch *The Reflexive Universe* lautet, daß jede aufeinanderfolgende Stufe der Organisation von Materie – angefangen von den Elementarteilchen der Physik bis hin zu den biologischen Organismen – einen bestimmten Aspekt oder eine bestimmte Eigenschaft des Bewußtseins darstellt. Davon ausgehend stellt Young anhand von Material aus der gegenwärtigen Quantenphysik, der Biochemie, der Psychologie sowie den alten Mythologien eine Bewußtsein und Materie

integrierende Theorie auf, die Implikationen für alle Forschungsmodelle besitzt. Youngs Theorie besagt, daß die atomare und die molekulare Organisationsform ein Protobewußtsein besitzen und die Grundlage für komplexere Bewußtseinsformen sind. Solche Eigenschaften häufen sich an und entwickeln sich allmählich. Sie nehmen in groben Zügen die Merkmale des menschlichen Bewußtseins vorweg, so wie der Embryo im Mutterleib den erwachsenen Menschen ahnen läßt. Die Unterschiede zwischen dem menschlichen Bewußtsein, anderen lebenden Organismen und anorganischer Materie repräsentieren verschiedene Stufen in der Evolution des Bewußtseins. So sind die in einem Tier ablaufenden Prozesse Beispiel für eine komplexere Bewußtseinsstufe als die der Pflanzen, von denen es sich ernährt. Die Bewußtseinsstufe dieser Pflanzen wiederum ist komplexer als die der Erde, aus der sie wachsen usw. Dieses Paradigma schreibt also dem menschlichen Bewußtsein im materiellen Universum keine isolierte Stellung zu, sondern postuliert ein Bewußtseinskontinuum, das tote Materie, biologisches Leben und humanpsychologische Bewußtseinsprozesse umfaßt.
Ein Eckpfeiler der Youngschen Theorie ist die Einstein-Eddingtonsche Gleichung für das Volumen des Universums, nämlich $2\pi^2r^3$. Dies entspricht dem Volumen einer Hypersphäre oder eines Torus, der eine dreidimensionale krapfenähnliche Form mit einem unendlich kleinen Loch darstellt. Die Mathematiker haben die Topologie, die Wissenschaft von den Oberflächen, entwickelt, um die Eigenschaften solcher Formen zu beschreiben, die so viel komplexer sind als geometrische Formen. Eine grundlegende mathematische Operation sowohl in der Geometrie als auch in der Topologie ist das »Mappieren«, das dazu dient, einen Bereich einer Oberfläche von einem anderen zu unterscheiden. Für eine gewöhnliche Oberfläche oder eine Ebene wie etwa eine Erdkarte benötigt man zu diesem Zweck nicht mehr als vier Farben. Um aber die Oberfläche eines Torus zu mappieren, braucht man sieben verschiedene Farben, damit jeder Teil die-

ser Oberfläche von allen anderen unterschieden werden kann. Nach Berechnungen von Young stellen diese sieben Unterscheidungsformen eine grundlegende mathematische Eigenschaft bei der Unterscheidung eines Teils des Universums von einem anderen dar. Diese wissenschaftliche Beschreibung findet vielleicht Entsprechnung in den alten hinduistischen, zoroastrischen und christlichen Schöpfungsmythen oder in anderen Traditionen, die den Schöpfungsprozeß in sieben voneinander getrennte Stadien einteilen. Wie dem auch sei – Young nimmt jedenfalls einen siebenstufigen Prozeß an, in dem sich das Bewußtsein entwickelte: seine prototypische Erscheinungsform ist das Photon, die weiteren Stufen sind die Nuklearteilchen, die Atome, die Moleküle, die Pflanzen, die Tiere und schließlich der Mensch.

Die erste Stufe, die Stufe des Photons, wird von Unsicherheit beherrscht. Während die Wissenschaft die Unbestimmtheit lange Zeit als etwas Störendes betrachtete und glaubte, sie würde die weitere Forschung behindern, weist Young darauf hin, daß die Formel 2π die Möglichkeit eröffnet, Unsicherheit und Zweckgerichtetheit miteinander zu verbinden. Dieser Punkt ist von äußerster Wichtigkeit, läßt sich aber nur schwer begreifen, da er von der Erkenntnis abhängt, daß eines der 2π-Elemente in der Gleichung für das Volumen des 2π-Torus die in der Einsteinschen Relativitätstheorie postulierte Raum-Zeit-Krümmung repräsentiert. So schreibt Arthur M. Young:

> Wie schon Eddington bemerkte, kann die Raum-Zeit-Krümmung ersetzt werden durch die Phasendimension, deren Maß 2π ist, und dieses 2π wiederum entspricht dem Unsicherheitsbegriff in der Quantentheorie. Mit anderen Worten: Eddington erkannte, daß die Krümmung der Relativität dasselbe ist wie die Unsicherheit in der Quantentheorie! (Young, 1976, S. 265).

Später in seiner Theorie nimmt Young diese Beobachtung als Ausgangspunkt für weitere Überlegungen und schreibt:

> ...dieses zusätzliche 2π ermöglicht Kontrolle. Es repräsentiert den Eintritt des Bewußtseins in das Universum ... durch Eddingtons tiefgreifende Erkenntnis, daß die Krümmung der Relativität der

Unsicherheit in der Quantentheorie gleichwertig ist. Wir möchten hinzufügen, daß sich in beiden die Fähigkeit des Bewußtseins ausdrückt, auf das Universum einzuwirken, oder anders formuliert: den Determinismus unter Kontrolle zu bringen (Young, 1976, S. 267).

Die Unsicherheit stellt also nicht lediglich ein Hindernis für die wissenschaftliche Forschung dar, sondern gestattet in einem positiven Sinne die Einführung der Begriffe Absicht und Wahlmöglichkeit auf der elementarsten Ebene der Materie. Vor etwa 200 Jahren beobachtete auch Leibniz, daß das Licht sich so verhalten würde, als wäre ihm eine Absicht eigen, in dem Sinne nämlich, daß es sich bei der Fortbewegung von einem Punkt zum nächsten den kürzestmöglichen Weg suchte. Er glaubte, daß dies der Beweis für eine allgegenwärtige höhere Vernunft sei, die die ganze Natur regierte. Von diesem Anfangspunkt der absoluten Unsicherheit aus verfolgt Young in seiner Theorie weiter, wie das Element der Wahlmöglichkeit auf der nuklearen, atomaren und molekularen Organisationsstufe beibehalten wird. In den höheren Evolutionsstadien – bei den Pflanzen und Tieren und schließlich beim Menschen – gewinnt dieses Merkmal der Unsicherheit oder Wahlmöglichkeit zunehmend willentlichen und bewußten Charakter.
Diese kurzen Beispiele sollen dazu dienen, einen Eindruck vom geistigen Umfang der Arbeit Youngs zu geben. Es sei noch einmal darauf hingewiesen, daß diese Theorie umfassend ist und sich an akzeptierte Daten aus jedem der oben genannten Wissenschaftsbereiche hält. Sie zeigt also auf, wie man diese Daten als Beispiele für die prototypischen Eigenschaften des Bewußtseins im Evolutionsprozeß sehen kann.
Wie schon früher erörtert, ist die wissenschaftliche Entdeckung nicht einfach ein Prozeß der logischen Deduktion, sondern sie besitzt sehr viel Ähnlichkeit mit einer Offenbarung oder einer plötzlichen Einsicht in eine Ordnung, die einer Reihe beobachteter Ereignisse zugrundeliegt. Einsicht und Kreativität sind sicherlich nicht die exklusiven Themen der moderenen Wissenschaft, denn Menschen aller Zeitalter und Weltanschauungen

haben Beweise für das Verständnis der Bewußtseinsfunktionen geliefert. Und dennoch garantieren die Einsichten, die für ein theoretisches Schema der Struktur des Universums erforderlich sind, nicht ein Verständnis für Sinn und Zweck einer solchen Ordnung. Wissenschaftliche Daten geben häufig nur einen einzigen flüchtigen Eindruck wieder, zu dem man mit Hilfe eines Experiments zu einem Zeitpunkt gelangt ist. Sie haben also statischen Charakter. Diese Beschreibung des ganzen weiten Bereichs von möglichen Beobachtungen und Ergebnissen ist vergleichbar mit einer einzigen unbeweglichen Photographie, die den ganzen komplexen Inhalt eines vollständigen Films repräsentieren soll. Jede umfassende Theorie von der Beschaffenheit der Realität muß sowohl die starren Bilder, die man durch Experimente erhält, als auch die dynamischen Eigenschaften unseres Erlebens als Menschen, die sich in ständig laufender Entwicklung befinden, in Betracht beziehen. Macht man sich diese Sichtweise zu eigen, dann erhält das Universum mehr organischen und weniger mechanistischen Charakter. Schon 1937 versuchte J. H. Jeans, das den Gegenstand der Wissenschaften bildende Universum als einen dynamischen, sinnhaltigen Prozeß zu beschreiben. Er kam zu dem Schluß: »Das Universum fängt an, mehr Ähnlichkeit mit einem großen Gedanken als mit einer großen Maschine zu besitzen«. Keine Erklärung der empirischen Daten der Wissenschaft noch der Metapher der Mythologien käme einer vollständigen Beschreibung der Wirklichkeit gleich, wenn man sich nicht mit der These auseinandersetzt, daß sich das Universum selber im Prozeß der Evolution befindet. Arthur M. Young hat die gewaltige Leistung zustandegebracht, ein Paradigma von einem dynamischen, reflexiven Universum aufzustellen, in dem Wissenschaft und Mystik, Daten und Werte, Struktur und Sinnhaftigkeit gleichen Stellenwert besitzen.

Theoretische Paradigmata wie das von Arthur M. Young mit seiner Integration ungleichartiger Aspekte der Forschung in Physik, Biologie und Psychologie weisen auf eine bevorstehende tiefgehende Revidierung des gegenwärtigen Wissenschaftskonzepts hin. Das Wort »Wissenschaft« leitet sich von dem Wort »Wissen« ab, doch die ursprüngliche Gewalt dieses menschlichen Unterfangens ist nach und nach in eine Wissenschaftlichkeit pervertiert, die eine reduktionistische Philosophie voller dogmatischer Ansichten über Objektivität, Ursache–Wirkung–Beziehung und einem materialistischen Gebot darstellt. Um diesen beschränkten und sterilen Abkömmling der Wissenschaft zu überwinden und wieder zu ihrer ursprünglichen Zielsetzung zurückzukehren, müssen wir neu definieren, was akzeptable wissenschaftliche Daten sind, nämlich Befunde, die von geschulten Beobachtern zusammengetragen werden und sich von anderen nachprüfen lassen. Wenn also klar definierte Vorgehensweisen von anderen geschulten Forschern wiederholt werden und diese zu den gleichen Resultaten gelangen, dann kann man diese als akzeptable wissenschaftliche Daten klassifizieren. Jede Beobachtung muß also den wichtigen Kriterien genügen, daß die Phänomene real und daher nachprüfbar sind, und daß sie Vorhersagen ermöglichen.
Ein Beispiel hierzu ist die neuere Analyse der *Yoga Sutras* von Patanjali. Zwei Forscher, Mishrital Jain und Kamal M. Jain vom Maryland Psychiatric Institute, haben demonstriert, wie das klassische Werk von Patanjali allen wesentlichen Kriterien der wissenschaftlichen Methode entspricht, indem es nämlich die Methoden genau definiert, anhand derer ein Yogafachmann zu genau definierten Bewußtseinszuständen gelangen kann (Jain und Jain, 1973). Dieser Hinweis auf Yoga als Wissenschaft soll dazu dienen, sich die Tatsache zu vergegenwärtigen, daß sich das Bewußtsein sowohl in den Naturwissenschaften als auch in den psychosozialen Wissenschaften als ein zentrales Phänomen herausgestellt hat, das sich aber dennoch

nicht mit materialistischen Modellvorstellungen erklären oder auf solche zurückführen läßt. Dieser Standpunkt wird mit größter Deutlichkeit von Roger Sperry zum Ausdruck gebracht:

In diesem Schema wird das Bewußtsein – weit davon entfernt, als Nebenprodukt, Begleiterscheinung oder inneren Aspekt abgetan zu werden – in den Vordergrund und in den Mittelpunkt gestellt, direkt mitten in das kausale Zusammenwirken zerebraler Mechanismen. Geist und Bewußtsein werden sozusagen auf den Fahrersitz gesetzt: Sie geben die Befehle, und sie bestimmen die physiologischen, physikalischen und chemischen Prozesse im gleichen, wenn nicht sogar größerem Maße als umgekehrt diese Prozesse sie bestimmen. In diesem Schema erhält der Geist seinen alten Platz über der Materie, nicht unterhalb, außerhalb oder seitlich von ihr. Es ist ein Schema, das Ideen und Ideale über physikalische und chemische Wechselwirkungen, nervöse Impulse und DNS-Moleküle erhebt, ein Gehirnmodell, in dem die bewußten geistig-psychischen Kräfte als die Krönung von 500 Millionen oder mehr Jahren der Evolution erkannt werden (S. 78).

Die Berücksichtigung dieser Perspektive ist wesentlich für den Aufbau einer Wissenschaft vom Bewußtsein im Westen, auch wenn eine für die Nachprüfung dieser Hypothesen erforderliche Methodik noch nicht präzisiert worden ist.

Beweismaterial und Daten sollen philosophische Annahmen der wissenschaftlichen Forschung modifizieren, nicht durch sie zurückgewiesen werden. Es gibt zahlreiche Fakten und Beobachtungen, die nachprüfbar sind, aber nicht in den Rahmen der Wissenschaft passen, wie sie heute praktiziert und interpretiert wird. Diese Situation hat in der Tat solche Ausmaße erreicht, daß sie von dem Forscher Guenther Stent, einem Biochemiker an der Universität von Kalifornien in Berkeley, mit der Bezeichnung »Frühreife« belegt worden ist. Er definiert eine Entdeckung als frühreif, »wenn ihre Implikationen nicht durch eine Serie einfacher logischer Schritte mit kanonischem, d. h. allgemein anerkanntem Wissen in Beziehung gebracht werden können« (Stent, 1972). Beispiele für die Zurückweisung »frühreifer«, aber richtiger Daten gibt es in der Geschichte der

Wissenschaft in Hülle und Fülle. Man denke etwa an die Erklärung der Französischen Akademie der Wissenschaften im Jahre 1772, daß es so etwas wie Meteore unmöglich geben kann (weil Steine nicht vom Himmel fallen können), oder an die Kontroversen, die die Interpretation versteinerter Überreste und die ersten Berechnungen von Kopernikus kennzeichneten. Wir haben Bedarf an innovativen Theorien, um die rasch anwachsenden und oft »frühreifen« Daten im Hinblick auf eine umfassende Wissenschaft vom Bewußtsein zu integrieren.

Die Quantenphysik nimmt in der gegenwärtigen Entwicklung der Wissenschaft eine einzigartige Stellung ein. Subatomare Teilchen, die an und für sich keine Bedeutung haben, können nur als Produkte einer Wechselwirkung zwischen den experimentellen Bedingungen und den darauffolgenden Messungen verstanden werden. Daraus folgt, daß der Cartesianische Dualismus, der den Beobachter vom Beobachtungsgegenstand trennt, einfach nicht mehr anwendbar ist. So schreibt der Physiker Fritjof Capra:

> Die Quantenmechanik offenbart uns also eine grundlegende Einheit des Universums. Sie zeigt, daß wir die Welt nicht in unabhängig voneinander existierende kleinste Einheiten zerlegen können. Während wir die Beschaffenheit der Materie näher ergründen, zeigt uns die Natur keine irgendwie gearteten, voneinander isolierten Grundbausteine, sondern erscheint uns als ein kompliziertes Geflecht von Beziehungen zwischen den verschiedenen Teilen des Ganzen, und diese Beziehungen schließen den Beobachter immer in entscheidender Weise mit ein (Capra, 1974).

Wenn eine solche Beobachtung auf die Physik zutrifft, in der mit lebloser Materie experimentiert wird, dann gilt sie sicherlich auch für die Wissenschaften, die sich mit dem menschlichen Leben befassen und deren Untersuchungsgegenstand ja per definitionem auf Umwelteinflüsse reagiert. Die Trennung des Beobachters vom Akt der Beobachtung oder eines Bewußtseinsaspekts von seinem physikalischen Gegenstück ist im günstigsten Fall eine Konvention, im schlechtesten Fall aber ein ernsthaftes Hindernis. Die Relativitätstheorie nahm dieses erweiterte Paradigma der Einheit Beobachter–Beobachtungsgegenstand vorweg und schuf eine Grundlage dafür, indem sie die Begriffe Raum und Zeit in bedeutender Weise revidierte. Einsteins Theorie demonstrierte, daß der Raum weder dreidimensional ist noch ein getrenntes Dasein führt. Vielmehr sind Raum und Zeit miteinander untrennbar verbunden und bilden zusammen das vierdimensionale »Raum-Zeit-Kontinuum«, in dem der Raum nur in bezug auf die Zeit und die Zeit nur in bezug auf den Raum existieren. In vergleichbarer Weise unterziehen Wissenschaftsphilosophen der Gegenwart die Vorstellungen von Körper und Geist einer gründlichen Revision. Aufkommende Entwicklungen führen zu einem »Geist-Körper«-Konzept, in dem die untrennbare Verbundenheit beider in hypothetischen Formulierungen und in der Planung von Experimenten als gegeben angenommen wird.

Die Physiker sind aktiv auf der Suche nach einer übergeordneten Theorie, die sowohl die Quantenmechanik als auch die Relativitätstheorie einschließt. Obwohl eine solche einheitliche Theorie noch nicht vollendete Tatsache ist, gibt es ein Modell in diesem Bereich – die sogenannte »Bootstrap«-Theorie –, das vielversprechend zu sein scheint (Chew, 1968). Es handelt sich hierbei um eine relativistische Theorie, die gewisse Aspekte der Quantenaktivität zum Thema hat, aber auch bedeutsame Implikationen für die Bewußtseinsforschung besitzt.

Grundlage des Bootstrap-Modells ist der Gedanke, daß die Natur nicht auf elementare Einzelbestandteile, etwa auf Grundbausteine von materieller Beschaffenheit, reduziert werden kann, sondern ganz als selbstkonsistentes (sich selber zusammenhaltendes, d. Übers.) Gefüge verstanden werden muß. Alles in der Physik muß sich allein nach der Forderung richten, daß die Komponenten der Natur miteinander und in sich selber konsistent sein müssen (Capra, 1974).

Eine zentrale Stellung in der Bootstrap-Theorie nimmt die Prämisse ein, daß alles im Universum mit allem anderen verbunden ist. Diese Theorie verzichtet also auf die Vorstellung von fundamentalen Einheiten, handele es sich nun um Gesetze,

Gleichungen oder Prinzipien. Nur die Forderung nach Selbstkonsistenz muß erfüllt sein. Folglich lassen sich die Eigenschaften verschiedener Teile nicht mit Hilfe von Grundgesetzen erklären, sondern nur durch das Verständnis der miteinander zusammenhängenden Eigenschaften aller anderen Teile. In der Tat stimmt dieses Konzept auch mit einer anderen Beobachtung von Arthur M. Young überein, die die Topologie des Torus betrifft. Ein schon immer bestehendes Problem in der Physik, in der Kosmologie und in den großen Weltreligionen ist die Überwindung der Getrenntheit von Individuum und Universum. Vielleicht steuert ein Merkmal der Topologie des Torus ein hochinteressantes Lösungsmodell bei, nämlich über einen Begriff, den Young »connectivity« (etwa: Verbundenheit) nennt. Young führt das Beispiel an, daß ein Punkt auf einer ebenen Fläche, um den man einen Kreis zieht, von der übrigen Fläche getrennt ist. Wenn man aber dieselbe Operation mathematisch mit bestimmten Punkten auf der Oberfläche des Torus durchführt, dann bleiben diese Punkte mit dem Ganzen verbunden (Young, 1976). Auf die Topologie des Torus bezogen ist es möglich, Einheiten als zugleich voneinander getrennt und miteinander verbunden zu beschreiben. Zu den anderen Implikationen der Bootstrap-Theorie zählen westliche Gegenstücke zu den Metaphern der östlichen Philosophien, in denen die Einheit und Verbundenheit aller Phänomene hervorgehoben wird. Der Historiker Joseph Needham hat in seiner Studie über die chinesische Zivilisation darauf hingewiesen, daß es in ihrer Wissenschaft niemals eine Konzeption von Grundgesetzen gab. Ihr Begriff der dem Gedanken des Grundgesetzes am nächsten kommt, ist *Li,* was übersetzt »dynamisches Muster« heißt (Needham, 1956). Diese Konzeption findet in einer buddhistischen Schrift des 10. Jahrhunderts folgenden poetischen Ausdruck:

Man sagt, daß es im Himmel von Indra ein Netz von Perlen gibt, die so angeordnet sind, daß sich in jeder einzelnen Perle alle anderen widerspiegeln. Ebenso ist jedes Objekt in der Welt nicht lediglich dieses Objekt selber, sondern bezieht auch jedes andere Objekt mit ein, ist also faktisch zugleich alles andere. In jedem Staubteilchen sind also unzählig viele Buddhas gegenwärtig (Eliot, 1959).

Die Erkenntnis, daß alle Objekte und Ereignisse miteinander verknüpft sind, steht in den östlichen Philosophien an erster Stelle und ist auch eine grundlegende Einsicht nach langer und intensiver Meditationspraxis. Die Bootstrap-Theorie liefert ein Modell, das diese Verknüpfung mathematisch formuliert.

Die westliche Psychologie hat im Großen und Ganzen mit der Entwicklung, die durch die moderne Physik vorgegeben wurde, nicht Schritt gehalten. Ein großer Teil der Fachliteratur über den Geist und seine Erscheinungsformen in verschiedenen veränderten Bewußtseinszuständen ist ein Mischmasch aus bedeutungslosen graphischen Darstellungen und schwer verdaulichem Fachjargon. Jedem Forscher scheint daran gelegen zu sein, das psychologische Fachvokabular um einen weiteren Begriff für ein Konstrukt zu bereichern, statt sich an das Grundprinzip der Sparsamkeit zu halten. Von einigen bemerkenswerten Ausnahmen abgesehen – etwa Charles Tarts *States of Consciousness* (1975) und Julian Jaynes' *The Origin of Consciousness in the Breakdown of the Bicameral Mind* (1976) – ergeht sich die Fachliteratur in einem hemmungslosen »Psychologisieren«. Befreit man psychologische Konzepte von der Notwendigkeit, Daten aus der Neurophysiologie, Biologie, Evolutionstheorie und den Naturwissenschaften anzuerkennen, so ist ein solches Herumirren im Labyrinth unvermeidlich. Demgegenüber gibt es hochdifferenzierte phänomenologische Darstellungen, die in fachmännischer Weise ausgearbeitet wurden und in Publikationen wie *Mind in Buddhist Psychology,* aus dem Tibetanischen in das Englische übersetzt von Herbert V. Guenther und Leslie S. Kawamura (1975), sowie *Die psychologische Haltung der frühbuddhistischen Philosophie und ihre systematische Darstellung nach der Tradition des Abidhamma* von Lama Anagarika Govinda (1980), verständlich gemacht wurden. Govinda hat eine systematische Übersetzung des buddhistischen *Abidharma* vorgenommen, das im wesentlichen ein periodisches System des Bewußtseins ist.

Während sich die westlichen Wissenschaften eifrig darum bemühten, Mendelejews periodisches System der Elemente zu erweitern, führten die phänomenologisch orientierten Wissenschaften Asiens ihre Tradition fort, einzelne Bewußtseinszustände und -merkmale voneinander abzugrenzen. Eigentlich war es die Absicht solcher Arbeiten, den Menschen eine Unterweisung in der Umwandlung und Transzendenz verschiedener psychischer Zustände zu geben, die zu einer Wahrnehmung der Dinge führen würden, die frei war von intellektuellen Konstrukten und Rationalisierungen. Im Ganzen gesehen hat es die westliche Psychologie versäumt, sich mit den bereits vorhandenen physikalischen und phänomenologischen Daten auseinanderzusetzen, die zu der Entwicklung einer Wissenschaft vom Bewußtsein führen.

Geist und Materie scheinen nach Prinzipien organisiert zu sein, die jeweils in der Sprache des Fachbereichs, dem der beobachtende Wissenschaftler angehört, ihren Ausdruck finden. Wenn man Daten von naturwissenschaftlichen Experimenten mit Daten über das Bewußtsein selber zusammenbringt, dann sind zwar beide Datenkomplexe dadurch eingeschränkt, daß sie die Daten des jeweils anderen Komplexes erklären müssen, doch bereichern sich beide erheblich. Ein typisches Beispiel ist die Gruppe neuerer Untersuchungen der vom menschlichen Körper ausgehenden elektromagnetischen Strahlung, wie sie etwa von dem orthopädischen Chirurgen Robert O. Becker (1976, 1977) oder dem Physiker David Cohen stammen. Letzterer führt umfangreiche Forschungen am Massachusetts Institute of Technology mit einem Detektor namens SQID (*s*uperconducting *q*uantum *i*nterference *d*evice) durch, der von James Zimmerman entwickelt wurde. Dieses Instrument reduziert in Verbindung mit einem abgeschirmten Raum die Interferenz durch das elektromagnetische Feld der Erde und ermöglicht dadurch die Messung magnetischer Felder, die vom menschlichen Körper ausgehen und sich in der Größenordnung von 1×10^{-9} gauss bewegen, also etwa ein Milliardstel der Stärke des elektromagnetischen Felds der Erde besitzen (Cohen,

1975). Heutzutage ist es Forschern schon möglich, einzelne vom Gehirn ausgehende Magnetfelder, die höchstens 3×10^{-8} gauss stark sind, sowie auch Magnetfelder vom Herzen, von den Lungen und von einzelnen Muskelgruppen ausfindig zu machen. Zu den potentiellen Anwendungsmöglichkeiten dieser Entdeckungen zählt das Aufspüren von Defekten in der Herztätigkeit oder von Umweltverunreinigungen in den Lungen. Abgesehen von diesen möglichen Fortschritten in der medizinischen Diagnose springt von der Entdeckung solcher schwachen elektromagnetischen Felder vielleicht auch etwas für eine Wissenschaft vom Bewußtsein ab. Die Psychologie setzt sich schon endlos lange mit der Frage auseinander, wie eine Person auf eine andere einwirkt. Obwohl man in der Diskussion dieses Problems zu einer gewissen Klarheit gelangt ist, steht seine Lösung noch aus. Psychologen können jetzt vielleicht mit der Entdeckung elektromagnetischer Felder experimentieren, die sie in die Lage versetzen würden, die Einwirkungen eines Menschen auf einen anderen direkt zu beobachten. Vielleicht würden solche Experimente auch zum Verständnis der positiven Effekte des »Einfühlungsvermögens« oder auch der positiven wie negativen Einflüsse eines »Plazebos« beitragen.

Eine Kombination aus wissenschaftlicher Grundlagenforschung und der Anwendung ihrer Ergebnisse mit dem Ziel, die Prozesse des Bewußtseins zu verstehen, verspricht ein sehr produktiver Ansatz zu werden. Sicherlich sind einem Zusammenhang zwischen entdeckbaren elektromagnetischen Feldern und den Phänomenen des Geistes Grenzen gesetzt, doch solange man noch nicht auf diese Grenzen gestoßen ist, wäre es unsinnig, Bemühungen in der Richtung aufzugeben. Erst wenn eine Wissenschaft vom Bewußtsein entwickelt worden ist, die diese Notwendigkeit erkennen kann, wird das Wuchern von zunehmend unverständlichen Fachausdrücken, graphischen Darstellungen, höchst persönlichen Termini und Neudefinitionen ein Ende finden. Jeder Fachbereich wird sich in seiner eigenen Spezialisierung verwickeln, wenn er den Kontakt zu bedeutsamen Daten aus anderen Quellen verliert. Damit eine zukünftige Wissenschaft vom Bewußtsein wirklich umfassend ist, müssen Daten aus vielen Fachbereichen berücksichtigt und integriert werden.

Gegenwärtig gibt es eine große Lücke, die eine Psychologie des Bewußtseins von den grundlegenden biologischen und Naturwissenschaften trennt. Historisch läßt sich diese unglückselige Spaltung auf die Tatsache zurückführen, daß ein Großteil der psychologischen Daten über das Bewußtsein auf den Theorien von Freud, Piaget und Skinner basiert, die meistenteils die Neurophysiologie ignorierten. Der gegenwärtige Trend in Richtung auf eine Wiedervereinigung von Geist und Körper im Rahmen einer ganzheitlichen Wissenschaft vom Bewußtsein verspricht, die Bindungen der Psychologie an die biologischen und Naturwissenschaften neu zu beleben. Ein Beispiel dafür ist die Forschungsarbeit von Mel J. Konner, einem biologischen Anthropologen von der Harvard-Universität, der sich mit den emotionalen Reaktionen in verschiedenen Kulturen befaßt. Seine Forschungstätigkeit basiert auf der Tatsache, daß im ersten Lebensjahr das Gehirn seine Masse nahezu verdoppelt und 80% seiner Größe im Erwachsenenalter erreicht. Nach Konner wird dieser spektakuläre Schub im Wachstum von bestimmten Veränderungen im Gehirn und im Nervensystem begleitet, die bestimmte emotionale und soziale Verhaltensweisen in fester Reihenfolge bewirken. Danach hält sich die Entwicklung solcher Verhaltensweisen wie des Lächelns, des Sich-Zurückziehens und der Aggressivität bei allen Kinder der Welt – trotz der gewaltigen Unterschiede im Klima, in den Erziehungspraktiken und in der Kultur – an ein- und denselben Zeitplan. Biologisch gesehen hat es den Anschein, als ob im Zentralnervensystem erst ein erheblicher Myelinreifungsprozeß stattgefunden haben muß, ehe das neuromuskuläre Verhalten mit der Bezeichnung Lächeln überhaupt auftreten kann. Weiter bringt Konner die ersten Äußerungen der »Trennungsangst« mit der Fähigkeit der Kinder in Beziehung, sich unabhängig von der Stelle zu bewegen, d. h. also, daß sich eine

Trennung erst dann psychisch in Form von Angst bemerkbar machen kann, wenn das Kind auch tatsächlich in der Lage ist, sich räumlich von seiner Mutter zu entfernen. Konner argumentiert nicht für eine kausale Sequenz, sondern für ein integriertes ganzheitliches Modell der Entwicklung des menschlichen Bewußtseins, die sich an die Ausbildung einer neurophysiologischen Grundlage anschließt. Seine Arbeit und die anderer umgehen das rein psychologische Theoretisieren, das schlicht deswegen unrichtig oder rein abstrakt sein kann, weil es grundlegende Prinzipien, die sich ohne weiteres in den biologischen und den Naturwissenschaften beobachten lassen, ignoriert oder gar gegen sie verstößt. Eine Erforschung des menschlichen Bewußtseins braucht nicht durch die biologischen Wissenschaften eingeschränkt zu werden, aber sie kann sie auch nicht ignorieren. Wird eine Wissenschaft vom Bewußtsein durch Daten von vielen Fachbereichen gestützt, kann sie sich schließlich produktiv weiterentwickeln.

Eine Wissenschaft vom Bewußtsein

Die wissenschaftliche Methode basiert auf dem Akt des Messens, und Fortschritte auf den Gebieten der Neurophysiologie und der Physik machen es möglich, bestimmte sehr feine Phänomene des Geistes zu messen. Obwohl sich das Bewußtsein selber nicht direkt messen läßt, können Forscher zahlreiche psychophysiologische Begleiterscheinungen erfassen. Die Erforschung des Bewußtseins kann also zum großen Teil unter den Bedingungen und mit den Methoden der heutigen Wissenschaft erfolgen, doch muß man sich auch der Grenzen eines solchen Vorgehens bewußt sein. Sobald die Forscher anfangen, ein Bewußtseinskontinuum zu definieren, werden die Untersuchungen vielleicht ein Bewußtseinsspektrum aufdecken, das sich aus verschiedenen Eigenschaften zusammensetzt, also vergleichbar ist mit dem elektromagnetischen Spektrum und seinen verschiedenen Frequenzbändern. Solche Analogien zu den Naturwissenschaften werden in der Wissenschaft vom Erleben sicherlich eine bedeutende Rolle spielen. Ein Beispiel in dieser Hinsicht stammt wiederum aus der Arbeit von Gordon G. Globus:

Nach dem Komplementaritätsprinzip ist das Licht nicht einfach eine Welle, auch nicht nur ein Teilchen und sicherlich auch nicht ein »Wellenteilchen«. Was das Licht ist, hängt von der experimentellen Anordnung ab, die zur Bestimmung der Natur des Lichts benutzt wird, und das Licht besitzt keine Realität, die von dieser experimentellen Anordnung unabhängig ist. Die Beziehung zwischen der gegenwärtigen Anwendung des Bohrschen Komplementaritätsprinzips und dem Problem von Geist und Materie dürfte wohl tiefer gehen und nicht nur eine einfache Analogie zu der Anwendung des Komplementaritätsprinzips in der Quantenphysik darstellen. Vielmehr sind beide Anwendungen anschauliche Beispiele für den Gebrauch eines allgemeingültigen philosophischen Prinzips (Globus, 1973).

Dieses eine Prinzip löst das Problem der Unvereinbarkeit von Geist und Materie, indem es die unvereinbaren Eigenschaften beider relativiert, nämlich als Folge sich gegenseitig ausschließender experimenteller Vorgehensweisen erklärt. In gleicher Weise hängt der Umstand, ob ein Forscher zu einer physikalischen oder einer psychologischen Theorie vom Bewußtsein gelangt, von den gewählten experimentellen Bedingungen ab. Weder der eine noch der andere Fall lassen sich auf eine Eigenschaft des Bewußtseins an sich zurückführen. Jede Form der Beobachtung ist gleichermaßen richtig, jede ist ein Aspekt des vereinigenden Prinzips des Bewußtseins.

Die ganzen Jahrhunderte hindurch haben Mystiker und Meditationsmeister als höchsten Bewußtseinsgrad denjenigen erklärt, in dem das Erleben einer transzendentalen Einheit herrscht. Sie sagen, daß das Bewußtsein in seiner reinen Form weder Bewegung noch Zeit kennt und ungemeine Klarheit besitzt. Die Erleuchtung ist die Befreiung von den Ketten der unaufhörlichen Aktivität des Geistes, ein Zustand, in dem der Geist frei ist von allen Gedanken, Wünschen und Willensbestrebungen. Wie es im Zen-Buddhismus heißt, ist der Geist in seinem absoluten Zustand, dem Satori, leer und unstofflich. Dieser Zustand hat verschiedene Bezeichnungen erhalten; er entspricht dem inneren Licht der Quäker, dem mystischen Selbst der Vedas, dem supramentalen Bewußtsein von Sri Aurobindo, und dem »Stillstand der Welt« in den Hexenkünsten des Don Juan. Zu den tiefsten Einsichten der Geschichte gehört, daß die mystische Erfahrung wesentlich ist für das vollkommenste Verständnis sowohl der Natur als auch des Menschen. Was wir jetzt brauchen, ist ein Gleichgewicht zwischen der wissenschaftlichen Forschung im Rahmen der Neurophysiologie und der Abgrenzung einzelner Bewußtseinszustände durch geschulte Beobachtung des eigenen Erlebens. Für uns Menschen in einem sich entwickelnden Universum gilt der geheimnisvolle Ausspruch »Erkenne dich selbst«. Das Bewußtsein eines Menschen besitzt die Möglichkeit, über sich selber zu reflektieren und sich selber und das Universum, dessen Teil es ist, zu erkennen. Die Auskundschaftung immer entfernterer Regionen des Weltalls, die östlichen Meditationslehren und Philosophien, die Tatsache, daß es ständig irgendwo auf der Erde Krieg gibt, die ökologischen Umwälzungen, das verbreitete Interesse an Selbsterfahrung, die Zerstückelung und Unüberschaubarkeit der auf uns eindringenden Informationen, der Niedergang der großen Religionen – all dies wirkt zusammen, um die Menschen eindringlich zu mahnen, sich über ihren Platz im Universum zu besinnen. In diesem Geist strömen Einsichten aus allen wissenschaftlichen Fachbereichen zusammen und bilden die Grundlage für eine sich noch in diesem Jahrhundert entwickelnde Wissenschaft vom Bewußtsein.

Literatur

Aaronson, B., und Osmond. H., (Hrsg.). 1970. *Psychedelics: The Uses and Implications of Hallucinogenic Drugs.* New York: Doubleday.

Abrams, R., Fink, M., Dornbush, R. L., u. a. 1972. Unilateral and bilateral electroconvulsive therapy. *Arch. Gen. Psychiatry.* 27: 88–91.

Adey, W. R. 1975. Introduction: Effects of electromagnetic radiation on the nervous system. *Ann. N. Y. Acad. Sci.* 247 (28. Februar 1975): 15–20.

Aldine, Atherton. 1970. *Yearbook – Biofeedback and self control.* An Aldine annual on the regulation of bodily processes and consciousness. DNLM W1 B1664K. Chicago.

Alema, G., Rosadini, G., und Rossi, G. F. 1961. Psychic reactions associated with intracarotid Amytal injection and relation to brain damage. *Excerpta Medica.* 37: 154–155.

Alexander, I. E., und Adlerstein, A. M. 1958. Affective responses to the concept of death in a population of children and early adolescents. *J. Genet. Psychol.* 93: 167–77.

– 1960. Studies in the psychology of death. In: *Perspectives in Personality Research,* hrsg. von H. P. David und J. C. Brenglemann, S. 65–92. New York: Springer.

Alfven, H. 1966. *Worlds-Antiworlds.* San Francisco: W. H. Freeman.

Anand, B. K., Chhina, G. S., und Singh, B. 1961. Some aspects of electroencephalographic studies in yogis. *Electroenceph. Clin. Neurophysiol.* 13: 453–56.

Arbib, M. 1972. *The Metaphorical Brain.* New York: Wiley-Interscience.

Arendt, H. 1958. *The Human Condition.* Chicago: Univ. of Chic. Press.

Ariès, Philippe. 1976a. *Studien zur Geschichte des Todes im Abendland.* München, Wien: Hanser.

– 1976b. *Sur La Mort.* Paris: Le Seuil.

Asanuma, H., und Osamu, O. 1962. Effects of transcallosal volleys on pyramidal tract cell activity of cat. *J. Neurophysiol.* 25: 198–208.

Aserinsky, E., und Kleitman, N. 1955. Two types of ocular motility occurring during sleep. *J. Appl. Physiol.* 8: 1.

Ashvaghosha. Ca. first century A. D. *The Awakening of Faith.* Übersetzt von D. T. Suzuki. Chicago: Open Court, 1900.

Assaglioli, R. 1978. *Handbuch der Psycho-Synthesis: Angewandte transpersonale Psychologie.* Freiburg im Breisgau: Aurum-Verlag.

Auger, P. 1963. Structure and complexity in the universe. In: *The Evolution of Science,* hrsg. von G. S. Metraux und F. Crouzet. New York: Mentor Books.

Aurobindo, Sri. 1958. *On Yoga II.* Pondicherry, India: Aurobindo Ashram Press.

– 1972a. *Stufen der Vollendung: Die Entfaltung neuer Bewußtseinskräfte.* Weilheim (Oberbayern): Barth.
– 1972b. *Die Synthese des Yoga.* Bellnhausen (über Gladenbach, Hessen): Hinder und Deelmann.
Austin, M. D. 1971. Dream recall and the bias of intellectual ability. *Nature.* 231: 59.
Avorn, J. 1973. The varieties of postpsychedelic experience: An interview with Robert Masters and Jean Houston. *Intellectual Digest,* März, 1973, S. 16–18.

Bagchi, B. K., und Wenger, M. A. 1957. Electrophysiological correlates of some yogi exercises. *EEG and Clinical Neurophysiology.* 7: 132.
Bakan, P. 1969. Hypnotizability, laterality of eye-movements and functional brain asymmetry. *Percept. Mot. Skills.* 28: 927–32.
– und Putnam, William. 1974. Right-left discrimination in brain lateralization. *Arch. Neurol.* 30 (April, 1974): 334–35.
Barber, T. X., (Hrsg.). 1970, 1971. *Biofeedback and Self Control.* Chicago: Aldine, Atherton.
Barnett, Lincoln Kinnear. 1948. *The Universe and Dr. Einstein.* New York: W. Sloane Associates.
Barnothy, M., (Hrsg.). 1971. *Biological Effects of Magnetic Fields.* Vol. 2. New York: Plenum Press.
Barratt, P. E. 1956. Use of the EEG in the study of imagery. *Brit. J. Psychol.* 47: 101–14.
Barron, F. 1969. *Creative Person and Creative Process.* New York: Holt, Rinehart & Winston.
Bateson, G. 1981. *Ökologie des Geistes: Anthropologische, psychologische, biologische und epistemologische Perspektiven.* Frankfurt am Main: Suhrkamp.
Baudouin, C. 1972. *Suggestion und Autosuggestion.* Basel, Stuttgart: Schwabe.
Beal, J. B. 1973. Electrostatic field, electromagnetic field, and ions: mind/body/environment interrelationships. In: *Proceeding of Symposium and Workshop on »The Effects of Low-frequency Magnetic and Electric Fields on Biological Communication Processes,« Sixth Annual Meeting of the Neuroelectric Society.* Vol. 6. Snowmass-at-Aspen, Colorado.
Beale, G. 1971. Social effects of research in human genetics. In: *The Social Impact of Modern Biology,* hrsg. von W. Fuller. London: Routledge & Kegan Paul.
Becker, R. O. 1972. Augmentation of regenerative healing in man: A possible alternative to prosthetic implantation. *Clin. Orthop.* 83 (März–April): 255–62.
– 1974. The basic biological data transmission influenced by electrical forces. *Ann. N. Y. Acad. Sci.* 238: 236–41.
– und Spadaro, J. A. 1972. Electrical stimulation of partial limb regeneration in mammals. *Bull. N. Y. Acad. Med.* 48 (Mai): 627–41.
– u. a. 1963. Geomagnetic parameters and psychiatric hospital admissions. *Nature.* 200: 626.

Bellman, R. 1970. Acceptance speech for the fist Norbert Weiner prize for applied mathematics. Laramie, Wyoming. Zitiert nach *Consciousness and Reality,* hrsg. von C. Musès und A. Young, S. 289. New York: Outerbridge and Lazard.

Benson, H., Beary, J. F., und Carol, M. P. 1974. The relaxation response. *Psychiatry. 37: 37–46.*

Berlucchi, G., Heron, W., Hyman, R., u. a. 1971. Simple reaction times of ipsilateral and contralateral hand to lateralized visual stimuli. Brain. 94: 419–30.

Bernal, J. D. 1965. Molecular structure, biochemical function, and evolution. In: *Theoretical and Mathematical Biology,* hrsg. von T. H. Waterman und H. J. Morowitz, Kapitel 5. New York: Blaisdell Publishing Co.

Bevan, William. 1964. Subliminal stimulation: a pervasive problem for psychology. *Psychological Bull.* 61 (2): 81–99.

Bever, T. G., und Chiarello, R. J. 1974. Cerebral dominance in musicians and nonmusicians. *Science.* 185: 537–39.

Bidder, T. G., Strain, J. J., und Brunschwig, L. 1970. Bilateral and unilateral ECT: follow-up study and critique. *Am. J. Psychiatry.* 127: 737–45.

Bloch, H. 1972. *Civilization and Science.* New York: Ciba Foundation/Elsevier.

Bogen, J. E. 1969. The other side of the brain: Dysgraphia and dyscopia following cerebral commissurotomy. *Bull. Los Angeles Neurol.* Soc. 34: 73–105.

– 1969. The other side of the brain: II. An appositional mind. Ebd. 34: 135–62.

– 1969. The other side of the brain: III. The corpus callosum and creativity. Ebd. 34: 191–220.

– De Zure, R., Ten Houten, W. D., u. a. 1972. The other side of the brain: IV. The A/P ratio. Ebd. 37: 49–61.

Bogen, J. E. 1973. The other side of the brain. In: *The Nature of Human Consciousness,* hrsg. von R. Ornstein. San Francisco: W. H. Freeman.

Bohm, D. 1971. Fragmentation in science and society. In: *The Social Impact of Modern Biology,* hrsg. von W. Fuller. London: Routledge & Kegan Paul.

– und Hiley, B. 1975. On the intuitive understanding of nonlocality as implied by quantum theory. *Foundations of Physics.* 5: 93–109.

Bohr, N. 1934. *Atomic Physics and the Description of Nature.* Cambridge, Eng.: Cambridge Univ. Press.

– 1964. *Atomphysik und menschliche Erkenntnis.* Braunschweig: Vieweg.

Boisen, A. T. 1936. *The Exploration of the Inner World: A Study of Mental Disorder and Religious Experience.* Reprint. Philadelphia: Univ. of Pennsylvania Press, 1971.

Bondi, H. 1964. *Relativity and Common Sense.* New York: Doubleday. Zitiert nach M. La Brecque in: »The Quantum Cat.« *The Sciences* (Oktober, 1971), S. 8.

Boulding, K. E. 1958. *Die neuen Leitbilder.* Düsseldorf: Econ-Verlag.

– 1964. *The Meaning of the Twentieth Century.* New York: Harper Colophon.

Boyd, Doug. 1978. *Rolling Thunder: Erfahrungen mit einem Schamanen der neuen Indianerbewegung.* München: Trikont-Verlag.

Bradshaw. J. L., u. a. 1972. Ear asymmetry and delayed auditory feedback, effects of task requirements and competitive stimulation. *J. Exp. Psychol.* 94: 269–75.
Bremermann, H. J. 1965. Quantum noise and information. In: *Proc. Fifth Berkeley Symposium on Mathematical Statistics and Probability*. Berkeley, Cal.: Univ. of California Press.
Brener, J., und Kleinman, R. A. 1970. Learned control of decreases in systolic blood pressure. *Nature*. 226: 1063.
Brinton, C., u. a. 1955. *A History of Civilization*. Vol. 2. Englewood Cliffs, N.J.: Prentice Hall, Inc.
Brooks, L. R. 1970. An extension of the conflict between visualization and reading. *Q. J. Exp. Psychol.* 22: 91–96.
Brosse, T. 1946. A psychophysiological study. *Main Currents in Modern Thought*. 4: 77–84.
Brown, B. B. 1970. Awareness of EEG-subjective activity relationships detected within a closed feedback system. *Psychophysiology*. 7: 451–64.
– 1975. *New Mind, New Body*. New York: Harper & Row.
Buchsbaum, M., und Fedio, P. 1969. Visual information and evoked responses from the left and right hemispheres. *Eletroencephalogr. Clin. Neurophysiol.* 26: 266–72.
– 1970. Hemispheric differences in evoked potentials to verbal and non-verbal stimuli in the left and right visual fields. *Physiol. Behav.* 5: 207–10.
Bucke, R. M. 1975. *Die Erfahrung des kosmischen Bewußtseins: Eine Studie zur Evolution des menschlichen Geistes*. Freiburg im Breisgau: Aurum-Verlag.
Buckley, W., (Hrsg.). 1968. *Modern Systems Research for the Behavioral Scientist*. Chicago: Aldine, Atherton.
Burt, Cyril. 1967. Psychology and parapsychology. In: *Science and E.S.P.*, hrsg. von J. R. Smythies. New York: Humanities Press.
– 1968. Brain and consciousness. *British Journal of Psychology*. 59 (1): 55–69.

Campbell, D. T. 1959. Methodological suggestions from a comparative psychology of knowledge processes. *Inquiry*. 2: 152–84.
– 1966. Evolutionary epistemology. In: *The Philosophy of Karl R. Popper*. The Library of Living Philosophers, hrsg. von P. A. Schlipp. La Salle, Illinois: Open Court Publishing Co.
Campbell, Joseph. 1968. *The Masks of God: Creative Mythology*. New York: Viking Press.
– 1978. *Der Heros in tausend Gestalten*. Frankfurt am Main: Suhrkamp.
Cannon, Walter B. 1942. *The Wisdom of the Body*. New York: W. W. Norton.
Capek, M. 1961. *The Philosophical Impact of Contemporary Physics*. Princeton. N. J.: D. Van Nostrand.
Capra, F. 1974. Modern physics & eastern philosophy. *New Dimensions*. 3 (2).
– 1977. *Der kosmische Reigen: Physik und östliche Mystik, ein zeitgemäßes Weltbild*. München: Barth.
Castaneda, C. 1972. *Die andere Realität: Die Lehren des Don Juan: Ein Yaki-Weg des Wissens*. Frankfurt am Main: März-Verlag.

– 1973. *Eine andere Wirklichkeit: Neue Gespräche mit Don Juan.* Frankfurt am Main: S. Fischer.
– 1975. *Reise nach Ixtlan: Die Lehre des Don Juan.* Frankfurt am Main: S. Fischer.
– 1976. *Der Ring der Kraft: Don Juan in den Städten.* Frankfurt am Main: S. Fischer.
Cellarius, R. A., und Platt, J. 1972. Councils of urgent studies. *Science.* 177: 670–75.
Chai, C. V., und Wang, S. C. 1962. Localization of central cardiovascular control mechanisms in the lower brain stem of the cat. *Am. J. Physiol.* 202: 25–42.
Chaitanya, K. 1972. *The Physics and Chemistry of Freedom.* Bombay, India: Somaiya Publications.
Chardin, P. Teilhard De. 1961. *The Phenomenon of Man.* Übersetzt von B. Wall. Vorwort von J. Huxley. New York: Harper Torchbooks.
– 1973. *Mein Universum.* Olten, Freiburg im Breisgau: Walter.
Chaudhuri, H. 1965. *Integral Yoga.* London: George Allen & Unwin.
Chew, G. F. 1968: »Bootstrap«: a scientific idea? *Science.* 161: 762–65.
– 1970. Hadron Bootstrap: triumph or frustration? *Physics Today.* 23: 23–28.
– 1974. *Impasse for the Elementary Particle Concept.* The Great Ideas Today. Chicago: Encyclopaedia Britannica.
– Gell-Mann, M., und Rosenfeld, A. H. 1964. Strongly interacting particles. *Scientific American.* 210: 74–83.
Choron, J. 1964. *Modern Man and Mortality.* New York: Macmillan.
– Ca. fourth century B. C. *Inner Chapters.* Übersetzt von Gia-Fu Feng und Jane English. New York: Vintage Books, 1974.
Ciba Foundation. 1972. *Civilization and Science.* New York: Elsevier.
Clark, K. B. 1971. Psychotechnology and the pathos of power. *Amer. Psychologist.* 26 (12): 1047–57.
Cohen, B. D., Berent, S., und Silverman, A. J. 1973. Fielddependence and lateralization of function in the human brain. *Arch. Gen. Psychiatry.* 28: 165–67.
Cohen, David. 1975. Magnetic fields of the human body. *Physics Today.* (August, 1975): 34–43.
Cohen, R. A. 1969. Conceptual styles, culture conflict and non-verbal tests of intelligence. *Am. Anthropol.* 71: 828–56.
Collins, Michael. 1974. *Carrying the Fire: An Astronaut's Journeys.* New York: Farrar, Straus & Giroux.
Coloquhoun, W. P. 1971. *Biological Rhythms and Human Performance.* New York: Academic Press.
Commoner, B. 1973. *Wachstumswahn und Umweltkrise.* München, Gütersloh, Wien: Bertelsmann.
Conant, J. B. 1958. *Naturwissenschaft in der Welt: Forscher erleichtern unser Leben.* Weinheim a. d. Bergstraße: Beltz
Coomaraswami, A. K. 1943. *Hinduism and Buddhism.* New York: Philosophical Library.
– 1969. *The Dance of Shiva.* New York: The Noonday Press.
Costello, E. G., und McGregor, P. 1957. The relationship between some

aspects of visual imagery and the alpha rhythm. *J. Mental Science*. 103: 786–95.
Coulter, Harris L. 1975. *Divided Legacy: A History of the Schism in Medical Thought* (Vols. I–III). Washington, D. C.: Wehawken Book Co.
Craven, Margaret. 1976. *Ich hörte die Eule, sie rief meinen Namen*. Reinbek bei Hamburg: Rowohlt.
Critchley, M. 1953. *The Parietal Lobes*. London: Edward Arnold & Co.
– 1967. Creative writing by aphasiacs. In: *Neurological Problems*, hrsg. von J. Chorobski, S. 275–86. London: Pergamon Press.
Cronin, D., Bodley, P., Potts, L., u. a. 1970. Unilateral and bilateral ECT: a study of memory disturbance and relief from depression. *J. Neurol. Neurosurg. Psychiatry*. 3: 705–13.
Crosland, M. P., (Hrsg.). 1971. *The Science of Matter*. History of Science Readings, Baltimore, Md.: Penguin Books.
Csikszentmihalyi, Mihaly. In Press. Play and intrinsic rewards. *J. Humanistic Psychol.*
Cummings, G. 1952. *The Road to Immortality and Beyond Human Personality*. London: Psychic Press.

Daniels, R. S. 1967. Alpha and theta EEG in vigilance. *Perceptual and Motor Skills*. 25: 697–703.
Darrow, C. W. 1947. Psychological and psychophysiological significance of the EEG. *Psychological Review*. 54: 157–68.
Das, N. N., und Gaustaut, H. 1955. Variations de l'activité electrique du cerveau, du coeur et des muscles squelletizers au cours de la meditation et l'extase Yogique. *Electroenceph. Clin. Neurophysiol.* Supplement No. 6, S. 211–19.
David-Neel, A. 1960. *Der Weg zur Erleuchtung: Geheimlehren, Zeremonien und Riten in Tibet*. Stuttgart: Günther.
Davidson, R. J., Schwartz, G. E., Pugash, E., und Bromfield, E. 1975. Sex differences in patterns of EEG asymmetry. *Proceedings of the Society for Psychophysiological Research*, Toronto. Ontario, 16.–19. Okt., 1975.
DeGeest, H., Levy, M. N., Zieske, H., u. a. 1965. Depression of ventricular contractility by stimulation of the vagus nerves. *Circ. Res.* 17: 222–35.
Deikman, A. J. 1963. Experimental meditation. *J. Nervous and Mental Diseases*. 136: 329.
– 1971. Bimodal consciousness. *Arch. Gen. Psychiatry*. 25: 481–89.
– 1973. The meaning of everything. In: *The Nature of Human Consciousness*, hrsg. von R. Ornstein. San Francisco: W. H. Freeman.
Delgado, J. 1971. *Gehirnschrittmacher: Direktinformation durch Elektroden*. Frankfurt am Main, Berlin: Ullstein.
D'Elia, G. 1970. Comparison of electroconvulsive therapy with unilateral and bilateral stimulation. *Acta Psychiatr. Sçand.* 215: 30–43.
Dement, W. C. 1960. The effect of dream deprivation. *Science*. 131: 1705–07.
DenHyer, K., und Barrett, B. 1971. Selective loss of visual information in STM by means of visual and verbal interpolated tasks. *Psychol. Sci.* 25: 100–102.
DeRenzi, E., und Spinnler, H. 1966. Visual recognition in patients with unilateral cerebral disease. *J. Nerv. Ment. Dis.* 142: 515–25.

De Ropp, R. S. 1957. *Drugs and the Mind.* New York: Grove Press.
– 1972. *The New Prometheans.* New York: Delacorte Press.
Deutsch, M. 1959. Evidence and inference in nuclear research. In: *Evidence and Inference,* hrsg. von D. Lerner. Glencoe, Ill.: The Free Press.
Dusterhuis, E. J. 1961. *The Mechanization of the World Picture.* Oxford, England: The Clarendon Press.
Dixon, N. F. 1964. Incidence of theta rhythm prior to awareness of a visual stimulus. *Nature.* 203: 167–70.
– 1971. *Subliminal Perception: The Nature of a Controversy.* New York: McGraw-Hill.
Dobzhansky, T. 1971. Determinism and indeterminism in biological evolution. In: *Man and Nature,* herausgegeben von R. Muson. New York: Delta Books.
– 1980. *Beiträge zur Evolutionstheorie.* Jena: Fischer.
Dole, S. H., mit Asimov, I. 1954. *Planets for Man.* New York: Random House.
Domhoff, G. W. 1969–70. But why did they sit on the king's right in the first place? *Psychoanal. Rev.* 56: 586–96.
Drever, J. 1958. Further observations on the relation between EEG and visual imagery. *Am. J. Psychol.* 71: 270–77.
Dubos, R. 1965. *Man Adapting.* New Haven, Conn.: Yale Univ. Press.
– 1967. Man adapting. In: *Environment for Man,* hrsg. von W. Ewald, Jr. Bloomington, Indiana: Indiana Univ. Press.
– 1973a. Humanizing the earth. *Science.* 179: 769.
– 1973b. *Der entfesselte Fortschritt: Programm für eine menschliche Welt.* München: König.
–, und Ward, B. 1976. *Wie retten wir unsere Erde? Umweltschutz, Bilanz und Prognose.* Freiburg: Herder.
Dunn, E. S., Jr. 1971. *Economic and Social Development: A Process of Social Learning.* Baltimore: Johns Hopkins Press.
Dunne, J. W. 1939. *An Experiment with Time.* London: Faber & Faber.

Eccles, John C. 1953. *The Neurophysiological Basis of Mind: The Principles of Neurophysiology.* Oxford, England: The Clarendon Press.
– 1966. Conscious experience and memory. In: *Brain & Conscious Experience,* hrsg. von J. C. Eccles, S. 314–44. New York: Springer Verlag.
– 1975. *Wahrheit und Wirklichkeit: Mensch und Wissenschaft.* Berlin, Heidelberg, New York: Springer.
– 1979. *Das Gehirn des Menschen: 6 Vorlesungen für Hörer aller Fakultäten.* München, Zürich: Piper.
Eddington, A. S. 1928. *The Nature of the Physical World.* Cambridge, England: Cambridge Univ. Press.
– 1935. *New Pathways in Science,* Cambridge, England: Cambridge Univ. Press.
– 1946. *Fundamental Theory.* Cambridge, England: Cambridge Univ. Press.
– 1949. *Philosophie der Naturwissenschaft.* Wien: Humboldt-Verlag.
Edelstein, K. L. 1957. Recent trends in ancient science. In: *The Roots of Scientific Thought,* hrsg. von P. Wiener und A. Noland. New York: Basic Books.

Edinger, E. F. 1972. *Ego and Archetype*. Baltimore: Penguin Books.
Efron, R. 1963a. Effect of handedness on the perception of simultaneity and temporal order. *Brain*. 86: 261–84.
– 1963b. The effect of stimulus intensity on the perception of simultaneity in right and left-handed subjects. *Ebd*. 86: 285–94.
Ehrlich, P. R. 1972. *Bevölkerungswachstum und Umweltkrise. Die Ökologie des Menschen*. Frankfurt am Main: S. Fischer.
Eidelberg, E. 1969. Callosal and non-callosal connections between the sensory motor cortices in cat and monkey. *Electroencephalogr. Clin. Neurophysiol.* 26: 557–64.
Einstein, A. 1930. Religion and science. *New York Times*, November 9.
– 1934. *Essays in Science*. New York: Philosophical Library.
– 1979. *Aus meinen späten Jahren*. Stuttgart: Deutsche Verlagsanstalt.
– u. a. 1974. *Das Relativitätsprinzip: eine Sammlung von Abhandlungen*. Darmstadt: Wissenschaftliche Buchgemeinschaft.
Eliade, M. 1969. *Myths and Symbols*. New York: Search Book Translation/ Edition.
Eliot, C. 1959. *Japanese Buddhism*. London: Routledge & Kegan Paul. Neuauflage. 1969. New York: Barnes & Noble.
Ellul, J. 1967. *The Technological Society*. New York: Knopf.
Elsasser, W. 1966. *Atom and Organism*. Princeton, N. J.: Princeton Univ. Press.
Emmet, D. 1969. Religion and the social anthropology of religion: III Myth. *Theoria to Theory*. 3 (April, 1969): 42–55.
Engel, B. T., und Chism, R. A. 1967. Operant conditioning of heart rate speeding. *Psychophysiology*. 3: 418–26.
Engel, B. T., und Hansen, S. P. 1966. Operant conditioning of heart rate slowing. *Ebd*. 3: 176–87.
Erikson, E. 1964. *Der junge Mann Luther*. München: Sczecny.
Evans-Wentz, W. Y. 1972. *Das tibetanische Totenbuch oder die Nachtod-Erfahrungen auf der Bardo-Stufe*. Olten (Freiburg im Breisgau): Walter.

Faraday, A. 1975. *Die positive Kraft der Träume*. Frankfurt am Main, Berlin, Wien: Ullstein.
Farrington, D. 1952. *Greek Science*. London: Penguin Books.
Feifel, Herman. 1959. *The Meaning of Death*. New York: McGraw-Hill.
Fenz, W. D., und Plapp, J. M. 1970. Voluntary control of heart rate in a practitioner of yoga: negative findings. *Perceptual and Motor Skills*. 30: 493–94.
Ferenczi, S. 1964. Erklärungsversuch einiger hysterischer Stigmata. In: *Bausteine zur Psychoanalyse*, Band III. Bern, Stuttgart: Verlag Hans Huber.
Feynman, R. P., Leighton, R. B., und Sands, M. 1966. *The Feynman Lectures on Physics*. Reading, Mass.: Addison-Wesley.
Filbey, R. A., und Gazzaniga, M. S. 1969. Splitting the normal brain with reaction time. *Psychol. Sci*. 17: 335.
Fingarette, H. 1963. *The Self in Transformation*. New York: Basic Books.
Finley, William W. 1971. The effect of feedback on the control of cardiac rate. *J. Psychol*. 77 (1): 43–54.

Fischer, C. 1957. Study of the preliminary stages of the construction of dreams and images. *J. Am. Psychoanal. Assoc.* 5: 5–60.
– und Paul, I. H. 1959. The effect of subliminal visual stimulation on images and dreams: a validation study. *J. Am. Psychoanal. Assoc.* 7: 35–83.
Fischer, E. D., und Mann, L. B. 1952. Shift of writing function to minor hemisphere at the age of 72 years: report of case with advanced left cerebral atrophy. *Bull. Los Angeles Neurol. Soc.* 17: 196–97.
Fisher, Charles. 1954. Dreams and perception: the role of preconscious and primary modes of perception in dream formation. *J. Am. Psychoanal. Assoc.* 2: 389–445.
– 1956. Dreams, images, and perception: a study of unconscious-preconscious relationships. *J. Am. Psychoanal. Assoc.* 4: 5–48.
– 1957. A study of the preliminary stages of the construction of dreams and images. *Ebd.* 5: 5–60.
Fleminger, J. J., Del Horne, D. J., Nair, N. P. V., u. a. 1970. Differential effect of unilateral and bilateral ECT. *Am. J. Psychiatry.* 127: 430–36.
Forbes, R. J. 1968. *The Conquest of Nature.* New York: Praeger.
Ford, K. W., 1965. *The World of Elementary Particles.* New York: Blaisdell.
Foulkes, D. 1964. Theories of dream formation and recent studies of sleep consciousness. *Psychol. Bull.* 62: 236.
Fox, S. W. 1971. Chemical origins of cells, part 2. *Chemical and Engineering News,* 6. Dezember, 1971.
Frank, J. D. 1972. The bewildering world of psychotherapy. *J. Social Issues.* 28 (4): 27–44.
French, J. D. 1957. The reticular formation. *Scientific American.* 2–8.
Freud, S. 1940. *Das Ich und das Es.* In: Gesammelte Werke, Bd. XIII. Frankfurt am Main: S. Fischer.
– 1954. *Zur Psychopathologie des Alltagslebens.* Frankfurt: Fischer Bücherei.
– 1961. *Die Traumdeutung.* Frankfurt am Main, Hamburg: Fischer Bücherei.
– 1975. *Aus den Anfängen der Psychoanalyse: Briefe an Wilhelm Fließ; Abhandlungen und Notizen a. d. Jahren 1887–1902.* Frankfurt a. M. S. Fischer.
Friedman, M., und Rosenman, Ray H. 1975. *Der A-Typ und der B-Typ.* Reinbek bei Hamburg: Rowohlt.
Fromm, E. 1974. *Die Revolution der Hoffnung: Für eine humanisierte Technik.* Reinbek bei Hamburg: Rowohlt.
Fuller, R. B. 1973a. *Bedienungsanleitung für das Raumschiff Erde und andere Schriften.* Reinbek bei Hamburg: Rowohlt.
– 1974. *Konkrete Utopie: Die Krise der Menschheit und ihre Chance zu überleben.* Düsseldorf, Wien: Econ-Verlag.
– 1973b. *Earth Inc.* New York: Doubleday.
Fung, Yu-Lan. 1958. *A Short History of Chinese Philosophy.* New York: Macmillan.

Gainotty, G. 1969. Reactions »catastrophiques« et manifestations d'indifference au cours des atteintes cerébrales. *Neuropsychologia.* 7: 195–204.
Galambos, R. 1956. Suppression of auditory nerve activity by stimulation of efferent fibers to cochlea. *J. Neurophysiol.* 19: 424–37.

Galbraith, J. K. 1972. *Die moderne Industriegesellschaft.* München: Management Buchclub.

Gale, G. 1974. Chew's monadology. *Journal of the History of Ideas.* 35 (April–Juni, 1974): 339–48.

Galin, D. 1974. Implications for psychiatry of left and right cerebral specialization. *Arch. Gen. Psychiatry.* 31: 572–83.

– und Ornstein, R. 1972. Lateral specialization of cognitive mode: an EEG study. *Psychophysiology.* 9: 412–18.

– 1974. Individual differences in cognitive style: I. Reflective eye movements. *Neuropsychologia.* 12: 367–76.

Gannon, L. und Sternbach, R. A. 1971. Alpha enhancement as a treatment for pain: a case study. In: *Biofeedback and Self Control,* hrsg. von J. Stoyva, u. a. Chicago: Aldine, Atherton.

Gardner, E. 1968. *Fundamentals of Neurology.* Philadelphia: W. B. Saunders Co.

Gazzaniga, M. S. 1970. *The Bisected Brain.* New York: Appleton-Century-Crofts.

– 1971. Changing hemisphere dominance by changing reward probability in split-brain monkeys. *Exp. Neurol.* 33: 412–19.

– und Hillyard, S. A. 1971. Language and speech capacity of the right hemisphere. *Neuropsychologia.* 9: 273–80.

Globus, Gordon G. 1973a. Unexpected symmetries in the ›World Knot‹. *Science,* 180 (4091).

– 1973b. Consciousness and Brain. *Arch. Gen. Psychiatry.* 29: 153–77.

Goertzel, V., und Goertzel, M. G. 1962. *Cradles of Imminence.* Boston: Little, Brown & Co.

Goleman, Daniel. 1975. Meditation and consciousness: an Asian approach to mental health. *Am. J. Psychotherapy.* 41–54.

Goodwin, B. C. 1973. Mathematical metaphor in development. *Nature.* 242: 207.

Gordon, H., und Sperry, R. W. 1969. Lateralization of olfactory perception in the surgically separated hemispheres of man. *Neuropsychologia.* 7: 111–120.

Gordon, W. J. 1961. *Synectics.* New York: Harper & Row.

Govinda, L. A. 1969. Logic and symbol in the multi-dimensional conception of the universe. *Main Currents.* 25: 59–62.

– 1966. *Grundlagen tibetanischer Mystik: Nach den esoterischen Lehren des Großen Mantra Om mani padme hûm.* Zürich, Stuttgart: Rascher.

– 1980. *Die psychologische Haltung der frühbuddhistischen Philosophie und ihre systematische Darstellung nach der Tradition des Abidhamma.* Wien: Octopus-Verlag.

Granit, R. 1955. Centrifugal and antidromic effects on the ganglion cells of the retina. *J. Neurophysiology.* 1: 388–411.

Greeley, A. und McCready, W. 1975. Are we a nation of mystics? *New York Times Magazine,* 26. Januar 1975.

Green, A. 1974. Brainwave training, imagery, creativity and integrative experiences. *Proceedings of the Biofeedback Research Society.* Denver.

Green, E., und Green, A. 1971. How to make use of the field of mind theory.

In: *Varieties of Healing Experience*. Los Altos, Cal.: Academy of Parapsychology and Medicine.
– 1978. *Biofeedback, eine neue Möglichkeit zu heilen*. Freiburg i. Br.: Bauer.
Green, E. E., Green, A. M., und Walters, E. D. 1970. Voluntary control of internal states: psychological and physiological. *Journal of Transpersonal Psychology*. 2 (Part 1): 1–26.
– 1971. Biofeedback for mind-body regulation: healing and creativity. Paper delivered at symposium on »The Varieties of Healing Experience.« De Anza College, Cupertino, California.
Green, E. E., Ferguson, J., Green, A., und Walter, D. 1970. Voluntary control of internal states. Unveröffentlichtes Manuskript. Menninger Foundation.
Gregory, E. L. 1972. *Auge und Gehirn: Zur Psychophysiologie des Sehens*. Frankfurt am Main: Fischer-Taschenbuch-Verlag.
Grof, Stanislav. 1972. Varieties of transpersonal experiences: observations from LSD psychotherapy. *J. Trans. Psychol.* 4 (1): 45–80.
Grotjohn, M. 1960. Ego identity and the fear of death and dying. *J. Hillside Hosp.* 9: 147.
Guenther, H. V., und Kawamura, L. S. 1975. *Mind in Buddhist Psychology*. Berkeley: Dharma Publishing.
Guthrie, W. K. C. 1969. *A History of Greek Philosophy*. Cambridge, Eng.: Cambridge Univ. Press.

Hall, M. N., Hall, G. C., und Lavoie, P. 1968. Studies of psychological functions in patients with unilateral or bilateral-midline brain lesions. Paper presented at the 7th International Congress of Rorschach and Other Projective Techniques, London, August, 1968.
Halliday, A. M., Davison, K., und Brown, M. W., u. a. 1968. Comparison of effects on depression and memory of bilateral ECT and unilateral ECT to the dominant and nondominant hemisphere. *Br. J. Psychiatry*. 114: 997–1012.
Harman, W. W. 1975. The societal implications and social impact of psi phenomena. Address to the Eighteenth Annual Convention of the Parapsychological Association, Santa Barbara, Cal., 22. August 1975.
Hayes, W. 1973. Beitrag in: *Biologie und Gesellschaft,* hrsg. von Fuller, W. München: Piper.
Hécaen, H. 1962. Clinical symptomatology in right and left hemispheric lesions. In: *Interhemispheric Relations and Cerebral Dominance,* V. B. Mountcastle. Baltimore: Johns Hopkins Press.
– und Ajuriaguerra, J. 1964. *Lefthandedness*. New York: Grune & Stratton.
Heilbroner, R. L. 1960. *The Future as History*. New York: Harper & Row.
– 1967. Do machines make history? *Technology and Culture*. 8 (3).
Heisenberg, W. 1973a. Smithsonian presentation in memory of Copernicus. *Science News*. 103 (5. Mai).
– 1973b. *Schritte über Grenzen: Gesammelte Reden und Aufsätze*. München: Piper.
– 1978. *Physik und Philosophie*. Stuttgart: Hirzel.
– 1980. *Wandlungen in den Grundlagen der Naturwissenschaft*. Stuttgart: Hirzel.
Hernandez-Peon. R. 1963. Neurophysiological mechanisms of wakefulness

and sleep. Paper presented at the International Congress of Psychology. Washington, D.C.
Herrigel, E. 1962. *Zen in der Kunst des Bogenschießens.* Weilheim: Barth.
Hess, W. R. 1949. *Das Zwischenhirn: Syndrome, Lokalisationen, Funktionen.* Basel: Schwabe.
Hilgard. E. 1965. *Hypnotic Susceptibility.* New York: Harcourt, Brace & World.
Hill, D. 1952. EEG in episodic psychiatric and psychopathic behavior. *EEG Clin. Neurol.* 4: 419.
Hoff, E. C., Kell, J. F., und Carroll, M. N. 1963. Effects of cortical stimulation and lesions on cardiovascular function. *Physiol. Rev.* 43: 68–114.
Hoffer, A., und Osmond, H. 1967. *The Hallucinogens.* New York: Academic Press.
Hoffer, E. 1965. *Der Fanatiker: Eine Pathologie des Parteigängers.* Reinbek bei Hamburg: Rowohlt.
Holloway, F. A., und Parsons, O. A. 1969. Unilateral brain damage and bilateral skin conductance levels in humans. *Psychophysiology.* 6: 138–48.
Holmes, T. H., und Masuda, M. 1970. Life change and illness susceptibility. Paper presented as part of Symposium on Separation and Depression: Clinical and Research Aspects, at the Annual Meeting of the American Association for the Advancement of Science. Chicago, Dezember, 1970.
Holmes, T. H., und Rahe, R. H. 1967a. Schedule of recent experience (SRE). University of Washington School of Medicine, Department of Psychiatry.
– 1967b. The social readjustment rating scale. *J. Psychosomatic Res.* 11: 213–18.
Holmes, T. S., und Holmes, T. H. 1970. Short-term intrusions into the life style routine. *J. Psychosomatic Res.* 14: 121–32.
Hommes, O. R., und Panhuysen, L. H. H. M. 1970. Bilateral intracarotid Amytal injection. *Psychiatr. Neurol. Neurochir.* 73: 447–59.
– 1971. Depression and cerebral dominance. *Ebd.* 74: 259–70.
Hord, David, und Barber, Joseph. 1971. Alpha control: effectiveness of two kinds of feedback. *Psychonomic Science.* 25 (3): 151–54.
Horowitz, M. J. 1972. Modes of representation of thought. *J. Am. Psychoanal. Assoc.* 20: 793–819.
Houston, J. 1975. Putting the first man on earth. *Saturday Review,* 22. Februar 1975.
Hoyle, F. 1951. *Die Natur des Universums.* Köln, Berlin: Kiepenheuer und Witsch.
– 1957. *Das grenzenlose All: Der Vorstoß der modernen Astrophysik in den Weltraum.* Köln, Berlin: Kiepenheuer und Witsch.
Hubbard, L. R. 1951. *Science of Survival: Prediction of Human Behavior.* Sussex, England: The Publications Organization.
– 1954. *The Creation of Human Ability.* Los Angeles: American Saint Hill Organization.
Hume, R. E. 1934. *The Thirteen Principal Upanishads.* New York: Oxford Univ. Press.
Humphrey, M. E. und Zangwill, O. L. 1951. Cessation of dreaming after brain injury. *J. Neurol. Neurosurg. Psychiatry.* 14: 322–25.

Hunter, R. 1967. On the experience of nearly dying. *Am. J. Psychiatry*. 124: 84–88.
Hutchins, R. M. 1968. *The Learning Society*. New York: Praeger.
Huxley, A. 1949. *Die ewige Philosophie*. Zürich: Steinberg-Verlag.
Huxley, J. 1947. *Touchstone for Ethics*. New York: Harper & Brothers.
– 1963. The future of man: evolutionary aspects. In: *Man and His Future,* hrsg. von G. Wolstenholme. Boston: Little, Brown & Co.
– 1968. Preface to *Runaway World: A Symposium on Man and His Future,* hrsg. von E. Leach. Oxford, Eng.: Oxford Univ. Press.

Iberall, A. 1972. *Toward General Science of Viable Systems*. New York: McGraw-Hill.
Inkeles, A. 1960. Industrial man. *Amer. J. Sociology*. 66 (Juli 1960).
– 1969. Making men modern: on the causes and consequences of individual change in six developing countries. *Amer. J. Sociology*. 75 (2).

Jaeger, W. 1965. *Paideia: The Ideals of Greek Culture*. 2. Aufl. Oxford, Eng.: Oxford Univ. Press.
Jain, Mishrilal, und Jain, Kamal, M. 1973. The science of yoga: a study in perspective. *Perspectives in Biology & Medicine*. (Herbst 1973): 93–102.
James, W. 1979. *Die Vielfalt religiöser Erfahrung: Eine Studie über die menschliche Natur*. Olten (Freiburg im Breisgau): Walter.
Jarvis, H. F. 1953. Episodic rage, theta rhythms and obsession. *J. Mental Sci.* 99: 253–56.
Jeans, J. H. 1948. *Der Werdegang der exakten Wissenschaft*. Bern: Francke.
– 1955. Der *Weltenraum und seine Rätsel*. München: List.
Johnson, C. 1966. *Revolutionary Change*. Boston: Little, Brown & Co.
Johnson, J. D., und Gazzaniga, M. S. 1971. Reversal behavior in split-brain monkeys. *Physiol. Behav*. 6: 707–09.
Johnson, Laverne C. 1970. A psychophysiology for all states. *Psychophysiology*. 6: 501–16.
Johnson, R. 1957. *Nurslings of Immortality*. New York: Harper & Brothers.
Johnsson, A., u. a. 1972. A feedback model for biological rhythms. I. Mathematical description and basic properties of the model. *J. Theor. Biol.* 36: 153–74.

Kahn, H., und Briggs, B. Bruce. 1972. *Angriff auf die Zukunft: Die 70er und 80er Jahre, so werden wir leben*. Wien, München, Zürich: Molden.
Kahn, H., und Wiener, A. 1971. *Ihr werdet es erleben: Voraussagen der Wissenschaft bis zum Jahre 2000*. Reinbek bei Hamburg: Rowohlt.
Kamiya, Joe. 1968. Conscious control of brain waves. *Psychology Today*. 1: 57–60.
– 1969. Operant control of the EEG Alpha rhythm and some of its reported effects on consciousness. In: *Altered States of Consciousness,* hrsg. von C. Tart. New York: John Wiley.
– (Hrsg.). 1971. *Biofeedback and Self Control*. An Aldine reader on the regulation of bodily processes and consciousness. Chicago: Aldine, Atherton. DNLM: WL 102 K 156.

Kapitza, P. L. 1962. The future of science. *Bulletin of the Atomic Scientists.* 18 (April, 1962): 3–7.

Kapleau, P. 1969. *Die drei Pfeiler des Zen: Lehre, Übung, Erleuchtung.* Zürich, Stuttgart: Rascher.

Karlsson, H. G., u. a. 1972. A feedback model for biological rhythms. II. Comparisons with experimental results, especially on the petal thythm of Kalanchae. *J. Theor. Biol.* 36: 175–94.

Kasamatsu, A., und Kirai, T. 1966a. Studies of EEG's of expert Zen meditators. *Folia Psychiatrica Neurologica Japonica.* 28: 315.

– 1966b. An electroencephalographic study on Zen meditation. *Folia Psychiatrica Neurologica Japonica.* 20: 315–36.

Kastenbaum, R. 1965. The realm of death: an emerging area in psychological research. *J. Human Relations.* 13: 538–52.

– und Aisenberg, R. 1972. *The Psychology of Death.* New York: Springer Verlag.

Kennard, M. A. 1953. The EEG in psychological disorders, a review. *Psychosomatic Medicine.* 15: 95–115.

– und Schwartzman, A. E. 1956. A longitudinal study of changes in EEG frequency patterns as related to psychological changes. *J. Nerv. Ment. Dis.* 124: 8–20.

Kennett, J. 1972. *Selling Water by the River.* New York: Vintage Books.

Keynes, G., (Hrsg.). 1969. *Blake: Complete Writings.* New York: Oxford Univ. Press.

Kiefer, Durand. 1971. EEG alpha feedback and subjective states of consciousness: subject's introspective overview. *Psychologia: An International Journal of Psychology in the Orient.* 14 (1): 3–14.

Kinsbourne, M. 1970. The cerebral basis of lateral asymmetries in attention. Acta Psychologica. 33. In: *Attention and Performance III,* hrsg. von A. F. Saunders, S. 193–201. Amsterdam: North Holland Publishing Co.

– 1972. Eye and head turning indicates cerebral lateralization. *Science.* 176: 539–41.

Kirk, G. S. 1970. *Heraclitus: The Cosmic Fragments.* Cambridge, Eng.: Cambridge Univ. Press.

Klein, G. S. 1959. Consciousness in psychoanalytic theory. *J. Am. Psychoanal. Assoc.* 7: 5–34.

Kleitman, N., und Dement, W. C. 1957. The relation of eye movements during sleep to dream activity: an objective study of dreaming. *J. Exp. Psychol.* 53: 339.

Knott, J. R. 1965. EEGs in psychopathic personality and in murderers. In: *Applications of EEG in Psychiatry: A Symposium,* hrsg. von W. P. Wilson. Durham, N. C.: Duke Univ. Press.

Koestler, A. 1968. *Das Gespenst in der Maschine.* Wien, München, Zürich: Molden.

– 1972. *Die Wurzeln des Zufalls.* Bern, München, Wien: Scherz.

Kohlberg, L. 1969. Stage and sequence: the cognitive-developmental approach to socialization. In: *Handbook of Socialization Theory and Research,* hrsg. von D. Goslin. New York: Rand McNally.

Koga, Y., und Akishige, Y. 1970. Psychological study on Zen and counseling.

In: *Psychological Studies on Zen,* hrsg. von Y. Akishige. Tokyo: Zen Institute of Komazawa University.
Korzybski, A. 1958. *Science and Sanity.* Lakeville, Conn.: The International Non-Aristotelean Library.
Kozyrev, N. A. 1968. Possibility of experimental study of the properties of time. Washington, D.C.: Joint Publications Research Service. No. 45238. 2. Mai 1968.
Kreitman, N., und Shaw, J. C. 1965. Experimental enhancement of alpha activity. *EEG and Clinical Neurophysiology.* 18: 147–55.
Krippner, S. 1967. The ten commandments that block creativity. *Gifted Child Quart.* Herbst 1967, S. 144–56.
– 1969. The psychedelic state, the hypnotic trance, and the creative act. In: *Altered States of Consciousness,* hrsg. von C. Tart. New York: John Wiley & Sons.
– und Hughes. 1970. *Psychology Today.*
Krippner, S., und Meacham, W. 1968. Consciousness and the creative process. *Gifted Child Quart.* Herbst 1968.
Krishnamurti, J. 1979. *Einbruch in die Freiheit.* Frankfurt am Main, Berlin, Wien: Ullstein.
Krueger, A. P. 1973. Preliminary consideration of the biological significance of air ions. In: *The Nature of Human Consciousness,* hrsg. von R. Ornstein. San Francisco: W. H. Freeman.
Kubie, L. 1958. *Neurotic Distortion of the Creative Process.* Lawrence, Kan.: Univ. of Kansas Press.
Kuhn, T. 1979. *Die Struktur wissenschaftlicher Revolutionen.* Frankfurt am Main, Suhrkamp.

Lansdell, D. H. 1952. *Nature.*
Lao Tzu. Ca. sixth century B. C. *Tao Te Ching.* Übersetzt von Ch'u Ta-Kao. New York: Samuel Weiser, 1973. Übersetzt von Gia-Fu Feng und Jane English. New York: Vintage Books, 1972.
Lashley, K. S. 1929. *Brain Mechanisms and Intelligence.* Chicago: Univ. of Chicago Press.
Laszlo, E. 1972a. *The Systems View of the World.* New YorK: Braziller.
– 1972b. *Introduction to Systems Phylosophy.* New York: Gordon & Breach.
Lawrence, Jody. 1972. *Alpha Brain Waves.* Los Angeles: Nash. DNLM: WL102 L421a.
Lawton, R., und Trent, P. 1972. *The Image Makers.* New York: McGraw-Hill.
Lee, D. 1950. Codifications of reality: lineal and nonlineal. *Psychosom. Med.* 12: 89–97.
Leggett, T. A. 1972. *A First Zen Reader.* Rutland, Vermont: C. E. Tuttle.
LeShan, L. 1969a. Physicists and mystics: similarities in world view. *J. Transpersonal Psych.* 1 (2).
– 1969b. *Toward a General Theory of the Paranormal.* New York: Parapsychology Foundation.
Lester, D. 1967. Experimental and correlational studies in the fear of death. *Psychol. Bull.* 67: 27–36.

Levy, J. 1969. Possible basis for the evolution of lateral specialization of the human brain. *Nature.* 224: 614–15.
– 1970. *Information Processing and Higher Psychological Functions in the Disconnected Hemispheres of Human Commissurotomy Patients.* Thesis, California Institue of Technology.
– Nebes, R., und Sperry, R. W. 1971. Expressive language in the surgically separated minor hemisphere. *Cortex.* 7: 49–58.
Levy, J., Trevarthen, C., und Sperry, R. W. 1972. Perception of bilateral chimeric figures following hemispheric deconnexion. *Brain.* 95: 61–78.
Lex, Barbara W. 1974. Voodoo death: new thoughts on an old explanation. *Am. Anthropol.* 76: 818–23.
Lifton, Robert Jay. 1968. Adaptation and value development: self-process in protean man. In: *The Development and Acquisition of Values,* report of a conference. National Institute of Child Health and Human Development. Washington, D.C. 15.–17. Mai, 1968.
– und Olson, Eric. 1974. *Living and Dying.* New York: Praeger.
Lilly, J. C. 1972. *The Human Biocomputer.* New York: Julian Press.
– 1976. *Das Zentrum des Zyklons: Eine Reise in die inneren Räume.* Frankfurt am Main: Fischer-Taschenbuch-Verlag.
Livingston, R. B. 1959. Central control of receptors and sensory transmission systems. In: *Handbook of Physiology-Neurophysiology,* hrsg. von H. W. Magoun, S. 741–60. 1. Aufl. Washington, D.C.: American Physiological Society.
Lonegran, B. 1957. *Insight: A Study of Human Understanding.* London: Longmans.
Lorens, S. A., und Darrow, C. W. 1962. Eye movements, EEG, GSR, and EKG during mental multiplication. *EEG and Clinical Neurophysiology.* 14: 739–46.
Lorenz, K. 1974. *Das sogenannte Böse: Zur Naturgeschichte der Aggression.* München: Deutscher Taschenbuch-Verlag.
Lovejoy, A. O. 1936. *The Great Chain of Being.* New York: Harper & Brothers.
Lovell, A. C. B. 1959. *Der Einzelne und das Universum: Möglichkeiten und Probleme der modernen Astronomie.* Göttingen: Vandenhoeck & Ruprecht.
– 1970. *Signale aus dem Weltall: Eine Einführung in die Radioastronomie.* München: Goldmann.
Luborsky, L., und Sheurin, H. 1956. Dreams and day residues: a study of the Poetzl observation. *Bulletin of the Menninger Clinic.* 20: 135–48.
Luce, G. 1971. *Biological Rhythm in Human and Animal Physiology.* New York: Dover Books.
Luckmann, B. 1970. The small life-worlds of modern man. *Social Res.* 37 (4).
Luthe, W. 1963. Autogenic training: method, research and application in medicine. *Amer. J. Psychotherapy.* 17: 174–95.
Lynch, J. J., u. a. 1971. On the mechanisms of the feedback control of human brain wave activity. *J. Nerv. Ment. Dis.* 153: 205–17.

McAdam, D. W., und Whitaker, H. A. 1971. Language production: electroencephalographic localization in the normal human brain. *Science.* 172: 499–502.

McBain, W. N. 1970. Quasi-sensory communication: an investigation using semantic matching and accentuated effect. *J. Personality and Social Psych.* 14: 281–91.

McClure, C. M. 1959. Cardiac arrest through volition. *California Medicine.* 90: 440–41.

McKee, G., Humphrey, B., und McAdam, D. 1973. Scaled lateralization of alpha activity during linguistic and musical tasks. *Psychophysiology.* 10: 441–43.

McKeever, W. F., und Huling, M. 1970. Left cerebral hemisphere superiority in tachistoscopic word recognition performance. *Percept. Mot. Skills.* 30: 763–66.

McKellar, P., und Simpson, L. 1954. Between wakefulness and sleep. *Britt. J. Psychol.* 45: 266–76.

Maclean, P. 1962. New findings relevant to the evolution of psychosexual functions of the brain. *J. Nerv. Ment. Dis.* 135: 289–301.

Maharishi Mahesh Yogi, trans *Bhagavad Gita.* Kapitel 1–6. Mit Kommentar. Baltimore: Penguin Books, 1973.

Margenau, H. 1950. *The Nature of Physical Reality.* New York: McGraw-Hill.

– 1963. Philosophy of physical science in the twentieth century. In: *The Evolution of Science,* hrsg. von G. S. Metraux und F. Crouzet. New York: Mentor Books.

– 1966. ESP in the framework of modern science. *Amer. Soc. Psychical Res.* 60 (3).

Markley, O. W., u. a. 1974. Changing images of man. Report No. 4, Center for the Study of Social Policy, SRL, Menlo Park, California.

Martin, P. W. 1955. *Experiment in Depth.* London: Routledge & Kegan Paul.

Maruyama, M. 1960. Morphogenesis and morphostasis. *Methodos.* 12 (48).

– 1963. The second cybernetics: deviation-amplifying mutual causal processes. *Amer. Scientist.* 51 (2): 164–79.

– 1967. The Navaho philosophy: an esthetic ethic of mutuality. *Mental Hygiene.* 51 (2): 242–49.

Mascaro, J., trans. *Bhagavad Gita.* Baltimore: Penguin Books, 1970.

– trans. *The Dhammapada.* Baltimore: Penguin Books, 1973.

Maslow, A. 1978. *Psychologie des Seins: Ein Entwurf.* München: Kindler.

Masters, R. E., und Houston, J. 1966. *Varieties of Psychedelic Experience.* New York: Holt, Rinehart & Winston.

Matsumoto, H. 1970. A psychological study of the relation between respiratory function and emotion. In: *Psychological Studies on Zen,* hrsg. von Y. Akishige. Tokyo: Zen Institute of Komazawa University.

Maupin, E. W. 1965. Individual differences in response to a Zen meditation exercise. *J. Consulting Psychol.* 29: 139–43.

May, R. 1966. *Psychology and the Human Dilemma.* New York: Van Nostrand Reinhold.

Mead, M. 1957. Toward more vivid utopias. *Science.* 126 (3280): 95–961.

– 1964. *Continuities in Cultural Evolution.* New Haven, Conn.: Yale Univ. Press.
– und Paul Byers. 1968. *The Small Conference.* New York: Humanities Press.
Mehra, J., (Hrsg.). 1973. *The Physicist's Conception of Nature.* Dordrecht, Holland: D. Reidel.
Meissner, W. W. 1958. Affective responses to psychoanalytic death symbols. *J. Abnorm. Soc. Psychol.* 56: 295–99.
Metzner, R. 1968. On the evolutionary significance of psychedelics. *Main Currents.* 25 (1).
Meyer, D. R. 1972. Access to engrams. *American Psychologist.* 27: 124–33.
Meyer, R. J., und Haggerty, R. J. 1962. Streptococcal infections in families. *Pediatrics.* 29: 539–49.
Mikuriya, T. H., Pelletier, K. R., und Gladman, A. E. 1967a. Unstable sub-beta EEG with beta tracking failure in psychiatric dysfunction. *Proceedings of the Biofeedback Society of California.* San Diego.
– 1976b. Spasmodic acute and chronic dysrhythmic sub-beta EEG: psychiatric implications. *Proceedings of the Biofeedback Research Society.* Denver.
Miller, E. 1971. Handedness and the pattern of human ability. *Br. J. Psychol.* 62: 111–12.
Miller, N. E. 1971. Learned modifications of autonomic functions: a review and some new data. In: *Biofeedback and Self Control 1970,* hrsg. von T. X. Barber, u. a. Chicago: Aldine, Atherton.
Milner, B. 1967. Zitiert von Rossi, G. F., und Rosadini, G. R. Experimental analysis of cerebral dominance in man. In: *Brain Mechanisms Underlying Speech and Language,* hrsg. von D. H. Millikan und F. L. Darley, S. 177ff. New York: Grune & Stratton.
Miura, I., und Fuller-Sasaki, R. 1965. *The Zen Koan.* New York: Harcourt, Brace & World.
Monod, J. 1973. *Zufall und Notwendigkeit: Philosophische Fragen der modernen Biologie.* München: Piper.
Morrell, L. K., und Salamy, J. G. 1971. Hemispheric asymmetry of electrocortical responses to speech stimuli. *Science.* 174: 164–66.
Mountcastle, V. B., (Hrsg.). 1962. *Interhemispheric Relations and Cerebral Dominance.* Baltimore: Johns Hopkins.
Mulholland, T. B. 1969. Feedback method: a new look at functional EEG. *Electroenceph. Clin. Neurophysiol.* 27: 688.
– und Peper, Erik. 1971. Occipital alpha and accomodative vergence, pursuit tracking, and fast eye movements. *Psychophysiology.* 8 (5): 556–75.
Mumford, L. 1960. *Die Verwandlungen des Menschen.* Frankfurt am Main: Ullstein Taschenbücher-Verlag.
Mundy-Castle, A. C. 1957. The EEG and mental activity. *EEG and Clinical Neurophysiology.* 9: 643–55.
Murphy, M. 1977. *Golf und Psyche: Der Weg zum intuitiven Golf.* München: WILA.
Murti, T. R. V. 1955. *The Central Philosophy of Buddhism.* London: Allen & Unwin.
Musès, C. 1972. Working with the hypernumber idea. In: *Consciousness and*

Reality: The Human Pivot Point, hrsg. von C. Musès und A. M. Young. New York: Outerbridge & Lazard.
– und Young, A. M., (Hrsg.). 1972. *Consciousness and Reality: The Human Pivot Point.* New York: Quterbridge & Lazard.
Myers, F. W. H. 1903. *Human Personality and Its Survival of Bodily Death.* New York: Longmans, Green & Co.

Nebes, R. 1971a. Handedness and the perception of the part-whole relationship. *Cortex.* 7: 350–56.
– 1971b. Superiority of the minor hemisphere in commissurotomized man for perception of part-whole relations. *Ebd.* 7: 333–49.
Needham, J. 1956. *Science and Civilization in China.* Vol. 2. Cambridge, Eng.: Cambridge Univ. Press.
Neidhardt, J. G. 1955. *Schwarzer Hirsch (Black Elk): Ich rufe mein Volk. Leben, Traum und Untergang der Ogalalla-Sioux.* Olten und Freiburg im Breisgau: Walter.
Noyes, Russell, Jr., und Kletti, Roy. 1976. When you think you're going to die. *Behavior Today,* 16. Februar 1976. S. 5.

Oates, J. C. 1972. New heaven and earth. *Saturday Review,* 4. November 1972.
Okuma, T., Kogu, E., Ikeda, K., und Sugiyama, H. 1957. The EEG of yoga and Zen practitioners. *Electroencephalography and Clinical Neurophysiology.* Supplement 9, S. 51.
Oppenheimer, J. R. 1955. *Wissenschaft und allgemeines Denken.* Hamburg: Rowohlt.
Orne, M. 1959. The nature of hypnosis: artifact and essence. *J. Social and Ab. Psych.* 58: 277–99.
Ornstein, R. E. 1974. *Die Psychologie des Bewußtseins.* Köln: Kiepenheuer & Witsch.
Osborne, Sally R. 1972. Autoregulation of phase relations between left and right occipital brain potentials through the use of immediate biological feedback. *Dissertation Abstracts International.* 32 (8-B): 4901.
Ostrander, S., und Schroeder, L. 1970. *Psychic Discoveries Behind the Iron Curtain.* New York: Prentice Hall.
Oswald, I. 1957. The EEG, visual imagery and attention. *Quarterly Journal of Experimental Psychology.* 9: 113–18.
Ouspensky, P. D. 1934. *A New Model of the Universe.* New York: Knopf.

Patanjali, *Die Wurzeln des Yoga: Die Yoga-Sutren des Patanjali.* Mit einem Kommentar von I. Y. Deshpande. Bern, München, Wien: Barth.
Pattison, E. M. 1967. The experience of dying. *Am. J. Psychotherapy.* 21 (1): 32–43.
Pearce, J. C. 1971. *The Crack in the Cosmic Egg.* New York: Julian Press.
Pelletier, K. R. 1974a. Altered attention deployment in meditation. In: *The Psychobiology of Transcendental Meditation,* hrsg. von D. Kanellakos und J. Lukas. Reading, Mass.: W. A. Benjamin Press.
– 1974b. Influence of transcendental meditation upon autokinetic perception. *Journal of Perceptual and Motor Skills.* 39: 1031–34.

– 1974c. Neurological, psychophysiological, and clinical differentiation of the alpha and theta altered states of consciousness. *Dissertation Abstracts International.* 35/1, 74–14, 806.
– 1974d. Neurological, psychophysiological, and clinical parameters of alpha, theta, and the voluntary control of bleeding and pain. *Proceedings of the Biofeedback Research Society.* Denver.
– 1974e. Psychophysiological parameters of the voluntary control of blood flow and pain. In: *The Psychobiology of Transcendental Meditation,* hrsg. von D. Kanellakos und J. Lukas. Reading, Mass.: W. A. Benjamin Press.
– 1975a. Diagnosis, procedure, and phenomenology of clinical biofeedback. *Proceedings of the Biofeedback Research Society.* Denver.
– 1975b. Diagnostic and treatment protocols for clinical biofeedback. *Journal of Biofeedback,* Herbst/Winter, 1975. 2 (4).
– 1975c. I shall feel no pain and bleed no blood. In: *Psychology and Life,* hrsg. von P. G. Zimbardo und F. L. Ruch. Glenview, Ill.: Scott, Foresman & Co.
– 1975d. Mind as healer, mind as slayer. *Lifelong Learning.* Berkeley: University of California Press.
– 1975e. Neurological substrates of consciousness: Implications for psychosomatic medicine. *Journal of Altered States of Consciousness.* 2 (1).
– 1975f. Theory and applications of clinical biofeedback. *Journal of Contemporary Psychotherapy.* 7 (1).
– 1976a. Applications of meditative exercises in enhancing clinical biofeedback outcome. *Proceedings of the Biofeedback Research Society.* Denver.
– 1976b. Holistic applications of clinical biofeedback and meditation. *Journal of Holistic Health.* 1.
– 1976c. Increased perceptual acuity following transcendental meditation. In: *Scientific Research on Transcendental Meditation:* Collected Papers, hrsg. von. L. Domash, J. Farrow, und D. Orme-Johnson. Los Angeles: Maharishi International Univ. Press.
– 1976d. *Psychosomatic Medicine.* Announcement of the Gladman Psychosomatic Medicine Center, Berkeley.
– 1976e. *What to tell your patients when they ask about biofeedback. Extension Division Catalog,* University of California School of Medicine, Los Angeles.
– 1977. »Mind as Healer, Mind as Slayer.« *Psychology Today.* Februar 1977.
– 1982. *Die neue Medizin. Gesundheit durch Vermeidung von Streß. Vorbeugen statt heilen.* Frankfurt am Main: S. Fischer.
– und Garfield, C. 1976. *Consciousness: East and West.* New York: Harper & Row.
Pelletier, K. R., und Peper, E. 1974. The chutzpah factor in psychophysiological parameters of altered states of consciousness. *Proceedings of the Biofeedback Research Society.* Denver.
– 1977a. The chutzpah factor in altered states of consciousness. *Journal of Humanistic Psychology.* 17 (1). Neuaufgelegt in: *Transpersonal Education,* hrsg. von C. G. Hendricks. Englewood Cliffs, N.J.: Prentice-Hall.
– 1977b. »Developing a biofeedback model: alpha EEG as a means for pain control.« *The International Journal of Clinical and Experimental Hypnosis.* XXV, 4, 361–371.
Pelletier, K. R., Gladman, A. E., und Mikuriya, T. H. 1976. Clinical protocols:

professional group specializing in psychosomatic medicine. Berkeley: Autogenic Systems.
Penfield, Wilder. 1976. *The Mystery of the Mind.* Princeton, N. J.: Princeton Univ. Press.
Peper, Erik. 1970. Feedback regulation of the alpha electroencephalogram activity through control of the internal and external parameters. *Kybernetik.* 7 (3): 107–12.
– 1971a. Comment on feedback training of parietal-occipital alpha asymmetry in normal human subjects. *Ebd.* 9: 156–58.
– 1971b. Reduction of efferent motor commands during alpha feedback as a facilitator of EEG alpha and a precondition for changes in consciousness. *Ebd.* 9: 226–31.
– 1973. Biofeedback as a core technique in clinical therapies. Paper presented at the 81st Annual Convention of the American Psychological Association, Montreal.
Perls, F. S. 1974. *Gestalt-Therapie in Aktion.* Stuttgart: Klett.
Perry, J. W. 1962. Reconstitutive process in the psychopathology of the self. *Ann. N. Y. Acad. Sci.* 96: 853–76.
Pietsch, Paul. 1972. Shuffle brain. *Harper's Magazine,* Mai 1972.
Pines, Maya. 1973. *The Brain Changers. Scientists and the New Mind Control.* New York: Harcourt Brace Jovanovich.
Platon, *Timaios.* In: Rowohlts Klassiker, Platon, Sämtliche Werke, Band 5.
Poetzl, O. 1960. The relation between experimentally induced dream images and indirect vision. *Psychological Issues.* 2 (3).
Polak, F. 1973. *The Image of the Future.* Übersetzt und gekürzt von E. Boulding. San Francisco: Jossey-Bass. Original Dutch edition, 1951.
Polany, K. 1978. *The great transformation: Politische und ökonomische Ursprünge von Gesellsch. u. Wirtschaftssystemen.* Frankfurt a. M. Suhrkamp.
Polanyi, M. 1958. *Personal Knowledge.* New York: Harper & Row.
– 1966. *The Tacit Dimension.* London: Routledge & Kegan Paul.
Pollen, Daniel A., und Trachtenberg, Michael, C. 1972. Alpha rhythm and eye movements in eidetic imagery. *Nature.* 237: 109.
Presman, A. S. 1970. *Electromagnetic Fields and Life.* New York: Plenum Press.
Pribram, K. H. 1962. The neuropsychology of Sigmund Freud. In: *Experimental Foundations for Clinical Psychology,* hrsg. von A. J. Bachrach. New York: Basic Books.
– 1971. *Languages of the Brain: Experimental Paradoxes and Principles in Neuropsychology.* Englewood Cliffs, N. J.: Prentice-Hall.
– 1974. Holonomy and structure in the organization of perception. Neuaufl. vom Department of Psychology, Stanford Univ. Stanford, California.
Prince, R. 1971. Interest disorders. *Journal for the Study of Consciousness.* 4: 62–82.

Quarton, G. 1967. Deliberate efforts to control human behavior and modify personality. *Daedalus.* 96 (3).
Quigley, C. 1961. *Evolution of Civilizations.* New York: Macmillan.

Radhakrishnan, S. 1958. *Indian Philosophy*. New York: Macmillan.
Rahe R. H. 1969. Life crisis and health change. In: *Psychotropic Drug Response: Advance in Prediction*. Springfield, Ill.: C. C. Thomas.
– 1973. Life-change measurement as a predictor of illness. *Proceedings of the Royal Society of Medicine*. 61: 1124–26.
– u. a. 1964. Social stress and illness onset. *J. Psychosom. Res.* 8: 35–44.
Rakstis, T. J. 1968. Helping cancer victims come back. *Today's Health*. 46: 40–41.
Rapaport, D. 1967. States of consciousness: a psychopathological and psychodynamic view. In: *Collected Papers of David Rapaport,* hrsg. von M. M. Gill. S. 385–404. New York: Basic Books.
Rashkis, H. A. 1952. Systemic stress as an inhibitor of experimental tumors in Swiss mice. *Science*. 116: 169–71.
Reich, Charles A. 1971. *Die Welt wird jung: Der gewaltlose Aufstand der neuen Generation.* Wien, München, Zürich: Molden.
Reinhold, H. A., (Hrsg.). 1944. *The Soul Afire: Revelations of the Mystics.* Meridian Books. Neuaufgelegt 1960.
Rhine, L. E. 1978. *Psychokinese: Die Macht des Geistes über die Materie.* Genf: Ariston-Verlag.
– 1979. *Verborgene Wege des Geistes.* Freiburg im Breisgau: Aurum-Verlag.
Rhudick, P., und Dibner, A. 1961. Age, personality, and health correlates of death concerns in normal aged individuals. *Journal of Gerontology*. 16: 44–49.
Richter, C. P. 1957. On the phenomenon of sudden death in animals and man. *Psychosomatic Medicine*. 19: 191–98.
Rickett, W. A., übers. 1965. *Kuan-Tzu.* Hong Kong: Hong Kong Univ. Press.
Rizzolatti, G., Umilta, C., und Berlucchi, G. 1971. Opposite superiorities of the right and left cerebral hemispheres in discriminative reaction time to physiognomical and alphabetical material. *Brain*. 94: 431–42.
Rorvik, D. M. 1970. Brain waves. *Look*. 34: 88–95.
– 1973. The Theta Experience. *Saturday Review: Sciences*. 1 (4): 46–51.
Rosen, David H. 1975. Suicide survivors: a follow-up study of persons who survived jumping from the Golden Gate and San Francisco-Oakland Bay Bridges. *Western Journal of Medicine*. 137: 289–94.
Rosenthal, Robert. 1966. *Experimenter Effects in Behavioral Research*. New York: Appleton-Century-Crofts.
Ross, N. W. 1966. *Three Ways of Asian Wisdom.* New York: Simon & Schuster.
Rossi, G. F., und Rosadini, G. R. 1967. Experimental analysis of cerebral dominance in man. In: *Brain Mechanisms Underlying Speech and Language,* hrsg. von D. H. Millikan und F. L. Darley, S. 167–84. New York: Grune & Stratton.
Roszak, Theodore. 1974. Science and its public: the changing relationship. *Daedalus*. Sommer.
Rothenberg, Albert. 1971. The process of Janusian thinking in creativity. *Arch Gen. Psychiatry*. 24: 195–295.
Ruffini, R. 1973. Neutron Stars and Black Holes in Our Galaxy. *Trans. N.Y. Acad. Sci.* 35.

Russel, B. 1975. *Philosophie des Abendlandes: Ihr Zusammenhang mit der politischen und der sozialen Entwicklung.* Wien: Europa-Verlag.

Sachs, M. 1969. Space time and elementary interactions in relativity. *Physics Today.* 22: 51–60.
Salk, J. 1972. *Man Unfolding.* New York: Harper & Row.
– 1975. *Wir können überleben: Die 2. Evolution des Menschen.* Freiburg im Breisgau, Basel, Wien: Herder.
Sargent, J. D., Green, E. E., und Walters, E. D. 1973. Preliminary report on the use of autogenic feedback techniques in the treatment of migraine and tension headaches. *Psychosomatic Medicine.* 35 (3): 129–35.
Satyanarayanamurthi, G. V., und Sastry, P. B. 1958. A preliminary scientific investigation into some of the unusual physiological manifestations acquired as a result of yogic practices in India. *Wiener Zeitschrift für Nervenheilkunde.* 15: 239–49.
Saunders, M. G., und Zubek, J. P. 1967. EEG changes in perceptual and sensory deprivation. *Electroencephalography and Clinical Neurophysiology.* Supplement 25, S. 246–56.
Schachter, S. 1964. The interaction of cognitive and physiological determinants of emotional states. In: *Advances in Experimental Social Psychology,* hrsg von. L. Berkowitz. Vol. 1. New York: Academic Press.
Schaefer, S., u. a. 1973. Operant control of autonomic functions: biofeedback bibliography. *Percept. Mot. Skills.* 36: 863–75.
Schilpp, P. A. (Hrsg.). 1979. *Albert Einstein als Philosoph und Naturforscher.* Braunschweig, Wiesbaden: Vieweg.
Schlegel, R. 1972. *Inquiry into Science.* New York: Doubleday.
Schmeidler, Gertrude, und Lewis, Larry. 1971. Mood changes after alpha feedback training. *Perceptual and Motor Skills.* 32 (3): 709–10.
Schwab, J. J. 1970. Comprehensive medicine and the concurrence of physical and mental illness. *Psychosomatics.* II (6): 591–95.
Schwartz, G., Davidson, R. J., Maer, F., u. a. 1973. Patterns of hemispheric dominance in musical, emotional, verbal and spatial tasks. Read before the Society for Psychophysiological Research, New Orleans, 1973.
Schwartz, G. E., Davidson, R. J., Maer, F., und Bromfield, E. 1974. *Psychophysiology.* II (2): 227.
Schwarz, Jack. 1977. *The Path of Action.* New York: E. P. Dutton.
Sciama, D. W. 1959. *The Unity of the Universe.* London: Faber & Faber.
Seligman, D. 1969. What they believe: a Fortune survey. *Fortune,* Januar 1969.
Selye, H. 1950. *The Physiology and Pathology of Exposure to Stress.* Montreal: Acta.
– 1957. *Streß beherrscht unser Leben.* Düsseldorf.
– 1974. *Streß: Bewältigung und Lebensgewinn.* München, Zürich: Piper.
Semmes, J. 1968. Hemispheric specialization: a possible clue to mechanism. *Neuropsychologia.* 6: 11–26.
Shapiro, Deane H., Jr., und Zifferblatt, Steven M. 1976. Zen meditation and behavioral self-control: similarities, differences, and clinical applications. *American Psychologist.* 513–32.

Shapiro, D., Tursky, B., und Schwartz, G. E. 1970. Differentiation of heart rate and systolic blood pressure in man by operant conditioning. In: *Biofeedback and Self Control*, hrsg. von T. X. Barber. Chicago: Aldine, Atherton.
Sharpless, S., und Jasper, H. H. 1956. Habituation of the arousal reaction. *Brain*. 70: 655–80.
Sherrington, Sir Charles. 1947. *The Integrative Action of the Nervous System*. Cambridge, Eng.: Cambridge Univ. Press.
Shevrin, H. 1973. Brain wave correlates of subliminal stimulation, unconscious attention, primary and secondary process thinking, and repressiveness. *Psychol. Issues*. 8: 56–87.
Silverman, A. J., Adevai, G., und McGough, W. E. 1966. Some relationships between handedness and perception. *J. Psychosom. Res.* 10: 151–158.
Simeons, A. T. W. 1961. *Man's Presumptuous Brain: An Evolutionary Interpretation of Psychosomatic Disease*. New York: Dutton & Co.
Simon, H. A. 1957. *Models of Man*. New York: John Wiley & Sons.
Simonton, O. C., und Simonton, S. 1975. Belief systems and management of the emotional aspects of malignanca. *Journal of Transpersonal Psychology*. 7 (1): 29–48.
Skinner, B. F. 1973. *Jenseits von Freiheit und Würde*. Reinbek bei Hamburg: Rowohlt.
Slater, P. E. 1970. *The Pursuit of Loneliness*. Boston: Beacon Press.
Slatter, K. H. 1960. Alpha rhythms and mental imagery. *EEG and Clinical Neurophysiology*. 12: 851–59.
Smith, A. 1966. Speech and other functions after left (dominant) hemispherectomy. *J. Neurol. Neurosurg. Psychiatry*. 29: 467–71.
Sparks, L. 1962. *Self-Hypnosis*. New York: Grune & Stratton.
Sperry, R. W. 1965. Mind, brain and humanist values. In: *New Views of the Nature of Man*, hrsg. von J. Platt. Chicago: Univ. of Chicago Press.
– 1968. Hemisphere deconnection and unity in conscious awareness. *Am. Psychol.* 23: 723–33.
– Gazzaniga, M. S., und Bogen, J. E. 1969. Interhemispheric relationships: the neocortical commissures: syndromes of hemisphere disconnection. In: *Handbook of Clinical Neurology*, hrsg. von P. J. Vinken und G. W. Bruyn. Vol. 4. Amsterdam: North Holland Publishing Co.
Stace, W. T. 1960. *The Teachings of the Mystics*. New York: New American Library.
Stapp, H. P. 1971. S-matrix interpretation of quantum theory. *Physical Review*. D3: 1303–20.
Stein, Marvin, Schiaui, Raul C., und Camerino, Maria. 1976. Influence of brain and behavior on the immune system. *Science*. 191: 435–40.
Sterman, M. B. 1974. Neurophysiological and clinical studies of sensorimotor EEG biofeedback training: some effects on epilepsy. In: *Seminars in Psychiatry*, hrsg. von L. Birk. Vol. 5 (4): S. 507–25. New York: Grune & Stratton.
– 1975. Clinical implications of EEG biofeedback training: a critical appraisal. In: *Biofeedback: Theory and Research*, hrsg. von Gary E. Schwartz und Jackson Beatty, Kapitel 18. New York: Academic Press.
– Macdonald, L. R., und Stone, R. K. 1974. Biofeedback training of the

sensorimotor electroencephalogram rhythm in man: effects on epilepsy Epilepsia. 15: 395–416.
Stent, G. 1972. Prematurity and uniqueness in scientific discovery. *Sci. Am.* 227: 84–93.
– 1975. Limits to the scientific understanding of man. *Science.* 187: 1052–57.
Stevens, J. 1959. Emotional activation of the EEG in convulsive disorders. *Journal of Nervous and Mental Disorders.* 128: 339–51.
Suinn, R. M. 1976. Body thinking: psychology for Olympic champs. *Psychology Today,* Juli 1976.
Sullivan, H. S. 1953. *The Interpersonal Theory of Psychiatry.* Hrsg. von H. Perry und M. Gawel. New York: Norton & Co.
Suzuki, D. T. 1952. *Studies in the Lankavatara Sutra.* London: Routledge & Kegan Paul.
– 1959a. *Zen and Japanese Culture.* New York: Vollingen Series.
– 1959b. Preface to *Mahayana Buddhism,* von B. L. Suzuki. London: Allen & Unwin.
– 1963. *Outlines of Mahayana Buddhism.* New York: Schocken Books.
– 1968a. *The Essence of Buddhism.* Kyoto, Japan: Hozokan.
– 1968b. *On Indian Mahayana Buddhism.* Hrsg. von E. Conze. New York: Harper & Row.
Swischer, L., und Hirsch, I. J. 1972. Brain damage and the ordering of two temporally successive stimuli. *Neuropsychologia.* 10: 137–52.
Szent-Gyorgi, A. 1960. *Introduction to a Submolecular Biology.* New York: Academia Press.

Tarski, A. 1944. The semantic conception of truth and the foundations of semantics. *Philosophy and Phenomenological Res.* 14: 359.
Tart, C. T. 1967. Psychedelic experiences associated with a novel hypnotic procedure, mutual hypnosis. *Amer. J. Clin. Hypnosis.* 10: 65–78. Neuaufgelegt in: *Altered States of Consciousness: A Book of Readings,* hrsg. von C. T. Tart, S. 291–308. New York: John Wiley & Sons.
– 1970. Transpersonal potentialities of deep hypnosis. *J. Transpersonal Psych.* 2 (1).
– 1972. State of consciousness and state-specific sciences. *Science.* 176: 1203–10.
– und Dick L. 1970. Conscious control of dreaming: 1. The posthypnotic dream. *J. Ab. Psych.* 76: 304–15.
Terzian, H. 1964. Behavioural and EEG effects of intracarotid Sodium Amytal injections. *Acta Neurochir.* (Wien). 12: 230–40.
Thirring, W. 1968. *Urbausteine der Materie. Almanach der Österreichischen Akademie der Wissenschaften.* 118: 153–62. Vienna, Austria.
Thom, R. 1972. *Stabilité Structurelle et Morphogenese.* Reading Mass.: W. A. Benjamin, Inc.
Time, 11. Dezember 1972, S. 43. The greening of the astronauts.
Tinbergen, Nikolas. 1974. Etiology and stress diseases. *Science.* 185: 26.
Toulmin, S. 1973. Smithsonian presentation in memory of Copernicus. *Science News.* 103.

Townes, Charles. 1976. The convergence of science and religion. *California Monthly,* Februar 1976, S. 10–19.
Trehub, A. 1971. The brain as a parallel coherent detector. *Science.* 174: 722.

Ullman, M., und Krippner, S. 1977. *Traumtelepathie: Telepathische Experimente im Schlaf.* Freiburg im Breisgau: Aurum-Verlag.

Varni, J. G., Doerr, H. O., und Franklin, J. R. 1971. Bilateral differences in skin resistance and vasomotor activity. *Psychophysiology.* 8: 390–400.
Vella, E. J., Butler, S. R., und Glass, A. 1972. Electrical correlate of right hemisphere function. *Nature.* 236: 125–126.
Vickers, G. 1974. *Freiheit im kybernetischen Zeitalter: Der Wandel der Systeme und eine neue politische Ökologie.* Stuttgart: Seewald.
Vivekananda, Swami. *Inana-Yoga: Der Pfad der Erkenntnis.* Freiburg im Breisgau: Bauer – 16 cm.
Von Bertalanffy, L. 1967. *Robots, Men and Minds.* New York: Braziller.
– 1971. System, Symbol, and the Image of Man. In: *The Interface Between Psychiatry and Anthropology,* hrsg. von I. Gladston, Kapitel 4. New York: Brunner-Magel.

Wada, J., und Rasmussen, T. 1960. Intracarotid injection of Sodium Amytal for the lateralization of cerebral speech dominance. *J. Neurosurg.* 17: 266–82.
Waddington, C. H. 1969. The theory of evolution today. In: *Beyond Reductionism,* hrsg. von A. Koestler und J. R. Smythies. London: Radius Book/Hutchinson. Neuaufgelegt 1972.
Walker, Evan Harris. 1970. The nature of consciousness. *Mathematical Biosciences.* 7: 131–78.
– 1974. Consciousness and quantum theory. In: *Psychic Exploration: A Challenge for Science,* hrsg. von J. White. New York: G. P. Putnam's Sons.
Wallace, Anthony F. C. 1956. Revitalization movements. *Amer. Anthropologist.* 58: 264–81.
– 1972. Paradigmatic processes in cultural change. *Ebd.* 74: 467–78.
Wallace, G. 1926. *The Art of Thought.* New York: Harcourt Brace.
Wallace, R. K. 1970. Physiological effects of transcendental meditation. *Science.* 167: 1751–54.
– 1974. *Neurophysiology of Enlightenment: Scientific Research on Transcendental Meditation.* New York: MIU Press.
Walter, R. D., und Yeager, C. L. 1956. Visual imagery and electroencephalographic changes. *EEG and Clinical Neurophysiology.* 8: 193–99.
Walter, W. G. 1961. *Das lebende Gehirn: Entwicklung und Funktion.* Köln, Berlin: Kiepenheuer & Witsch.
Wang, S. C. 1964. *Neural Control of Sweating.* Madison, Wisconsin: Univ. of Wisconsin Press.
Waters, Frank. 1963. *Book of the Hopi.* New York: Ballantine Books.
Watts, A. 1961. *Zen-Buddhismus: Tradition und lebendige Gegenwart.* Reinbek bei Hamburg: Rowohlt.
– 1980. *Die Illusion des Ich: Westliche Wissenschaft und Zivilisation in der Krise: Versuch einer Neuorientierung.* München: Kösel.

Watson, J. D. 1973. *Die Doppel-Helix*. Reinbek bei Hamburg: Rowohlt.
Weil, A. 1974. *Das erweiterte Bewußtsein: Therapie in eigener Sache*. Stuttgart: Deutsche Verlags-Anstalt.
Weinberg, S. 1974. Unified theories of elementary-particle interaction. *Scientific American*. 231 (1): 50–59.
Weiner, N. 1954. *The Human Use of Human Beings*. New York: Avon Books.
Weinstein, E. A., und Kahn, R. L. 1955. *Denial of Illness: Symbolic and Physiological Aspects*. Springfield, Ill.: Charles C. Thomas.
Weiss, P. 1969. The living system. In: *Beyond Reductionism*, hrsg. von A. Koestler und J. R. Smythies. London: Radius Book/Hutchinson. Neuaufgelegt 1972.
Weisskopf, V. F. 1972. *Physics in the Twentieth Century, Selected Essays*. Cambridge, Mass.: M.I.T. Press.
Weitzbaum, J. 1972. The impact of the computer on society. *Science*. 176: 609.
Weitzenhoffer, A. 1953. *Hypnotism*. New York: John Wiley.
Wenger, M. A., Bagghi, B. K., und Anand, B. 1961. Experiments in India on »voluntary« control of the heart and pulse. *Circulation*. 24: 1319–25.
– 1963. »Voluntary« heart and pulse control by yoga methods. *International Journal of parapsychology*. 5: 25–41.
Werre, P. F. 1957. Relations between EEG and psychological data in normal adults. Leiden: Leiden Univ. Press.
Weyl, H. 1976. *Philosophie der Mathematik und Naturwissenschaft*. Darmstadt: Wissenschaftliche Buchgesellschaft.
Whalen, R. J. 1972. *Catch a Falling Flag*. New York: Houghton, Mifflin.
Wheeler, J. A. 1971. From Mendeleev's atom to the collapsing star. *Trans. N.Y. Acad.* Sci. 33:
– 1973. Interview in Intellectual Digest, Mai 1973.
White, J. 1972. *The Highest State of Consciousness*. Garden City, N.Y.: Doubleday.
White, L. 1967. The historic roots of our ecologic crisis. *Science*. 155 (3767).
White, M. J. 1969. Laterality differences in perception: a review. *Psychol. Bull.* 72: 387–405.
Whitehead, A. N. 1949. *Wissenschaft und moderne Welt*. Zürich: Morgarten-Verlag.
– 1961. *The Interpretation of Science, Selected Essays*, hrsg. von A. H. Johnson. Indianapolis und N.Y.: Bobbs-Merrill.
Whitfield, I. C. 1967. *The Auditory Pathway*. Baltimore: Williams & Wilkins.
Wiener, P. P. 1951. *Leibniz–Selections*. New York: Ch. Scribner's Sons.
Wigner, E. P. 1961. Remarks on the mind-body question. In: *The Scientist Speculates*, hrsg. von I. J. Good. London: Heineman.
– 1970. *Symmetries and Reflections*, Scientific Essays. Cambridge, Mass.: M.I.T. Press.
Wilhelm, H. 1964. *Change: Eight Lectures on the I Ching*. New York: Harper Torchbooks.
Wilhelm, R. 1956. *Wandlung und Dauer: Die Weisheit des I Ging*. Düsseldorf, Koln: Dehs.
– 1979. *Das Geheimnis der Goldenen Blüte*. Olten und Freiburg im Breisgau: Walter.

Williams, M. 1953. Psychophysiological responsiveness to psychological stress in early schizophrenic reaction. *Psychosom. Med.* 15: 456–63.

Witkin, H. A. 1969. Influencing dream content. In: *Dream Psychology and the New Biology of Dreaming,* hrsg. von M. Kramer. Springfield, Ill.: C. C. Thomas.

Wolf, W. 1970. Are we ever reborn? *J. for the Study of Consciousness.* 3 (2).

Wolff, H. G. 1953a. Changes in vulnerability of tissue: an aspect of man's response to Throat. *The National Institute of Health Annual Lectures.* U.S. Dept. of Health, Education and Welfare, Publication No. 388, S. 38–71.

– 1953b. *Stress and Disease.* Hrsg. und durchgesehen von Stewart Wolf und Helen Goodell. 2. Aufl. 1968. Springfield, Ill.: Charles C. Thomas.

Woodruff, Diana S., und Birren, James, E. 1972. Biofeedback conditioning of the EEG alpha rhythm in young and old subjects. *Proceedings of the Annual Convention of the American Psychological Association.* 7 (Pt. 2): 673–74.

Woodruff, W. 1967. *Impact of Western Man.* New York: St. Martin's Press.

Woodward, F. L., (Hrsg. und Übersetzer). 1973. *Some Sayings of the Buddha.* New York: Oxford Univ. Press.

Woolfolk, R. L. 1975. Psychophysiological correlates of meditation. *Arch. Gen. Psychiatry.* 32: 1326–33.

Young, Arthur M. 1976a. *The Reflexive Universe.* New York: Delacorte Press.

– 1976b. *The Geometry of Meaning.* New York: Delacorte Press.

Zaidel, Erah, und Sperry, R. W. 1975. Unsigned, untitled comment in: *Behavior Today,* 13. Oktober 1975.

Zangwill, O. L. 1967. Speech and the minor hemispheres. *Acta Neurol. Psychiatr. Belg.* 67: 1013–20.

Zimmer, H. 1981. *Indische Mythen und Symbole: Schlüssel zur Formenwelt des Göttlichen.* Düsseldorf, Köln: Diederichs.

Register

Dank

Während ich die Gedanken dieses vorliegenden Buches entwickelte, gab es immer viele Personen, die mich nachhaltig beeinflußten und mir wertvolle Hilfe leisteten. Dieses Buch wäre sicherlich nicht zustandegekommen, wenn sich die leider schon verstorbene Janet Kafka, die dieses Buch schon 1974 im Geiste plante, nicht so dafür eingesetzt hätte. In der Isolation des Schreibens sind die Liebe und der geistige Kontakt zwischen zwei Menschen besonders wichtig, und Elizabeth Anne Berryhill gab beides reichlich auf freundliche Weise. Ich möchte mich auch herzlich bei Joan Lynne Schleicher und Robert Briggs bedanken, die mir unermüdlich Unterstützung und Ermutigung zuteil werden ließen. Unter den vielen anderen Personen, die so wichtig waren, sind zu nennen: Gregory Bateson, Robert O. Becker, Doug Boyd, David E. Bresler, Fritjof Capra, Geoffery Chu, James Fadiman, Jerome Frank, Daniel Golemen, Elmer E. Green, Alyce Green, Joe Kamiya, Gay Luce, Charles Muses, Erik Peper, Karl H. Pribram, Hal Puthoff, Theodore Roszak, Jack S. Saloma, Jack Schwartz, C. Norman Shealy, Sau-Paul Siraq, Huston Smith, Tarthang Tulku Rinpoche, Norman S. Tresser, Charles Yeager und R. James Yandell. Ihnen allen gebührt mein aufrichtiger Dank. Nachforschungen und Vorbereitung des Manuskripts sind immer wesentliche Teile bei der Vorbereitung eines Buchs, und ich möchte Peter Dreyer, Dolly Gattozi, Christopher J. Kuppig, Lee Peake, Francis Wilcox und Celia Zaentz, die mir dabei unschätzbare Hilfe leisteten, meinen Dank aussprechen.

Ken Wilber

Die drei Augen der Erkenntnis

Auf dem Weg zu einem neuen Weltbild

256 Seiten. Gebunden

Dieses Buch stellt eine Herausforderung der etablierten Wissenschaft dar: Einer der fundiertesten »Vordenker« eines neuen, ganzheitlichen Weltbildes erschüttert die bis heute beherrschende Position der empirisch-analytischen Wissenschaft, die der Menschheit nicht nur ungeahnten technischen und materiellen Fortschritt beschert hat, sondern – wegen ihrer Einseitigkeit und Ausschnitthaftigkeit – auch deren immer bedrohlicher zutage tretende Folgen.

In seinem brillant dargelegten dreistufigen Modell der Erkenntnis weist Ken Wilber der empirischen Forschung einen durchaus legitimen, aber begrenzten Geltungsbereich zu – unterhalb der Ebenen geisteswissenschaftlicher und transzendental-spiritueller Erkenntnissuche. In faszinierender Zusammenschau verschiedener Disziplinen und Denktraditionen zeigt Wilber, wie diese »drei Augen der Erkenntnis« zu ausgewogener Betrachtung gelangen, wie »Übergriffe« vermieden werden können und welche methodischen Regeln einzuhalten sind.

Der Diskussion um das »neue Paradigma« kann nun nicht mehr ausgewichen werden.

Körpererfahrung

Sri Aurobindo
Der intregrale Yoga (rk 24)

Julius Fast/Meredith Bernstein
Körpersignale der Liebe (7826)

Dr. M. Friedmann/Dr. R. H. Rosenman
Rette dein Herz
Wie Streßgeplagte umlernen und das Infarktrisiko verringern können (7932)

Dietlinde Karkutli
Das Bauchtanz-Buch (7762)

Frédérick Leboyer
Weg des Lichts
Yoga für Schwangere – Texte und Übungen (7855)

Else Müller
Hilfe gegen Schulstreß
Übungsanleitungen zu Autogenem Training. Atemgymnastik und Meditation für Kinder und Jugendliche (7877)
Bewußter Leben durch Autogenes Training und richtiges Atmen
Übungsanleitungen zu AT, Atemtraining und meditative Übungen durch gelenkte Phantasien (7753)

John Selby
Atmen und Leben
Ganzheitliche Gesundheit durch Atemintegration (8320)

Deenbandhu Yogi (Detlef Uhle)
Das rororo Yoga-Buch für Anfänger (7871)
Das rororo Yoga-Buch für Fortgeschrittene (7887)

C 2163/3

transformation

Marcus Allen
Tantra für den Westen
Der direkte Weg zur persönlichen Freiheit (8392)

Lynn Andrews
Die Medizinfrau
Der Einweihungsweg einer weißen Schamanin (8094)

Itzhak Bentov
Auf der Spur des wilden Pendels
Abenteuer im Bewußtsein (7973)
Comic Book
Wie die Schöpfung funktioniert (8334)

Joachim-Ernst Berendt
Nada Brahma – die Welt ist Klang (7949)

Morris Berman
Wiederverzauberung der Welt
Am Ende des Newtonschen Zeitalters (7941)

Arthur J. Deikmann
Therapie und Erleuchtung
Die Erweiterung des menschlichen Bewußtseins (8089)

Larry Dossey
Die Medizin von Raum und Zeit
Ein Gesundheitsmodell. Vorwort von Fritjof Capra (8327)

Norbert A. Eichler
Das Buch der Wirklichkeit
Das I Ging für das Wassermann-Zeitalter (7921)

Piero Ferrucci
Werde, was du bist
Selbstverwirklichung durch Photosynthese (7980)

Michael Harner
Der Weg des Schamanen
Ein praktischer Führer zur inneren Heilkraft (7989)

Paul Hawken
Der Zauber von Findhorn
Ein Bericht (7953)

Jean Houston
Der mögliche Mensch
Handbuch zur Entwicklung des menschlichen Potentials (8323)

C 2296/2

transformation

George Leonhard
Der Rhythmus des Kosmos (7959)

Lawrence LeShan
Von Newton bis PSI
Neue Dimensionen im Umgang mit der Wirklichkeit (7966)

Douglas Lockhart
Wer den Wind reitet
Ein westlicher Weg zum Selbst (8370)

Jeff Love
Die Quantengötter
Ursprung und Natur von Materie und Bewußtsein (8418)

Bruno Martin
Handbuch der spirituellen Wege
Überarbeitete Neuausgabe (7909)

Hermann Meyer
Astrologie und Psychologie
Eine neue Synthese (7995)

Peter O'Connor
Innere Welten
C.G. Jung verstehen – sich selbst verstehen (8438)

Psychologie in der Wende
Grundlagen, Methoden und Ziele der Transpersonalen Psychologie. Eine Einführung in die Psychologie des Neuen Bewußtseins.
Herausgegeben von Roger N. Walsh und Frances Vaughn (8362)

Jeremy Rifkin
Kritik der reinen Unvernunft
Pamphlet eines Häretikers (8317)

Theodore Roszak
Mensch und Erde auf dem Weg zur Einheit
Ein Manifest (7998)
Das unvollendete Tier
Eine neue Stufe in der Entwicklung des Menschen (7913)

C 2296/2 a

transformation

Stephano Sabetti
Lebensenergie
Erscheinungsformen und Wirkungsweise –
ein ganzheitliches Erklärungsmodell (8356)

E. F. Schumacher
Rat für die Ratlosen
Vom sinnerfüllten Leben (8311)

Idries Shah
Das Zauberkloster
Alte und neue Sufi-Geschichten (8303)
Denker des Ostens
Studien in experimenteller Philosophie (8452)

William Irwin Thompsen
Der Fall in die Zeit
Mythologie, Sexualität und Ursprung der Kultur (8341)

Tathang Tulku
Raum, Zeit und Erkenntnis
Aufbruch zur neuen Erfahrung von Welt
und Wirklichkeit (8099)

Klausbernd Vollmar
Fahrplan durch die Chakren
Ein Übungsbuch zur Aktivierung der Energiezentren (8513)

Alan Watts
Dies ist Es
Über Zen und spirituelle Erfahrung (7908)

Janwillem van de Wetering
Ein Blick ins Nichts
Erfahrungen in einer amerikanischen Zen-Gemeinde (7936)

Robert Anton Wilson
Der neue Prometheus
Die Evolution unserer Intelligenz (8350)

Gary Zukav
Die tanzenden Wu Li Meister
Der östliche Pfad zum Verständnis der modernen Physik:
vom Quantensprung zum Schwarzen Loch (7910)

rororo sachbuch transformation

C 2296/2 b